OEUVRES

COMPLÈTES

DE CABANIS.

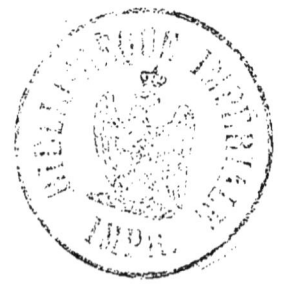

DE L'IMPRIMERIE DE FIRMIN DIDOT,
IMPRIMEUR DU ROI ET DE L'INSTITUT, RUE JACOB, N° 24.

ŒUVRES
COMPLÈTES
DE CABANIS,

MEMBRE DU SÉNAT, DE L'INSTITUT, DE L'ÉCOLE ET
SOCIÉTÉ DE MÉDECINE DE PARIS, ETC.;

ACCOMPAGNÉES

D'UNE NOTICE SUR SA VIE ET SES OUVRAGES.

TOME QUATRIÈME.

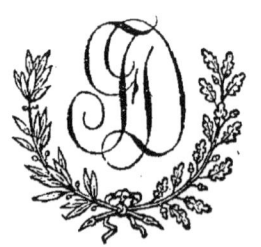

PARIS,

BOSSANGE FRÈRES, RUE DE SEINE, N° 12;
FIRMIN DIDOT, PÈRE ET FILS, RUE JACOB, N° 24.

M DCCC XXIV.

RAPPORTS

DU

PHYSIQUE ET DU MORAL

DE L'HOMME.

RAPPORTS

DU

PHYSIQUE ET DU MORAL

DE L'HOMME.

HUITIÈME MÉMOIRE.

De l'influence du régime sur les dispositions et sur les habitudes morales.

INTRODUCTION.

Nous avons déja suivi quelques-uns des chaînons qui unissent la nature morale à la nature physique. Ces premiers aperçus nous ont mis à portée de résoudre plusieurs questions importantes; ils ont, en même temps, préparé la solution d'autres questions plus importantes encore, mais dont nous n'avons pas jugé convenable de nous occuper maintenant.

A mesure que nous avançons dans cet examen, nous avons occasion de nous assurer de plus en plus que les deux grandes modifications de l'existence humaine se touchent et se confondent par une foule de points correspondants : ce qui nous reste à dire achèvera de prouver, avec la dernière évidence, que l'une et l'autre se rapportent à une base commune; que les opérations désignées sous le nom de *morales* résultent directement, comme celles qu'on appelle *physiques*, de l'action soit de certains organes particuliers, soit de l'ensemble du système vivant; et que tous les phénomènes de l'intelligence et de la volonté prennent leur source dans l'état primitif ou accidentel de l'organisation, aussi-bien que les autres fonctions vitales et les divers mouvements dont elles se composent, ou qui sont leur résultat le plus prochain.

En simplifiant le système de l'homme, ces vues et ces conclusions l'éclaircissent beaucoup : elles écartent un grand nombre d'idées fausses; elles montrent nettement au philosophe observateur le véritable objet de ses recherches; elles offrent à l'idéologiste des points d'appui plus visibles, sur lesquels il peut, avec toute certitude, asseoir les résultats de ses analyses rationnelles; enfin, elles indiquent au moraliste les bases plus solides sur lesquelles il peut fonder toutes ses leçons; car, en partant de l'organisation humaine, en déterminant les besoins et les facultés qu'elle fait naître, il peut rendre, pour ainsi dire, palpable les motifs de toutes les règles qu'il trace : il pourrait encore prouver et faire sentir d'une manière évidente que l'accomplissement des devoirs les plus sévères, que les actes du plus généreux dévouement, sont étroitement liés, quand la raison les impose, à l'intérêt direct et au bonheur de celui qui les pratique; et que les habitudes fortes et vertueuses en font alors, pour lui, un besoin non moins impérieux que celui des vertus les plus paisibles de la vie commune et des plus doux sentiments de l'humanité.

Nous allons examiner aujourd'hui l'influence du régime sur les fonctions des organes de la pensée, sur la détermination des penchants, sur la production des habitudes, en un mot sur le système moral de l'homme.

§ I.

Mais, avant d'entrer en matière, je crois indispensable de bien déterminer ce que nous devons entendre par le mot *régime*. On peut attacher à ce mot une signification ou trop étendue, ou trop bornée : tâchons donc de fixer son véritable sens.

Par *régime*, quelques personnes entendent uniquement l'emploi systématique ou fortuit des aliments et des boissons. Cette signification est trop bornée.

Par le même mot les anciens médecins entendaient l'usage de tout ce qu'ils appelaient si improprement *les choses non naturelles*. Or, les aliments et les boissons n'étaient qu'une division particulière de *ces choses*. Ils comprenaient encore sous la même catégorie l'air respiré, l'exercice et le repos, le sommeil et la veille, les travaux habituels, les affections de l'ame.

La dernière signification est évidemment trop étendue pour nous : car nous considérons ici les affections de l'ame non point en tant qu'elles produisent des changements dans l'état des organes, ce qu'en effet elles sont capables de faire, mais en tant qu'elles résultent elles-mêmes de ceux qu'ont déja déterminés les habitudes physiques.

Ainsi, nous entendrons par *régime* l'ensemble de ces habitudes, soit que les circonstances les nécessitent, soit qu'elles aient été tracées par art, d'après des vues arbitraires, et qu'elles soient l'ouvrage du goût, ou du choix des individus.

Ce mot une fois bien éclairci, nous sommes assurés de nous bien comprendre nous-mêmes, et de nous faire comprendre des autres; du moins la suite de nos raisonnements ne peut plus être troublée par cette incertitude qu'y répand toujours nécessairement l'indétermination du sujet.

§ II.

Tous les corps de l'univers peuvent agir les uns sur les autres; mais le caractère et le degré de cette action sont différents suivant la nature des corps, et suivant les circonstances où ils se trouvent placés. Les matières non organisées peuvent éprouver de la part de celles qui les avoisinent une action mécanique, ou une action chimique. La première se borne à changer les rapports de situation soit entre les différents corps, soit entre les parties qui les constituent : la seconde peut produire des êtres tout nouveaux, tantôt en opérant de simples décompositions, tantôt en faisant éclore des combinaisons qui n'existaient pas auparavant.

Mais les modifications que les corps organisés peuvent subir sont beaucoup plus variées ; quelques-unes présentent un caractère exclusivement propre à ces corps, et toutes y sont d'une bien plus grande importance. En effet, outre les changements mécaniques, ou chimiques qu'ils sont également eux-mêmes susceptibles d'éprouver, outre le genre particulier de réaction qu'ils exercent sur les objets dont ils sentent l'influence, les corps organisés peuvent encore, sans aucune altération visible de leur nature, être profondément modifiés dans leurs dispositions intimes, acquérir une aptitude toute nouvelle à recevoir certaines impressions, à exécuter certains mouvements ; perdre même, jusqu'à un certain point, leurs dispositions originelles, ou celles qu'ils avaient contractées immédiatement en vertu de leur organisation : en un mot, ils peuvent non-seulement obéir, d'une manière qui leur est exclusivement propre, à l'action présente des corps extérieurs, mais aussi contracter des manières d'être particulières qui se perpétuent ensuite, ou se reproduisent même en l'absence des causes dont elles dépendent; c'est-à-dire, qu'ils peuvent *contracter des habitudes*. Or, voilà ce qui les caractérise bien plus exclusivement encore.

Ainsi l'on voit les plantes maniées par un habile cultivateur acquérir des qualités absolument nouvelles, imprimer à leurs produits un caractère qu'ils n'avaient pas primitivement. L'art a même su trouver les moyens de fixer ces modifications accidentelles et factices, tantôt en assujettissant à ses vues les procédés ordinaires de la génération, tantôt en opérant des reproductions purement artificielles; monument précieux de son pouvoir sur la nature! C'est encore ainsi que l'animal, travaillé par le climat et par toutes les autres circonstances physiques, reçoit une empreinte particulière qui peut servir à constater et distinguer ces mêmes circonstances; ou nourri, cultivé, dressé systématiquement par l'homme, il acquiert des dispositions nouvelles, et entre dans une nouvelle série d'habitudes. Mais ces habitudes ne se rapportent pas uniquement à la structure et aux opérations physiques des organes, elles attestent encore que le système intelligent et moral propre à chaque nature sensible s'est developpé par l'effet de cette culture, qu'un certain ordre d'impressions a fait naître en lui certaines inclinations et certains sentiments; et ces dispositions acquises, qui paraissent chez l'animal gravées en traits plus distincts et plus fermes que dans la plante, s'y perpétuent aussi plus sûrement de race en race, et montrent aux yeux les plus irréfléchis combien le génie de l'observation et de l'expérience peut améliorer les choses autour de nous.

§ III.

Mais, de tous les animaux, l'homme est sans doute le plus soumis à l'influence des causes extérieures; il est celui que l'application fortuite ou raisonnée des différents corps de l'univers peut modifier le plus fortement et le plus diversement. Sa sensibilité plus vive, plus délicate et plus étendue; les sympathies multipliées et singulières des diverses parties éminemment sensibles de son corps; son organisation mobile et souple qui se prête sans effort à toutes les manières d'être, et en même temps cette ténacité de mémoire, pour ainsi dire physique, avec laquelle elle retient les habitudes si facilement contractées; tout, en un mot, se réunit pour faire prendre constamment à l'homme un caractère et des formes analogues ou correspondantes au caractère et aux formes des objets qui l'entourent, des corps qui peuvent agir sur lui. C'est en cela que consiste, à son égard, la grande puissance de l'éducation physique, d'où résulte immédiatement celle de l'éducation morale; c'est par là qu'il est indéfiniment perfectible, et qu'il devient, en quelque sorte, capable de tout.

Nous savons que nos idées, nos jugements, nos désirs, dépendent des impressions que nous recevons de la part des objets externes, ou de celles que nous éprouvons à l'intérieur, soit par les extrémités sentantes des nerfs qui se distribuent aux viscères, soit dans le sein même du système nerveux ; ou enfin du concours des unes et des autres, qui paraît presque toujours nécessaire au complément des sensations. Nous savons, en conséquence, que les changements survenus dans le caractère, dans l'ordre, ou dans le degré des impressions internes, peuvent modifier singulièrement celles qui nous viennent des objets extérieurs.

Pour démontrer l'influence du régime sur la formation des idées et des penchants, il suffirait donc de faire voir qu'il est capable de modifier les impressions intérieures et les dispositions habituelles des organes qui les éprouvent. Mais, de plus, parmi les impressions qui viennent de l'extérieur il en est un grand nombre qui sont immédiatement soumises à l'influence du régime, dans le sens que nous donnons à ce mot ; qui nous viennent d'objets, ou qui dépendent de fonctions que le régime embrasse dans son domaine. Voyons encore si des observations plus directes ne constatent pas cette influence ; et fixons-nous d'après l'ensemble des faits, comparés avec soin et limités avec précision.

Dans toute circonstance donnée, c'est du concours de toutes les causes, ou de toutes les forces agissantes, que résulte l'effet connu. Cette vérité, qu'il suffit d'énoncer pour la rendre sensible, ne souffre sans doute aucune exception ; mais elle devient, en quelque sorte, plus frappante, et les conséquences qu'on peut en tirer sont bien plus dignes de remarque, dans l'observation des phénomènes de la vie. En effet, ces phénomènes, si compliqués et si variables, résultant toujours d'une foule de causes qui doivent agir simultanément et de concert, chacune d'elles influe sur l'action non-seulement de chaque autre, mais de toutes prises dans leur ensemble ; chacune des autres, et toutes les autres réunies, influent à leur tour sur la première, dont l'effet est toujours ou complété, ou limité par le genre et le degré d'action de ces différentes forces mises simultanément en jeu. En un mot, suivant l'expression d'Hippocrate que nous avons déja citée, *tout concourt, tout conspire tout consent*. Ainsi donc, quand on étudie l'homme, il faut sans doute le considérer d'une vue générale et commune qui embrasse, comme dans un point unique et sous un seul regard, toutes les propriétés et toutes les opérations qui constituent son existence, afin de saisir leurs rapports mutuels et l'action simultanée dont résulte chacun des phénomènes qu'on veut soumettre à l'observation. Mais cela ne suffit pas : après ce premier coup d'œil qui fixe l'objet tout entier dans son cadre, l'étude détaillée de chaque ordre de phénomènes, sans laquelle celle de leur ensemble systématique est nécessairement imparfaite, demande que l'observation l'isole et le considère à part. La sévérité des procédés analytiques est surtout nécessaire dans l'étude d'objets si diversifiés, si mobiles et si délicats.

§ IV.

Nous avons donc reconnu que l'expression générale *régime* embrasse l'ensemble des habitudes physiques; et nous savons, d'ailleurs, que ces habitudes sont capables de modifier et même de changer non-seulement le genre d'action des organes, mais encore leurs dispositions intimes et le caractère des déterminations du système vivant. En effet, il est notoire que le plan de vie, suivant qu'il est bon ou mauvais, peut améliorer considérablement la constitution physique, ou l'altérer et même la détruire sans ressource. Par cette influence chaque organe peut se fortifier ou s'affaiblir; ses habitudes, se perfectionner ou se dégrader de jour en jour. Les impressions par lesquelles se reproduit l'ordre des mouvements conservateurs, impressions qui tendent sans cesse à introduire de nouvelles séries de mouvements, sont elles-mêmes susceptibles d'éprouver des changements notables. Si, par l'effet avantageux, ou nuisible du régime, les organes acquièrent de nouvelles manières d'être et d'agir, ils acquièrent également de nouvelles manières de sentir. Enfin, le changement primitif ne fût-il que circonscrit et local, ces modifications de la sensibilité sont le plus souvent imitées, en quelque sorte, par tout le système vivant.

Tel est le principe, ou la cause des grands effets que les anciens attribuaient avec raison à la diététique en général, et en particulier à la gymnastique, dont ils avaient d'ailleurs eux-mêmes déja si bien reconnu les inconvénients (1). Telles sont encore les données d'où partirent les différents fondateurs d'ordres religieux qui, par des pratiques de régime plus ou moins heureusement combinées, s'efforcèrent d'approprier les esprits et les caractères au genre de vie dont ils avaient conçu le plan.

Puisque le régime influe sur la manière d'agir des organes, il doit en effet encore influer sur leur manière de sentir; et puisqu'il influe sur le caractère des sensations, il est évidemment impossible qu'il n'influe pas sur celui des idées et des penchants. Car, sans parler encore ici des altérations profondes que l'usage de certaines sub-

---

(1) Herodicus avait voulu l'appliquer au traitement des maladies aiguës : Hippocrate fit voir que l'exercice y est toujours nuisible, et même que dans plusieurs maladies chroniques il peut souvent faire beaucoup de mal quand il n'est pas très-doux, ou très-sagement gradué.

stances peut porter dans toute l'économie animale, on n'a pas de peine à voir que l'état de force ou de faiblesse, l'état d'inquiétude ou d'hilarité, les dispositions constantes d'organes, tous plus ou moins sympathiques, dont l'action est libre, vive, facile, entière, ou de ces mêmes organes quand leur action devient au contraire embarrassée, sourde, pénible, incomplète, ne peuvent éveiller, dans l'organe spécial de la pensée, qui partage directement leurs dispositions, ou qui les imite bientôt sympathiquement, le même degré d'attention, ni déterminer la même manière de considérer les impressions reçues des objets. Ainsi donc, nos appétits et nos désirs ne peuvent alors établir les mêmes rapports entre ces objets et nous; nos idées, nos jugements et les déterminations qui en résultent, ne sauraient être les mêmes. Or, l'action de l'air, des aliments, des boissons, de l'exercice ou des travaux, du repos ou du sommeil, continuée pendant un long espace de temps, est-elle capable d'influer sur toutes les circonstances dont l'état physique se compose? C'est assurément ce que personne n'entreprendra de nier.

Nous l'avons déjà dit, l'homme est un ; tous les phénomènes qui font partie de son existence se rapportent les uns aux autres ; et il s'établit entre eux des relations qui tantôt leur donnent plus d'intensité, tantôt les modifient, les compensent mutuellement, ou même les dénaturent d'une manière absolue. Quelquefois un effet très-faible en lui-même, ou déterminé par l'application fortuite et fugitive de sa cause à des organes de peu d'importance, acquiert secondairement une force considérable, ou fait naître dans d'autres organes, et même dans des organes essentiels, une série sympathique de nouveaux phénomènes très-frappants. Quelquefois, au contraire, un effet fortement prononcé dans l'origine, loin de transmettre au reste du système l'agitation de l'organe primitivement affecté, s'affaiblit rapidement à raison de la disposition des autres organes, et bientôt disparaît sans retour.

En général, tout mouvement introduit dans l'économie vivante a besoin du concours de toutes les causes qui peuvent agir sur les différents organes, de toutes les circonstances qui peuvent modifier leurs intimes dispositions; et il n'est proportionnel à sa cause particulière qu'autant que ces forces collatérales le secondent suivant l'ordre de correspondance établi entre elles par la nature, et qu'autant aussi que les dispositions organiques ne viennent apporter aucun changement dans les résultats de leur action.

§ V.

L'air peut agir sur le corps humain par différentes propriétés; il peut y produire différents genres de modifications. Son degré de pesanteur ou de légèreté, de chaleur ou de froid, de sécheresse ou d'humidité; le changement de proportion dans les gaz dont la combinaison le constitue, ou son mélange avec d'autres gaz qui lui sont étrangers, et dont la présence le vicie essentiellement; enfin, la nature et la quantité proportionnelle des matières qu'il tient en dissolution, apportent de notables changements dans son action sur l'économie animale : la pratique de la médecine et l'observation journalière en fournissent des preuves multipliées; et peut-être n'est-il personne qui n'ait observé fréquemment sur lui-même plusieurs effets très-différents de ce fluide, dans lequel la vie a besoin de rallumer à chaque instant son flambeau.

L'air pèse continuellement sur nous d'un poids très-considérable; il nous enveloppe de toutes parts; il nous presse par tous les points de notre corps, comme l'eau dans laquelle nage le poisson l'enveloppe et le presse en tous sens : mais avec cette différence que, par ses propres forces, le poisson peut, à volonté, s'élever à toutes les hauteurs du fluide qui forme son partage; tandis que nous sommes attachés à la base terrestre sur laquelle viennent s'appuyer les portions inférieures de l'air, et qu'il nous est impossible, sans le secours de forces étrangères, de nous porter à de plus hautes régions. Cette pression, étant dans l'ordre de la nature, paraît nécessaire au maintien de l'équilibre entre les solides vivants et les humeurs qui circulent ou qui flottent dans leur sein; elle empêche l'expansion et la séparation des gaz qui entrent dans la composition des uns et des autres; elle tend à perfectionner la mixtion des sucs réparateurs, en soutenant l'énergie et le ton des vaisseaux. Quand cette pression augmente ou diminue beaucoup, et surtout brusquement, des changements analogues ont lieu dans l'état et dans l'action des organes; et leurs effets sont d'autant plus inévitables, que nous sommes ordinairement, comme on vient de le dire, dans l'impossibilité de les compenser, ou de les affaiblir, en nous plaçant, suivant le besoin, à différentes hauteurs du fluide. Si la pesanteur de l'air diminue jusqu'à un certain point, les hommes les plus vigoureux ressentent une diminution, en quelque sorte, proportionnelle de leurs forces; leur respiration n'est pas entièrement libre; ils éprouvent un léger embarras dans la tête : et d'ailleurs les sensations ne conservant plus la même vivacité, l'action de la pensée devient fatigante; ils ont une sorte de dégoût général. Les hommes plus faibles et plus mobiles éprouvent de véritables anxiétés précordiales, de l'étouffement, des éblouissements, des vertiges; ils deviennent incapables d'attention; ils ne peuvent suivre ni les idées d'autrui, ni même les leurs propres; ils tombent dans la langueur et le découragement. Si cet état est moins prononcé, tous les phénomènes ci-dessus sont eux-mêmes caractérisés plus faiblement.

4.   2

On observe alors quelques-uns de ceux qui sont particuliers aux affections vaporeuses et hypocondriaques : des peurs ridicules, des désordres singuliers d'imagination, des tremblements nerveux, des spasmes convulsifs, etc. J'ai remarqué chez quelques femmes délicates, surtout à l'époque ou dans les temps voisins de leurs règles, une sorte d'altération de l'esprit et du caractère, que l'on pouvait, en toute confiance, regarder comme l'annonce ou des orages, ou des vents étouffants du midi prêts à bouleverser l'atmosphère. Cette altération était, au reste, facile à distinguer de celle que la peur du tonnerre occasione quelquefois chez certains sujets pusillanimes. J'ai même souvent observé que, parmi les animaux, ceux qui sont naturellement peureux le deviennent beaucoup plus dans les temps qu'on appelle *lourds*, par les vents du midi ou du sud-ouest, et généralement toutes les fois que la chute du mercure annonce une diminution notable dans la pesanteur de l'air (1).

Quand cette pesanteur est augmentée, au contraire, le ton général du système augmente, pour ainsi dire, dans le même rapport; et pourvu que le changement soit graduel et modéré, toutes

---

(1) Le mercure peut descendre très-bas, quoiqu'il fasse beau, et que le ressort de l'air ne paraisse point diminué : mais ce cas est assez rare; je ne l'ai guère observé que pendant les grandes chaleurs et pendant les froids très-vifs.

les fonctions s'exercent plus librement; les mouvements sont plus faciles et plus forts; un vif sentiment d'énergie, d'alacrité, de bien-être, fait courir au-devant des sensations, fait désirer l'action comme un plaisir, et la transforme en besoin : les sensations elles-mêmes deviennent plus nettes et plus brillantes, le travail de la pensée se fait avec plus d'aisance et d'une manière plus complète : enfin, l'individu, jouissant de toute la plénitude de son être, repousse ces impressions chagrines, quelquefois malveillantes, que produit la conscience habituelle de la faiblesse et l'état d'anxiété; et, par suite, il ne s'attache naturellement qu'à des idées d'espérance et de succès, qu'à des affections douces, élevées et généreuses.

Il peut arriver que l'augmentation de pesanteur de l'air soit trop forte ou trop brusque, comme on l'observe quand les grands froids surviennent tout à coup. Dans ce cas, le ton excessif de tous les solides, et la compression, en quelque sorte, purement mécanique des vaisseaux et du tissu cellulaire externes, refoulent le sang et toutes les autres humeurs vers les viscères, notamment vers ceux qui résistent le moins. De là différents phénomènes sur lesquels nous reviendrons ci-après, quand il sera question des effets du froid. Je me borne à rappeler, en passant, que Gmelin vit en Sibérie, à l'apparition d'un froid soudain, les oiseaux tomber de toutes parts sur la terre, faisant de vains efforts pour s'élever dans l'air, quoiqu'ils agitassent leurs ailes librement et avec force ; ce que le célèbre voyageur et naturaliste attribue à la pesanteur et à l'extrême densité de l'air dont ils étaient, en quelque sorte, accablés. Cependant il est vraisemblable que le froid agissait ici directement et par lui-même, indépendamment des changements particuliers qu'il pouvait avoir produits dans la constitution de l'air. N'oublions point, en effet, que les êtres animés qui, dans tous les climats, conservent le degré de chaleur vitale propre à leur nature, doivent, pour cela même, en reproduire d'autant plus, que la température qui les environne est plus froide. Or, en avançant vers les régions polaires, ou en entrant dans la saison des frimas, ils ne s'habituent que par degrés à reproduire ce surcroît de chaleur; comme en s'approchant des climats plus doux ou, en revenant vers la saison tempérée, ils ne perdent que par degrés aussi l'habitude d'en reproduire trop pour ces climats et pour ces beaux jours. Ainsi, les oiseaux de Gmelin, saisis tout à coup par ce froid imprévu, n'avaient pas encore assez de chaleur propre pour contrebalancer l'action comprimante de l'air : la masse de leur corps, trop resserrée, ne pouvait même peut-être occuper l'espace nécessaire pour s'élever librement dans ce fluide. Sans doute aussi le froid avait frappé leur poumon et leur cerveau de ce reflux de sang et de cette stupeur dont nous venons de parler; et très-vraisemblablement encore les muscles de leurs ailes étaient privés, dans ce moment, d'une partie considérable de leur vigueur.

§ VI.

Mais les effets de l'air froid ou chaud sont bien plus étendus et plus importants que ceux de l'air pesant ou léger. La chaleur, en raréfiant ce fluide, le froid, en augmentant sa densité, doivent eux-mêmes souvent être regardés comme la cause véritable des phénomènes qui se rapportent directement aux variations survenues dans sa pesanteur; et le degré de cette dernière est trop constamment analogue ou proportionnel à celui de sa température, pour qu'on ne puisse pas se permettre de considérer sous le même point de vue l'influence de ces deux genres de modifications.

Brown, auteur d'un nouveau système de médecine qui mérite peu sa grande célébrité, a cependant eu raison de rejeter les idées trop généralement reçues touchant l'action du froid et de la chaleur sur l'économie animale. On ne peut douter que la chaleur ne soit un excitant direct; et si le froid, sédatif et débilitant par sa nature, produit souvent des effets tout contraires, ces effets ne sont évidemment dus qu'à la réaction des organes vivants; et ils se proportionnent toujours à l'énergie qui la caractérise dans chaque cas particulier.

Un certain degré de chaleur est nécessaire au développement des animaux comme à celui des plantes (1); un degré plus fort l'accélère et le précipite. Dans les pays chauds les enfants sont hâtifs; l'explosion de la puberté (2) se fait de bonne heure; leurs idées et leurs passions éclosent avant le temps. Mais le développement des forces musculaires ne marche point, chez eux, du même pas que celui de la sensibilité et de certaines fonctions qui lui sont plus spécialement

---

(1) Il paraît que tout changement chimique dans l'état des corps en exige, ou en produit un autre analogue dans leur température. Presque toujours la tendance aux combinaisons nouvelles, ou l'acte même de ces combinaisons, s'annonce par une augmentation de chaleur. Cette augmentation est sensible dans la fermentation, la putréfaction, le mélange des acides minéraux avec différents fluides, etc. La production de l'eau et le rétablissement d'équilibre du fluide électrique ne paraissent point avoir lieu sans quelque degré de chaleur, etc.

(2) Il est si vrai que cette apparition précoce de la puberté dépend de la chaleur, que dans les pays froids, lorsque les filles se tiennent continuellement auprès des poêles, l'éruption des règles est aussi prématurée que sur les bords du Gange. Mais, alors même, plusieurs autres effets analogues ne peuvent avoir lieu, à raison de l'absence de différentes causes qui agissent concurremment dans les pays chauds. D'ailleurs, l'application, même fugitive, du froid donne toujours, en se répétant, plus de consistance et de ton à tous les organes musculaires. Or, il est impossible, dans les pays où l'hiver est rigoureux, de se dérober entièrement à son influence.

soumises. Hommes par leurs penchants, et même, à beaucoup d'égards, par l'avancement prématuré de leur intelligence, ils sont encore enfants relativement à la force d'action, qui, dans le plan de la nature, est tout à la fois l'instrument nécessaire d'un système moral très-développé, et le contrepoids des forces sensitives exaltées par ce développement. De cette excitation précoce, qui agit particulièrement sur certains organes et sur certaines fonctions, ou plutôt de ce défaut d'équilibre entre les diverses parties du système vivant, s'ensuivent des modifications singulières de toute l'existence morale. Dans l'ordre naturel, nos affections et nos penchants naissent et croissent avec les forces nécessaires pour en poursuivre avec fruit, et pour en subjuguer ou s'en approprier les objets. Le temps lui-même, c'est-à-dire, un espace de temps relatif à la durée totale de la vie, entre comme élément nécessaire dans l'établissement des vrais rapports de l'homme avec la nature et avec ses semblables. Ainsi, d'un côté, le mouvement précoce imprimé au système sensitif en général, et aux fonctions particulières qui semblent lui appartenir plus directement et plus spécialement; de l'autre, ce défaut d'harmonie entre les diverses parties ou les diverses opérations d'une machine où tout doit être en rapport et s'exécuter de concert : telles sont les véritables, ou du moins les principales causes des dispositions convulsives qui se remarquent dans les affections morales comme dans les maladies propres aux habitants des pays chauds. Sans doute l'application continuelle de la chaleur, dont l'effet, ainsi que celui de tout autre excitant quelconque, est d'énerver sans cesse de plus en plus les organes musculaires, doit aggraver aussi de plus en plus et ces dispositions et cette discordance. Enfin, le goût du repos et le genre de vie indolente, inspirés par le sentiment habituel de la faiblesse et par l'impossibilité d'agir sans une extrême fatigue, au milieu d'un air embrasé, viennent encore à l'appui de toutes les circonstances précédentes pour en augmenter les effets: car, s'ils rendent, d'un côté, l'économie animale plus sujette aux états spasmodiques; de l'autre, ils nourrissent les penchants contemplatifs, et donnent naissance à tous les écarts des imaginations mélancoliques et passionnées.

Les observateurs de tous les siècles l'ont remarqué; c'est dans les pays chauds que se rencontrent ces ames vives et ardentes, livrées sans réserve à tous les transports de leurs désirs; ces esprits, tout à la fois profonds et bizarres, qui, par la puissance d'une méditation continuelle, sont conduits tour à tour aux idées les plus sublimes et aux plus déplorables visions : et l'on n'a pas de peine à voir que cela doit être ainsi. L'état habituel d'épanouissement des extrémités sentantes du système nerveux, et le bien-être dont nous avons dit ailleurs que cet épanouissement est la cause ou le signe, donnent entrée aux impressions extérieures, en quelque sorte, par tous les pores; ils rendent ces impressions plus fortes ou plus vives; ils font que cette plus grande force ou cette plus grande vivacité devient nécessaire à l'entretien et à la reproduction de tous les mouvements vitaux. De là cette passion pour les boissons ou pour les drogues stupéfiantes qui se remarque surtout dans les hommes des pays chauds : de là cette espèce de fureur avec laquelle ils recherchent toutes les sensations voluptueuses, et qui les conduit si souvent à des goûts bizarres, ou crapuleux et brutaux : de là leur penchant pour l'exagération et le merveilleux : enfin, de là leur talent pour l'éloquence, la poésie, et généralement pour tous les arts d'imagination.

§ VII.

L'homme physique des climats glacés ne ressemble point à celui des régions équatoriales : l'homme moral des uns n'est pas celui des autres. Mais, je le répète, les différences qui les distinguent, considérées dans leur ensemble, ne doivent pas sans doute être imputées au seul état de l'air. Cependant, comme ce n'est point ici le lieu d'examiner les autres causes qui peuvent y concourir, il nous suffit de reconnaître la réalité du fait, de limiter ainsi d'avance le sens de nos propres conclusions, et de les garantir, dans l'esprit du lecteur, d'une extension qu'elles ne doivent réellement point avoir.

Pour se faire une idée juste et complète des effets de l'air froid, ou, si l'on veut, du froid en général sur les corps vivants, il faut nécessairement tenir compte et de son degré d'intensité, et de la durée de son application; car, suivant que le froid est plus ou moins intense, et que son application est plus ou moins prolongée, ces effets sont très-différents. Un froid modéré, qui n'agit que passagèrement sur nous, produit un léger resserrement de tous les vaisseaux qui rampent à la superficie du corps et des bronches pulmonaires. Cette première impression est suivie d'une réaction prompte, qu'on peut facilement reconnaître au coloris plus brillant du visage, quelquefois même à la rougeur foncée soit de toute la peau, soit uniquement de celle des parties spécialement frappées par le froid. Ainsi, d'un côté, le ton des solides est augmenté directement; de l'autre, un vif sentiment de force se communique à toutes les divisions du système; et le principe des mouvements agit avec un surcroît de vigueur et d'aisance correspondant à celui que viennent de recevoir l'énergie tonique et le ressort des organes moteurs.

En même temps, l'air, plus dense, applique au poumon une quantité relativement plus grande de gaz oxygène; il s'y produit (1) immédiatement une somme de chaleur plus considérable; tandis que, de leur côté, les viscères du bas-ventre, notamment ceux de la région épigastrique, dont on connaît l'influence étendue sur tout le système, se trouvent plus vivement sollicités par ce refoulement momentané des humeurs et des forces vers l'intérieur, et par les sympathies plus particulières qui lient cette région avec l'organe externe et le centre cérébral. Or, toutes ces circonstances réunies concourent au même but, à produire cette augmentation de force et de liberté dans tous les mouvements et dans toutes les fonctions, que nous avons dit être la suite de la première impression d'un froid qui n'est pas excessif.

Quand le froid est plus violent, et surtout quand il s'applique pendant un temps plus long soit au corps tout entier, soit à quelqu'une de ses parties, il paraît que son effet comprimant demeure renfermé dans les mêmes limites que ci-dessus. Mais

---

(1) Toute la chaleur du corps ne se forme pas dans le poumon; mais l'action de ce viscère en développe une portion considérable. Ce n'est pas, au reste, ici le lieu de rechercher quelles sont les autres circonstances dont le concours influe sur la production d'un phénomène si important dans l'économie animale.

Je renvoie encore à la Physiologie de l'illustre professeur Dumas, qui, si jeune, a déjà pris une place si distinguée dans le monde savant.

la réaction n'a pas lieu de la même manière. Le froid exerce alors son action propre ; c'est-à-dire, qu'il agit comme un sédatif direct : il suffoque les mouvements vitaux dans les parties exposées à son action, et frappe ces parties d'une espèce particulière de gangrène. Dans ces circonstances, les humeurs, qui rencontrent des obstacles invincibles à leur cours régulier (1), sont contraintes de refluer vers les parties internes, surtout vers la poitrine et vers la tête. En conséquence, la gêne du cerveau ralentit le mouvement de la respiration, la gêne du poumon engorge de plus en plus le cerveau ; et si l'impression prolongée du froid est véritablement générale, l'individu

---

(1) Il ne faut pas considérer la circulation des humeurs comme exclusivement dépendante de la force centrale du cœur et des gros troncs artériels, qui lui donnent la première impulsion : les puissances qui l'entretiennent sont répandues dans tout le système des artères et des autres vaisseaux ; elles agissent simultanément sur tous les points de leurs parois. Ainsi la gangrène qui la suffoque n'agit pas comme un obstacle purement mécanique ; et ce n'est pas uniquement en vertu des lois de l'équilibre que les humeurs sont refoulées alors vers les viscères internes, surtout vers ceux dont les vaisseaux sont le plus faibles : ces lois y concourent sans doute ; mais cet effet résulte principalement de l'action augmentée des vaisseaux restés libres et qui conservent toute leur énergie vitale ; action qui s'accroît d'autant plus, que les organes auxquels ils appartiennent remplissent des fonctions plus importantes, et qu'une certaine faiblesse relative de structure rend leur mobilité plus grande.

tombe par degrés dans un sommeil que le plus souvent il trouve doux, mais qu'au reste il voudrait secouer en vain, et qui se termine bientôt par l'apoplexie et la mort.

Il est vrai qu'un exercice vigoureux peut soutenir long-temps la réaction vitale, même au sein du froid le plus vif; il peut souvent, au moyen d'une plus grande quantité de chaleur reproduite, prévenir les derniers effets que nous venons de retracer. Mais, pour cela, les organes épigastriques, centre et point d'appui des mouvements musculaires, doivent être puissamment excités par des aliments abondants ou difficiles à digérer, par des boissons fermentées très-fortes, par des esprits ardents. On peut aussi, quand le sommeil perfide dont il vient d'être question commence à se faire sentir, échapper à sa funeste douceur par une vive et forte excitation de la volonté, par des mouvements musculaires proportionnels au degré du froid; mais il faut s'y prendre à temps, et continuer avec courage ce grand exercice tant que l'on reste soumis à la même température; sans cela, l'on périt infailliblement, à moins qu'on ne se trouve avec des personnes qui conservent plus de vigueur et de volonté, et qui vous arrachent au danger du premier engourdissement.

Enfin, il est possible de remédier au genre particulier de gangrène qui suit immédiatement la suffocation de la vie dans les organes frappés du froid; mais le rappel du mouvement et de la chaleur doit être progressif ; et, s'il faut éviter qu'une chaleur extérieure ne saisisse tout à coup ces organes, et ne s'y recombine tumultueusement, comme dans une matière inanimée, il ne faut pas moins craindre que l'action vitale, en se réveillant d'une manière soudaine, n'y cause elle-même une irréparable désorganisation.

L'effet d'un froid médiocre est donc d'imprimer une plus grande activité à tous les organes, et particulièrement aux organes musculaires ; d'exciter toutes les fonctions, sans en gêner aucune ; de donner un plus grand sentiment de force ; d'inviter au mouvement et à l'action. Dans les temps et dans les pays froids, on mange et l'on agit davantage. Il semble qu'à mesure qu'une plus grande somme d'aliments devient nécessaire, la nature trouve en elle-même plus de moyens de force pour assurer la subsistance de l'individu. Mais de cela seul, il résulte qu'une portion considérable de la vie est employée à des mouvements extérieurs, ou même se perd dans des repas fréquents : or, la plus légère réflexion suffit pour déduire de cette circonstance, si simple en elle-même, plusieurs différences importantes entre les hommes du Nord et ceux du Midi. Les uns, sans cesse distraits par des mouvements, ou par des besoins corporels, n'ont que peu de temps à donner à la méditation ; les autres, vivant d'une petite quantité de grains et de fruits, que la nature verse en abondance autour d'eux, cherchent le repos par goût et par besoin, et, dans leur inaction musculaire, se trouvent incessamment ramenés à la méditation. Ainsi, quand toutes choses seraient égales d'ailleurs, quand la nature et la vivacité des sensations seraient les mêmes dans les pays chauds et dans les pays froids, leurs habitants ne pourraient pas plus se ressembler par leurs habitudes morales, que par leur forme extérieure et par leur constitution (1).

Mais, à mesure que le froid devient plus vif, et que son application dure plus long-temps, une action continuelle et forte devient elle-même plus nécessaire. On est forcé de manger plus souvent et davantage à la fois. Tout l'organe externe et toutes les fibres motrices contractent un certain degré de roideur. Les mouvements conservent toute leur vigueur, ils en acquièrent même une plus grande ; mais ils commencent à perdre de leur aisance et de leur souplesse. Le cerveau, frappé souvent d'une légère stupeur, devient

---

(1) Des travaux ou des exercices de corps continuels suffisent le plus souvent pour empêcher la réflexion de naître, et même pour en effacer les habitudes déjà prises. La réflexion se produit par une action paisible et continue du cerveau. Pour que cette action soit complète, il faut que celle des autres organes, particulièrement des organes musculaires, n'opère point une diversion de forces trop grande, ou trop durable ; il faut aussi que des sensations extérieures variées ne créent pas sans cesse une foule de tableaux nouveaux et fugitifs dans le sein de l'organe pensant.

moins sensible à l'action des divers stimulants soit naturels, soit artificiels. Pour être réveillé, pour sentir, pour réagir sur les viscères et sur les organes moteurs, il a besoin d'excitations d'autant plus fortes, qu'il trouve plus de résistance dans la densité, considérablement accrue, des muscles, des vaisseaux et des divers tissus membraneux.

C'est ainsi que se forme la constitution robuste, mais peu sensible, de ces peuples dont Montesquieu dit, qu'*il faut les écorcher pour les chatouiller*. C'est pour cela que les derniers navigateurs, auxquels on doit de si belles descriptions des côtes occidentales du nord de l'Amérique, ont observé chez les sauvages habitants de l'entrée de Cook (1), une insensibilité physique si grande, qu'elle est à peine égalée par la férocité de leurs habitudes morales. Ils les ont vus s'enfoncer dans la plante des pieds, ordinairement si sensible à cause des innombrables extrémités de nerfs qui la tapissent, de longs morceaux de bouteilles cassées, dont les blessures sont parmi nous si douloureuses, parce qu'elles déchirent plutôt qu'elles ne coupent; et ils faisaient cela sans avoir l'air d'y donner la moindre attention. On les a même vus se taillarder tout le corps, avec les mêmes morceaux de verre, pour toute réponse

---

(1) Voyez les Voyages de Meares, de Dixon, de Vancouvers, etc.

aux avis que les matelots voulaient leur donner à ce sujet.

Il faut donc joindre aux effets moraux que nous avons déjà notés ceux que nécessite ce resserrement du cercle des sensations ; cette insensibilité physique qui ne laisse, pour ainsi dire, aucune prise aux affections que le retour sur soi-même et la sympathie développent ; enfin, cette lutte continuelle contre des besoins grossiers sans cesse renaissants, ou contre la sévérité d'une nature marâtre qui n'offre partout aux créatures vivantes, reléguées dans de si mornes climats, que de pénibles et funestes impressions.

En parlant des moyens graduels qu'il est nécessaire d'employer dans le traitement de la gangrène causée par le froid, et des fatales conséquences qu'a toujours alors l'application subite de la chaleur, j'ai voulu seulement offrir, sous un seul point de vue, une suite d'effets particuliers étroitement liés entre eux : je n'ai point prétendu que chaque trait de ce tableau dût nous fournir une suite de conclusions directes, toutes également applicables à notre sujet. Cependant il ne serait peut-être pas hors de propos de s'arrêter ici sur un fait assez remarquable : c'est que le corps peut passer brusquement d'une chaleur très-forte à un froid assez vif sans éprouver les mêmes inconvénients que dans le passage contraire, du moins le danger est-il d'un autre genre ; et quelques expériences bien constatées me font penser que ce danger est beaucoup moindre qu'on ne le croit pour l'ordinaire. Peut-être aussi trouverions-nous, dans cette simple observation, la raison directe et spéciale de la profonde mélancolie qu'éprouvent les hommes et les animaux des pays très-froids quand on les transporte dans les pays chauds, où l'on a, jusqu'ici, vainement essayé de les acclimater; et cette autre raison plus générale qui fait que les races humaines, après avoir commencé par couvrir les zones tempérées de la terre, et s'être répandues également du côté des pôles et du côté de l'équateur, sitôt qu'elles ont atteint les limites extrêmes du froid, et qu'elles s'y sont habituées, reviennent rarement et difficilement sur leurs pas : tandis que les habitants des zones brûlantes s'acclimatent sans peine dans les pays tempérés, et peuvent même se familiariser assez vite avec les froids les plus vigoureux.

Quoi qu'il en soit, nous devons nous borner à des faits très-concluants, et ne tirer que des résultats absolument incontestables. En voilà déja beaucoup sur ce point, puisque nous devons examiner ailleurs l'influence propre des climats.

§ VIII.

En général, les effets de l'air sec et de l'air humide peuvent se rapporter à ceux de l'accroissement et de la diminution de son ressort. Cependant quelques circonstances particulières, qui rentrent ici dans notre, sujet méritent encore d'être prises en considération. En effet, la grande sécheresse de l'air, lorsqu'elle se trouve associée, comme elle l'est ordinairement chez nous, à des vents du nord, ou de l'est, dont le souffle aigu l'augmente beaucoup directement; cette grande sécheresse, après avoir d'abord favorisé la transpiration insensible, soit en la saisissant et l'enlevant à la surface du corps à mesure qu'elle s'y présente, soit en imprimant une action plus vive aux solides, finit par dessécher la peau, par la durcir, par boucher l'extrémité des vaisseaux exhalants : de sorte que le ton même des organes que cette résistance irrite encore ne fait que rendre toutes les fonctions très-pénibles et très-embarrassées. De là résulte, surtout chez les sujets fort sensibles, un état de malaise et d'inquiétude, une disposition singulière à l'impatience et à l'emportement, une difficulté, plus ou moins grande, de fixer leur attention sur le même objet, et, par suite, une mobilité fatigante d'esprit.

Dans certains pays, où la sécheresse de l'air et le vent du nord règnent habituellement, quelques médecins instruits et bons observateurs ont regardé comme pouvant devenir utile à la santé des habitants ce qui partout ailleurs imprime à l'air un caractère constant et général d'insalubrité : je veux dire les amas d'eaux stagnantes, les cloaques boueux, les ordures humides dispersées dans les rues. Ces médecins ont vraisemblablement poussé trop loin leurs assertions à cet égard; mais ce qu'il y a de certain, c'est que dans les lieux auxquels se rapportent leurs observations ni les exhalaisons des eaux stagnantes, ni celles des cloaques, ni celles même des matières les plus corrompues et les plus fétides, ne produisent leurs effets accoutumés. L'air, avide d'humidité, l'enlève et l'absorbe sans cesse; il s'empare de toutes les matières susceptibles d'être dissoutes dans son sein; il volatilise tout, il dévore tout (1); enfin, son mouvement continuel a bientôt dissipé les miasmes dangereux, dont une humidité tiède peut seule exalter et développer tout le poison.

Dans les pays chauds, l'air est souvent très-sec; les vents brûlants le dessèchent encore (2). Ces vents abattent et détruisent, en quelque sorte,

---

(1) De là vient que les habitants de Madrid donnent au vent du nord le nom d'un mal rongeant, *las Bubas del ayre*.

(2) En Égypte, ils empêchent la putréfaction des corps des chameaux, et les réduisent en momies. Ils incommodent beaucoup les hommes par la grande quantité de sable fin que que leur souffle puissant promène dans l'air, et qui pénètre jusque dans les appartements les mieux fermés. Ce sable paraît influer sur la production des ophthalmies, qui y sont si communes, comme on le sait assez maintenant : mais il n'en est pas, à beaucoup près, la seule cause, il n'est pas même la principale; car on sait également que cette maladie dépend surtout, ainsi que l'avait observé dans son temps Prosper Alpin, des alternatives d'un air sec et brûlant pendant le jour, humide et froid pendant la nuit. (Voyez surtout l'exact et très-philosophique Voyage de Volney.)

toutes les forces physiques; les forces intellectuelles et morales tombent alors en même temps dans la plus grande langueur. Mais ordinairement l'effet est passager comme sa cause. L'air se trouve même purgé par là de toute émanation putride et dangereuse, et, si le climat est sain d'ailleurs, les corps et les esprits y reprennent bientôt leur degré d'activité ordinaire.

L'humidité de l'air, a par elle-même, des effets débilitants : elle n'est utile quelquefois que par cette propriété; c'est-à-dire que, dans certaines circonstances, en diminuant le ton excessif du système, elle peut ramener l'énergie des organes et l'impulsion motrice à ce degré moyen qu'exigent et la régularité des mouvements et l'aisance des fonctions. Mais le plus souvent l'humidité de l'air est nuisible; combinée avec le froid, elle altère profondément les principales fonctions, et produit des affections scorbutiques, rhumatismales, lentes-muqueuses, etc. Or à ces affections sont liées, comme nous l'avons vu dans un précédent Mémoire, certaines dispositions morales correspondantes : l'inertie de l'intelligence et des désirs, les déterminations traînantes et incomplètes, les goûts paresseux et le découragement.

Unie à la chaleur, l'humidité de l'air débilite d'une manière plus profonde et plus radicale encore. La grande insalubrité du Bender-Abassi, des environs de Venise, des marais Pontins, de l'île Saint-Thomé, de la Guiane, de Porto-Belo, de Carthagène, etc., dont on peut voir les effrayants tableaux dans les voyageurs et dans les médecins, tient évidemment à cette combinaison fatale de la chaleur et de l'humidité. Une vieillesse précoce, des affections hypocondriaques désespérées, des éruptions éléphantiasiques et lépreuses, des fièvres intermittentes du plus mauvais caractère, des fièvres continues nerveuses, malignes et pestilentielles, en sont les effets, en quelque sorte, inévitables (1); et, dans ces pays malheureux, les personnes qui, par la force de leur constitution, ou par un régime très-attentif, trouvent le moyen d'échapper aux principaux dangers qui les environnent, n'en traînent pas moins habituellement une vie languissante et timide qui glace toutes leurs facultés et les décourage dans tous leurs travaux. Ainsi donc, comme on ne peut y demeurer que retenu par la verge du despotisme, ou par les fureurs de l'avarice et l'avidité forcenée du gain, il est aisé de concevoir que ces circonstances physiques doivent nécessairement produire à la longue, dans le moral, la plus dégoûtante dégradation.

---

(1) Je ne parle pas même ici de ces vents pestiférés qui soufflent sur les bords du golfe Persique depuis le 15 juin jusqu'au 15 d'août, et qui tuent presque subitement les voyageurs enveloppés dans leurs tourbillons, en laissant les cadavres dans un état de gangrène sèche générale. (Voyez Chardin, *Voyage en Perse*.)

Buffon, dans ses admirables tableaux des caractères propres aux diverses températures et des formes principales qu'elles impriment à la nature vivante, n'a pas manqué de recueillir les faits relatifs à l'influence des climats humides. Il a prouvé qu'ils détériorent en général la constitution de tous les animaux terrestres autres que les insectes et les reptiles, mais que nul animal n'en éprouve au même degré que l'homme les atteintes énervantes. Il observe que la puissance de reproduction, ainsi que le penchant aux plaisirs de l'amour, en sont particulièrement affaiblis; et ce génie, toujours éminemment philosophique dans ses vues, même lorsqu'il n'est pas assez réservé dans le choix de ses matériaux, en conclut, avec raison, que cette altération profonde d'un penchant sur lequel reposent presque tous les sentiments expansifs de la nature suffit pour changer l'ordre des rapports sociaux, pour arrêter les progrès de la civilisation, pour empêcher le développement des facultés individuelles elles-mêmes; en un mot, pour retenir les peuplades dans une espèce d'enfance. Qu'on me permette de rappeler, en passant, ce que nous avons vu plus en détail dans le Mémoire sur les *tempéraments* touchant l'influence des organes de la génération et des fonctions qui s'y rapportent. Je prie le lecteur de ne pas oublier combien ces fonctions et ces organes exercent un empire étendu non-seulement sur la production des penchants heureux de l'amour, de la bienveillance, de la tendre et douce sociabilité, mais encore sur l'énergie et l'activité de tous les autres organes, particulièrement de l'organe pensant, ou du centre nerveux principal.

§ IX.

Parmi les émanations dont l'air atmosphérique se charge dans diverses circonstances, il faut compter d'abord les fluides aériformes, dont le mélange peut altérer considérablement ses caractères et ses effets. La chimie moderne, à l'aide de l'art expérimental, qu'elle perfectionne chaque jour, est venue à bout de résoudre l'air dans ses éléments constitutifs ; de le faire de *toutes pièces*, pour me servir de l'expression d'un homme de génie (1); de le ramener à la condition des corps sur lesquels, en imitant la nature, l'homme exerce la puissance la plus étendue, celle, en quelque sorte, de créateur. Deux gaz élémentaires entrent dans la composition de l'air atmosphérique, leurs proportions sont déterminées, et la combinaison n'est fixe et durable qu'autant que ces justes rapports s'y trouvent observés exactement. La surabondance de l'un ou de l'autre gaz n'y peut être que momentanée : dans les mouvements continuels de fluctuation qui l'agitent, l'air s'en débarrasse bien-

---

(1) Rouelle l'aîné.

tôt; et partout il est, à peu de chose près, homogène, à moins que des causes constantes ne lui fournissent incessamment ce surcroît de l'un de ses gaz constitutifs, ou de toute autre émanation volatile quelconque. Mais, comme cet aliment immédiat de la vie est à chaque instant nécessaire à son maintien, les altérations de l'air, lors même qu'elles ne sont que passagères, agissent toujours d'une manière prompte sur la disposition des organes et sur la marche des fonctions.

L'addition d'une certaine quantité d'oxygène produit un plus grand sentiment de bien-être et de force; les systèmes nerveux et musculaire acquièrent plus d'activité; il se forme plus de chaleur animale, toutes les excitations intérieures deviennent plus vives, tous les organes deviennent plus sensibles à l'action des stimulants extérieurs. Ce n'est pas que l'air surchargé d'oxygène fût habituellement plus salutaire que l'air atmosphérique commun : nous sommes, au contraire, bien fondés à penser qu'il introduirait dans l'économie vivante une sensibilité vicieuse et une série d'excitations excessives; et, s'il conservait longtemps le même degré d'action, il userait prématurément la vie comme le font tous les stimulants dont l'habitude n'affaiblit pas promptement les effets. Mais, par cela même qu'il userait à la longue la vie, il l'exalte passagèrement; et cette propriété, qui peut être utilement employée quelquefois pour le traitement des maladies, produit dans l'état de l'intelligence et des affections tous les changements analogues à ceux que les organes ont éprouvés.

Des changements contraires résultent de la surabondance du gaz azote dans l'air atmosphérique. La gêne de la respiration, une langueur défaillante qui saisit la région précordiale, la lourdeur et l'étonnement de la tête, l'embarras des idées, l'impuissance et le dégoût de tout mouvement, s'emparent bientôt des personnes qui respirent un air surchargé de ce gaz malfaisant.

Par l'introduction du gaz acide carbonique, l'air contracte des altérations d'un autre genre, mais qui peuvent le rendre également nuisible et même mortel. Il paraît que ce fluide aériforme agit sur le poumon comme un sédatif direct (1), qu'il le paralyse immédiatement, et qu'impropre à l'objet spécial de la respiration, il engourdit, en outre, et suffoque les forces par lesquelles cette

---

(1) C'est par cette propriété qu'il paraît avoir produit d'heureux effets dans certaines consomptions pulmonaires. En admettant les observations attestées par quelques auteurs, comme vraies, on peut croire que la consomption se trouvait alors particulièrement entretenue par l'excessive irritabilité de l'organe, et cette excessive irritabilité par une quantité d'oxygène relativement trop considérable dans l'air commun. Au reste, les résultats de toutes ces expériences ont encore besoin d'être confirmés par des observateurs moins prévenus. Nous avons lieu de croire que celles du citoyen Burdin jetteront plus de jour sur cette matière, et en général sur l'emploi des différents gaz comme médicaments.

fonction s'entretient et se reproduit. Mais, loin d'éprouver des anxiétés ou du malaise, les personnes qui se trouvent enveloppées d'une atmosphère de gaz acide carbonique tombent par degrés dans un sommeil paisible, accompagné de sensations agréables; elles meurent sans avoir aucune conscience du danger de leur situation, et surtout sans tenter aucun effort pour s'y dérober.

Il faut observer que les gaz azote et carbonique doivent être mêlés à l'air dans des proportions fortes pour produire sur l'économie animale les effets qui leur sont particuliers. De plus, ces effets ne peuvent guère avoir lieu que dans des endroits clos : partout ailleurs, la légèreté proportionnelle du gaz azote fait qu'il s'élève bientôt et se disperse dans l'atmosphère; et quoique le gaz acide carbonique soit plus pesant que l'air respirable, il paraît cependant qu'en s'y dissolvant d'une manière égale et rapide il peut être facilement enlevé et chassé au loin, de même que l'humidité des vapeurs et des brouillards; ou si, retenu par son poids, il reste dans les basses régions atmosphériques, le moindre courant le balaie et le distribue sur de vastes espaces; et là, dans tous les moments, les végétaux et différentes espèces d'insectes le décomposent (1) pour s'en appro-

---

(1) Peut-être encore, comme le pensait Spallanzani, les eaux contribuent-elles à sa décomposition.

prier la base, et la recombiner dans leurs sucs réparateurs.

Les gaz hydrogène sulfuré et hydrogène phosphoré, le gaz muriatique, et surtout le muriatique oxygéné, l'air commun surchargé d'acide sulfureux; le même air imprégné de miasmes putrides, vénéneux, contagieux; l'azote saturé d'émanations animales, corrompues qu'il paraît propre à dissoudre en grande abondance, et qu'il exalte encore par sa combinaison avec elles : tous ces airs font subir aux organes, soit tout à coup, soit par degrés, des changements dont plusieurs observateurs nous ont conservé des tableaux curieux. Mais ces effets, en tant qu'ils intéressent l'état moral, peuvent être rapportés à l'influence des maladies. Par exemple, s'il était vrai que les exhalaisons d'acide sulfureux pussent toujours produire, comme de bons esprits assurent l'avoir distinctement observé quelquefois, des engorgements tuberculeux dans les poumons et dans les viscères du bas-ventre, ce serait plutôt aux affections hypocondriaques qui surviennent alors secondairement, qu'à l'action directe des exhalaisons acides, qu'il faudrait imputer les idées délirantes et les penchants bizarres propres à ces affections (1).

---

(1) Les exhalaisons sulfureuses produisent des effets très-différents, suivant le degré de combustion que le soufre a subi; c'est-à-dire, suivant la quantité d'oxygène dont il s'est

§ X.

En établissant certaines règles relatives à l'action des différentes substances qui sont ou qui peuvent être appliquées au corps de l'homme, n'oublions point que ces règles ne doivent jamais se prendre dans un sens trop absolu; car alors les applications particulières seraient souvent très-fautives. L'organisation animale se modifie singulièrement par l'habitude : celle-ci peut, à la longue, rendre également nuls et les effets les plus utiles, et les effets les plus pernicieux. L'organisation de l'homme, dont nous avons déja fait plusieurs fois remarquer l'extrême souplesse, est capable de se prêter à toutes manières d'être, de prendre toutes les formes. L'homme peut, à la lettre, se familiariser par degrés avec les poisons; quelquefois même l'habitude lui rend à la fin nécessaires des impressions qu'elle seule a pu lui rendre supportables; et ce ne serait pas toujours sans danger qu'on passerait du plus mauvais régime au régime le plus sage et le meilleur. Les habitants des pays malsains ne se trouvent pas toujours mieux d'un air plus pur : les asthmatiques, à qui les lieux aérés conviennent en géné-

---

emparé : mais ce n'est pas ici le lieu d'entrer dans ces détails, très-intéressants d'ailleurs pour l'hygiène, et surtout pour la médecine pratique.

ral seuls, peuvent cependant quelquefois s'être fait un espèce de besoin de l'air épais et lourd auquel ils sont accoutumés; alors un air plus vif peut redoubler leurs accès, et leur causer d'effrayantes suffocations. Enfin, l'on a vu des prisonniers, sortis sains et vigoureux des cachots infects où leurs crimes les avaient fait détenir long-temps, tomber malades, rester languissants au grand air, et ne recouvrer la santé que lorsque de nouveaux crimes les ramenaient dans leur ancien séjour, devenu pour eux une sorte de pays natal.

Au reste, ce qui est vrai par rapport à l'influence de l'asmosphère, l'est encore plus peut-être par rapport à celle des aliments et des boissons. Mais il ne s'ensuit pas de cette puissance de l'habitude, qui sans doute a ses limites comme toutes les autres, que les phénomènes dépendants du régime ne présentent point un ordre général régulier et constant, ni qu'on ne puisse en conséquence tracer des principes fixes de diétique; il s'ensuit uniquement que, dans l'observation de ces phénomènes et dans la détermination de ces principes, il faut tenir compte d'une quantité très-considérable d'exceptions, qui peuvent elles-mêmes être ramenées à des règles constantes; et il en est ainsi de toutes les anomalies qui s'observent dans les faits naturels : ce qui arrive ou peut arriver tous les jours est nécessairement soumis à des lois.

§ XI.

L'influence des aliments sur l'économie animale est donc très-étendue; ses effets sont très-profonds et très-durables. Agissant tous les jours et par des impressions qui se renouvellent, pour l'ordinaire, plus d'une fois dans les vingt-quatre heures, qui même chaque fois se prolongent pendant un certain espace de temps; cette influence serait incalculable, si, comme nous venons de l'indiquer, elle ne s'affaiblissait par la simple habitude, et si elle ne tendait à s'affaiblir d'autant plus que certaines circonstances particulières ont pu lui donner accidentellement plus de force et de vivacité.

Les aliments ne réparent point les corps des animaux par la seule quantité de sucs propres à l'assimilation qu'ils contiennent et fournissent; ils les réparent encore, et plus puissamment peut-être, par le mouvement général que l'action de l'estomac et du système épigastrique imprime et renouvelle. Aussi leur influence sur l'état de l'économie animale paraît dépendre beaucoup moins de la nature de ces sucs que du caractère et du degré de cette impulsion. Car bien que plusieurs aliments, remarquables par certaines apparences extérieures ou chimiques, tels que les farineux, les substances muqueuses, les graisses ou les huiles, produisent certains effets constants qu'on rapporte à leurs propriétés, il est prouvé, par des observations directes, qu'ils n'agissent pas toujours alors comme substances alibiles; et lors même qu'ils agissent véritablement en cette qualité, ce n'est, la plupart du temps, que d'une manière secondaire, et par l'effet prolongé des impressions qu'ils ont fait ressentir aux organes de la digestion. Ce serait, d'ailleurs, se faire une idée bien grossière de la réparation vitale que de la considérer sous le simple rapport de l'addition journalière et de la juxtaposition des parties destinées à remplacer celles qu'enlèvent les différentes excrétions : elle consiste surtout dans l'excitation et l'entretien des différentes fonctions organiques, dont les excrétions elles-mêmes ne sont qu'un résultat secondaire, et, pour ainsi dire, accidentel.

L'homme est donc susceptible de s'habituer à toute espèce d'aliments, comme à toute température et à tout caractère de climat : mais tous les climats et tous les aliments ne lui sont pas également convenables, ou du moins ils n'éveillent et n'entretiennent pas en lui les mêmes facultés; c'est-à-dire que leur usage ne lui donne ou ne lui laisse point une aptitude égale aux mêmes fonctions organiques, aux mêmes travaux. Il peut vivre de substances végétales, ou de substances animales; mais les unes et les autres ont sur lui des effets très-différents. Il faut en dire autant des boissons, que nous ne pouvons séparer ici des aliments, puisqu'elles en font presque toujours partie, et que même elles remplissent souvent les fonctions alimentaires dans toute l'étendue du sens qu'on attache ordinairement à ce mot.

Les substances animales ont sur l'estomac une action beaucoup plus stimulante que les végétaux : à volume égal, elles réparent plus complètement et soutiennent plus constamment les forces. Il y a certainement une grande différence entre les hommes qui mangent de la chair et ceux qui n'en mangent pas. Les premiers sont incomparablement plus actifs et plus forts. Toutes choses égales d'ailleurs, les peuples carnivores ont, dans tous les temps, été supérieurs aux peuples frugivores dans les arts qui demandent beaucoup d'énergie et beaucoup d'impulsions. Non-seulement ils sont plus courageux à la guerre, mais ils déploient en général, dans leurs entreprises, un caractère plus audacieux et plus obstiné. Il est vrai que la nature semble avoir voulu que, dans certains climats, les hommes se nourrissent préférablement de substances animales. Dans les climats opposés, les végétaux peuvent suffire seuls à la réparation journalière, et peut-être ils conviennent mieux. Sous les zones glaciales, il faut des aliments qui reproduisent beaucoup de chaleur, qui, par une digestion plus difficile et plus lente, entretiennent l'action vigoureuse de l'estomac, nécessaire pour élever le ton de tous les organes au degré qu'exige la température et le ressort de l'air. Dans les pays chauds, il faut, au contraire, diminuer la reproduction de la chaleur, ménager la faiblesse de l'estomac, qu'énervent puissamment l'excitation non interrompue de l'organe extérieur et l'excessive transpiration; il faut prévenir les dégénérations putrides, auxquelles les viandes et les poissons ont beaucoup plus de tendance que les herbages, les fruits, les amandes ou les grains. Cependant les hommes qui, dans ces derniers climats, usent modérément de substances animales sont beaucoup plus forts que ceux qui n'en usent point du tout : et, pourvu qu'ils prennent d'ailleurs les précautions diététiques convenables, ils sont non-seulement plus capables de supporter des travaux soutenus, mais ils sont, en outre, beaucoup plus sains; ils se dérobent plus facilement au danger de cette vieillesse précoce qu'une excessive irritabilité produit si souvent dans ces mêmes climats. Or, cette irritabilité doit être regardée comme directement dépendante de la faiblesse musculaire habituelle : d'où il suit que certains excès ont pour cause véritable la faiblesse et son sentiment habituel, ou plutôt les irritations trompeuses et les désirs qui en résultent. Le moral s'altère alors en raison directe de l'altération des organes, et l'état de ces derniers peut fournir à l'observateur la mesure des désordres de l'intelligence et du délire des penchants.

Plusieurs fondateurs d'ordres ont eu l'intention formelle d'affaiblir leurs religieux, en leur interdisant l'usage de la chair : ceux qui ont voulu les affaiblir davantage, leur ont interdit en même temps celui du poisson. Quelques-uns de ces législateurs pieux sont allés plus loin : ils ont prescrit des saignées plus ou moins fréquentes; ils ont tracé les règles de leur administration. Cette pratique est ce qu'ils appellent, dans leur latin barbare, *minutio monachi* : et, suivant la température et l'état physique du pays, suivant le régime et les travaux habituels des communautés, suivant le tempérament et le caractère de chaque moine, ils ordonnent d'éloigner ou de rapprocher les saignées, de les rendre plus ou moins abondantes, en un mot, d'*amoindrir le moine* (*minuere monachum*) suivant l'exigence des cas.

On a déjà remarqué que le régime appelé *maigre*, et surtout les jeûnes et les abstinences, remplissent mal le but d'éteindre les désirs amoureux, et de régler l'imagination, dont les désordres contribuent bien plus que les besoins physiques réels à nourrir des passions profondes et funestes. Rien n'est assurément plus mal entendu. Mais ce but n'était pas le seul qu'eussent à remplir les fondateurs d'ordres : il n'était pas même, à beaucoup près, le plus important pour eux. De quoi s'agissait-il en effet? De plier au joug une réunion d'hommes dans toute la force de l'âge, que la retraite et l'uniformité de leur vie ramenaient sans cesse aux mêmes impressions, et qui pesaient longuement sur leurs moindres cisconstances; à qui la méditation contemplative et l'inexpérience du monde, en leur offrant sans cesse des peintures chimériques de ce qu'ils avaient perdu, devaient nécessairement inspirer les idées les plus bizarres, les penchants les plus fougueux : il s'agissait de ranger ces êtres dégradés à des lois encore plus absurdes qu'eux-mêmes, à des lois qui violaient et foulaient aux pieds tous les droits et tous les sentiments de la nature humaine. Il fallait faire plus; il fallait, s'il était possible, leur faire approuver et chérir la barbarie elle-même de ces lois.

Ces esprits ardents et mélancoliques, ces jeunes gens dont les erreurs de l'imagination, l'inquiétude aventurière, des goûts singuliers, des espérances folles déçues, ou l'indolence et la fainéantise, peuplaient les cloîtres; ces hommes dévoués au malheur, dont tout concourait à troubler de plus en plus la tête, à faire fermenter les passions, avaient besoin d'être réprimés sans cesse, d'être rabaissés au-dessous d'eux-mêmes. Leur existence tout entière n'eût été qu'un tourment pour eux. Mais on peut juger, en outre, d'après les relations les plus exactes qui nous ont été transmises de la vie intérieure des cloîtres, que les séditions et les révoltes étaient toujours près d'éclater (1)

---

(1) Les personnes au fait de l'intérieur des couvents, surtout de ceux d'ordres très-sévères, savent que la guerre y régnait continuellement entre les particuliers, et que les supérieurs étaient souvent menacés du fer ou du poison.

dans ces lieux de désespoir, et que la sûreté des supérieurs leur paraissait demander la diminution directe des forces physiques de leurs infortunés esclaves (1). D'ailleurs, si les dispositions mélancoliques, le penchant à l'enthousiasme, les sentiments concentrés, les fureurs extatiques et amoureuses, étaient encore aggravés par la diète monastique; d'un autre côté, les chaînes religieuses dont on voulait charger ces imaginations affaiblies en recevaient une nouvelle force. Il était plus facile de subjuguer des ames avilies, de les environner de terreurs fantastiques, de sombres et décourageantes illusions. Ces tristes victimes devenaient sans doute plus malheureuses, mais en même temps elles étaient plus soumises; et, soit que le fondateur crût ou ne crût point mieux assurer par là leur bonheur dans un autre monde, il avait assuré la durée et la sécurité de son empire dans celui-ci : il avait atteint son but principal (2).

---

(1) Dans les coutumes d'un des généraux des Chartreux, appelé Guigues, on trouve à l'article de la saignée, ou *de minutione : Minuimur in anno quinquies.* Sans cela, ces malheureux tombaient dans de violents délires, ou le couvent était en proie aux scandales et aux mêmes fureurs qui éclatent dans les bagnes et dans les prisons.

Ce Guigues gouverna depuis 1109 jusqu'à 1136. Voyez les *Annales de l'ordre des Chartreux*, par dom Masson, qui dit que de son temps, c'est-à-dire dans le dix-septième siècle, on saignait les moines avec plus de réserve.

(2) Je sais (et je ne veux pas le taire) que, dans l'origine,

Au reste, je n'entrerai point ici dans le détail des idées et des penchants bizarres, et même pervers ou dangereux, que ce régime tend à faire naître. Quoique l'abstinence en général, ou tel genre d'abstinence en particulier, puisse y contribuer beaucoup, cependant ces phénomènes sont, pour l'ordinaire, produits par un concours de circonstances qui mériteraient d'être examinées chacune à part.

Le lecteur peut consulter sur ce sujet le *Traité de la Solitude*, de George Zimmermann. Il y verra le tableau fidèle de la férocité stupide qui caractérisait les moines d'Orient dans les premiers siècles de l'Église ; des folies inconcevables de ceux de la Thébaïde, dont un soleil brûlant allumait

---

quelques ordres religieux ont rendu des services à l'agriculture ; que d'autres en ont rendu plus constamment encore aux lettres. A certaines époques malheureuses, les philosophes n'avaient guère d'autre asile contre la tyrannie que les cloîtres : partout ailleurs il était impossible de penser et de vivre en paix. J'ajouterai même qu'il y a divers genres de travaux pour lesquels des associations d'hommes, soumis volontairement à des règles, à un système général de vie, pourraient être d'une grande utilité. Mais les institutions monastiques n'ent ont pas moins été de grands fléaux. Il serait à désirer que leur histoire fût écrite impartialement par des esprits philosophiques qui les eussent bien observées dans leur régime intérieur : ils nous apprendraient peut-être, s'il est possible encore aujourd'hui, d'en emprunter quelques vues pour la création d'institutions nouvelles appropriées à l'état des lumières, et comment il faudrait s'y prendre pour cela.

le cerveau; enfin, de la fourberie, des mœurs abominables et du malheur profond de ceux d'Europe, qui, semblables aux armées de tous les despotes, ne servaient à tenir les peuples dans l'oppression qu'en se rendant eux-mêmes très-infortunés.

Les habitudes particulières des peuples ichthyophages dépendent beaucoup moins de la nature de leur aliment habituel que du caractère des travaux auxquels ils se livrent pour se le procurer, ou des impressions propres à l'élément qui le fournit, et dont ils bravent sans cesse les influences. Il en est de ces peuplades comme de celles qui vivent de chasse. Les hordes de chasseurs (car ils ne peuvent former que des hordes) offrent partout, et toujours elles ont offert à peu près le même fond d'habitudes; sauf toutefois les différences que doivent amener ou celles du climat, ou le caractère des relations qui s'établissent entre ces hordes et les peuples voisins. Obligés de parcourir de grands espaces pour se procurer la quantité de gibier nécessaire; toujours en guerre avec quiconque voudrait venir partager avec eux les produits de leurs forêts; poussés par le besoin, père de toute industrie, qui les force à se créer des armes, à imaginer des embûches, à faire une étude particulière des mœurs qui caractérisent chaque espèce de gibier; enfin, toujours en butte aux intempéries de l'air : telles sont, en effet, les principales causes des habitudes qu'on observe chez les peuples chasseurs. C'est encore ainsi, je le répète, que la nécessité de vivre sans cesse sur des rivages humides, ou sur des eaux couvertes de brouillards, d'affronter les vagues et les vents, de faire de la pêche un art véritable, et d'en approprier les règles à toutes les circonstances, doit développer un certain genre d'idées, doit faire naître certains goûts et certaines passions. Or, dans les deux cas, on observe que les effets se rapportent parfaitement à la nature de ces circonstances, et l'on obtient de cette manière, par une autre voie de raisonnement, la cofirmation des résultats que l'observation directe a fournis.

Il faut donc attribuer particulièrement les mœurs des ichthyophages à l'influence de leurs travaux.

Cependant l'usage exclusif et long-temps continué du poisson pour nourriture peut avoir des effets immédiats sur les habitudes du tempérament; il peut, en conséquence, agir médiatement par ces habitudes sur les opérations des organes de l'intelligence et de la volonté. Les poissons, en général, mais particulièrement ceux de la mer et des grands lacs, qui du reste peuvent seuls fournir la quantité d'aliments nécessaire pour une peuplade, contiennent une grande abondance de principes huileux et muqueux; ils ont une tendance directe et rapide à la putréfaction. Ces principes, introduits dans les humeurs, y portent un surcroît de nourriture, qui s'extravase dans les mailles du tissu cellulaire, et produit une corpulence inerte et froide, souvent fort incommode. De là résultent très-souvent aussi des obstructions opiniâtres dans tout le système glandulaire, des maladies cutanées plus ou moins douloureuses ou désagréables, mais qui toujours impriment au système nerveux un mouvement habituel d'irritation. Or, cette irritation produit, à son tour, des appétits bizarres, quelquefois des penchants funestes et cruels.

Je ne parle pas même dans ce moment de certaines lèpres causées par l'usage inconsidéré de quelques espèces de poissons pris dans le temps du frai; maladies terribles, qui portent le trouble dans toutes les fonctions, inspirent une espèce de fureur pour les plaisirs de l'amour, et peuvent, par l'état de malaise et par les excitations désordonnées qu'elles occasionent, pousser leurs malheureuses victimes à des actes redoutables de désespoir. Ces faits étaient observés autrefois assez fréquemment dans différents pays; ils sont devenus beaucoup plus rares à mesure que la police s'est perfectionnée, que l'aisance plus générale a permis de suivre, dans le système de vie, les règles d'une plus sage diététique, et que le goût de la propreté, soit sur les personnes, soit dans l'intérieur des maisons, est devenu plus général.

La manière dont agit une nourriture composée uniquement de poissons gras et gélatineux, est analogue à celle dont agissent divers autres aliments grossiers et de difficile digestion. Par l'usage habituel des uns et des autres, les glandes s'engorgent fréquemment, une grande quantité de bile se forme, des dégénérations putrides, ou des tendances prochaines à ces dégénérations, s'introduisent dans les humeurs. Tout le tissu graisseux et cellulaire s'empâte; quelquefois même il s'endurcit au point de gêner toutes les fonctions.

Peu de temps avant la révolution, je fus consulté pour une femme chez laquelle cet empâtement et cet endurcissement général amenèrent bientôt par degrés la suffocation complète de la vie. Quand on lui parlait, il fallait le faire très-lentement. Elle ne répondait qu'au bout de quelques minutes, et d'une manière plus lente encore. Son esprit semblait hésiter et chanceler à chaque mot. Avant sa maladie, elle avait eu beaucoup d'intelligence; quand je la vis, elle était dans un état d'imbécillité véritable. Elle avait été fort vive; elle ne paraissait presque plus capable de former le moindre désir; elle ne montrait plus aucun sentiment de répugnance ou d'affection.

L'effet des aliments grossiers, surtout lorsque des boissons analogues le secondent, est d'engourdir, à différents degrés, les sensations; de ralentir, à des degrés correspondants, l'action des organes moteurs. L'effet est plus remarquable, il est même différent, à quelques égards, toutes les fois que les viscères du bas-ventre s'obstruent. C'est ce qu'Hippocrate avait déja remarqué de son temps. Enfin, cet effet est d'autant plus fort, que les cas où on l'observe se rapprochent davantage de celui que je viens de citer.

Ainsi, dans certains pays, où la classe indigente vit presque uniquement de châtaignes, de blé-sarrazin ou d'autres aliments grossiers, on remarque chez cette classe tout entière un défaut d'intelligence presque absolu, une lenteur singulière dans les déterminations et les mouvements. Les hommes y sont d'autant plus stupides et plus inertes, qu'ils vivent plus exclusivement de ces aliments; et les ministres du culte avaient souvent, dans l'ancien régime, observé que leurs efforts, pour donner des idées de religion et de morale à ces hommes abrutis, étaient encore plus infructueux dans le temps où l'on mange la châtaigne verte. Le mélange de la viande, et surtout l'usage d'une quantité modérée de vins non acides, paraissent être les vrais moyens de diminuer ces effets; car la différence est plus grande encore entre les habitants des pays de bois châtaigniers et ceux des pays de vignobles, qu'entre les premiers et ceux des terres à blé les plus fertiles. En traversant les bois, plus on se rapproche des vignobles, plus aussi l'on voit diminuer cette différence qui distingue leurs habitants respectifs.

Le lait, que je considère ici comme aliment, et non comme boisson, peut produire des effets très-divers, suivant le tempérament primitif, et l'état accidentel où peut se trouver l'économie animale au moment où l'on en fait usage. Dans les changements que le lait subit lui-même par des préparations artificielles, il devient susceptible d'agir d'une manière qui ne se rapporte plus du tout à sa nature propre. Le lait frais et pur agit sur tout le système comme un sédatif direct, non stupéfiant; il modère la circulation des humeurs, il porte dans les organes du sentiment un calme particulier, il dispose les organes moteurs au repos. Par son influence, les idées semblent devenir plus nettes, mais elles ont peu d'activité: les penchants sont paisibles et doux; mais, en général, ils manquent d'énergie; et quoique cet aliment facile entretienne une force totale suffisante, il fait prédominer tous les goûts indolents; l'on pense peu, l'on désire peu, l'on agit peu.

Tels sont les effets qu'ont observés sur elles-mêmes des personnes qui, pour cause de maladie, avaient passé tout à coup d'un genre de vie plus stimulant à la diète lactée pure, et qui, par conséquent, ont pu mieux reconnaître l'influence réelle de la dernière espèce de nourriture dans ce changement brusque et total. On peut croire que ces effets dépendent immédiatement de la faiblesse ou de l'obscurité des impressions que le lait produit sur l'estomac, et de la moindre action de ce viscère et de tout le système digestif. Ils tiennent aussi peut-être, mais indirectement, et par une suite d'impressions plus éloignées, à la nature émulsive de cet aliment ; car toutes les espèces de lait contiennent, suivant diverses proportions, l'huile, le simple mucilage et le gluten faiblement animalisé, unis dans un degré de combinaison suffisant pour les empêcher de subir tout à coup aucune dégénération spéciale, mais trop incomplet pour les rendre susceptibles de la dégénération propre aux combinaisons plus intimes des mêmes principes.

Mais, dans certains tempéraments et dans certains états de maladie, l'usage du lait produit des effets particuliers très-différents de ceux que nous venons de lui reconnaître en général. Quelquefois il cause directement des affections mélancoliques, qui, lorsqu'elles prennent un caractère de persistance, amènent bientôt à leur suite tous les désordres de l'imagination et tous les écarts de la volonté, que nous avons dit tant de fois leur être propres. Plus souvent encore il est suivi d'indigestions putrescentes, très-funestes, ou de dégénérations bilieuses, d'obstructions du foie, de la rate et de tout le système hypocondriaque ; lesquelles, à leur tour, entraînent la lésion profonde de plusieurs fonctions importantes.

Il n'est pas de mon sujet de spécifier ici tous les divers effets du lait frais et pur, ni les circonstances où chacun de ces effets peut avoir lieu ; je me contenterai d'observer que cet aliment, dont une pratique banale fait le principal remède des maladies lentes de poitrine, y devient souvent très-pernicieux, et qu'il demande presque toujours, même lorsque son usage doit être utile, une grande circonspection dans le choix du moment et dans la manière de l'employer. J'ajouterai que, quoique d'une facile digestion, le lait réussit mieux, en général, aux personnes qui font un grand exercice qu'à celles qui mènent une vie sédentaire. Il peut, d'ailleurs, devenir un véritable poison pour les sujets bilieux et pour ceux dont les hypocondres sont habituellement gonflés; et il ne convient que rarement aux hommes dont le moral est très-actif, dont toutes les fonctions vitales se trouvent liées à de continuelles et vives sensations. Enfin, le lait, ainsi que les farineux, fournit une nourriture copieuse et réparatrice; comme eux, il imprime des habitudes de lenteur aux mouvements musculaires, dont il paraît propre à conserver la force organique : mais il n'émousse pas la sensibilité d'une manière aussi profonde et aussi durable; il en modère seulement l'action, et se borne à rabaisser le ton du système sensitif.

Ce que je viens de dire de la manière dont je considère ici le lait, je le dirai de tous les autres aliments; mon dessein ne peut être d'en rechercher tous les effets, ni de tirer de leur observation des règles diététiques ou médicales. Un si vaste sujet au lieu d'un court paragraphe demanderait un long mémoire. Il nous suffira d'avoir constaté, par quelques faits généraux, l'influence des aliments sur l'état moral. C'est à l'hygiène, devenue plus philosophique entre les mains des médecins modernes, qu'il appartient de développer, par ordre, tous les faits de détail; d'en circonstancier les modifications et les nuances; de tracer, d'après cette étude approfondie, des préceptes plus détaillés eux-mêmes, applicables à tous les cas particuliers, et faits pour améliorer de plus en plus les dispositions physiques de l'homme, et, par suite, son intelligence, sa sagesse, son bonheur.

§ XI.

Avant de quitter les aliments pour passer aux boissons, il me paraît convenable de dire un mot de certaines substances qui ne peuvent être rangées ni dans l'une ni dans l'autre classe, mais qui cependant sont usuellement employées sous différentes formes par plusieurs nations : je veux parler des substances narcotiques ou stupéfiantes.

L'économie animale tombe souvent dans la langueur ou par l'excès, ou par le défaut, ou par le caractère désordonné des sensations. De là vient que le goût des stimulants est général. La plupart des animaux les recherchent avidement, aussi-bien que l'homme. Quoique ce ne soient pas précisément les mêmes stimulants qui conviennent aux différentes espèces, peut-être n'est-il aucun de ceux que nous avons fait entrer dans l'usage commun auquel on ne puisse accoutumer assez vite presque tous les animaux qui vivent auprès de nous dans l'état de domesticité. Ce qu'il y a de sûr, c'est qu'employés avec modération, ceux qu'ils adoptent par choix et librement ne leur sont pas moins utiles qu'agréables. Les sensations, au moins momentanées, de force et d'alacrité qui résultent de cet emploi, leur donnent, comme à nous, une plus agréable conscience de la vie ; et chez eux, comme chez l'homme, cette conscience devient souvent nécessaire pour entretenir ou renouveler les fonctions.

Quoique l'effet des narcotiques diffère de celui des purs stimulants, ces deux classes de substances ont cependant quelque analogie l'une avec l'autre. Il est aujourd'hui bien reconnu que les narcotiques sont doués d'une véritable action stimulante. Cette action n'est pas, à la vérité, simple ; ils produisent en même temps un autre effet dont la combinaison avec le premier constitue leur vertu totale ; mais c'est en cela même que consiste leur grande utilité dans le traitement de certaines maladies, leur danger dans le traitement de quelques autres, auxquelles on les avait crus d'abord appropriés, les sensations délicieuses qu'ils procurent dans certaines circonstances, et la passion vive qu'ils inspirent bientôt aux personnes qui en font un usage familier.

Je crois nécessaire d'entrer, à cet égard, dans quelques explications.

L'économie animale forme sans doute un

système où tout se correspond, où tout est lié d'une manière étroite ; mais il s'en faut beaucoup que les fonctions s'exécutent et marchent toujours dans un rapport mutuel et proportionnel bien exact. Nous savons que la sensibilité de l'organe nerveux peut être vive et forte, tandis que la puissance de mouvement des fibres musculaires reste très-faible ; et réciproquement, les forces motrices peuvent être fort énergiques, tandis que les sensations sont engourdies et comme suffoquées. Nous savons aussi que certains organes, ou certains systèmes d'organes, peuvent prédominer sur les autres. Or, cette distribution vicieuse des forces et cet exercice disproportionné des fonctions produisent, suivant les circonstances, tantôt certains tempéraments généraux, tantôt différentes espèces de maladies, notamment plusieurs de celles qui se développent lentement et par une suite de désordres successifs. Par exemple, les travaux de l'esprit exaltent singulièrement la sensibilité du système nerveux, et diminuent, en quelque sorte, dans le même rapport, l'énergie tonique des fibres musculaires : les travaux du corps, au contraire, particulièrement ceux qui n'exigent que peu de combinaisons et de réflexions, rendent les muscles plus vigoureux, tandis que, d'autre part, ils émoussent la sensibilité. Nous observons, en outre, que certaines circonstances accidentelles, ou certaines pratiques de régime, affaiblissent ou fortifient certains organes particuliers. Enfin, des expériences nombreuses nous ont appris que, parmi les substances qui peuvent être appliquées au corps vivant, il en est dont l'action s'exerce sur un genre particulier de forces, sur un ou sur plusieurs organes spéciaux, sur un certain ordre de fonctions. Ainsi, l'impression de quelques miasmes contagieux détruit sur-le-champ la sensibilité du système cérébral. Il en est d'autres dont l'action se porte directement sur les forces musculaires. La morsure du boïquira, ou serpent à sonnettes, fait tomber toutes les parties et toutes les humeurs dans un état de dissolution putride; la morsure du naïa, ou lunetier, produit des convulsions et une espèce de gangrène sèche dans la partie mordue; celle de l'aspic, ou vipère égyptienne, cause un profond sommeil. Ainsi l'aloës, pris intérieurement, pousse en plus grande abondance, ou avec plus d'impétuosité, le sang vers les parties inférieures. Enfin, pour ne pas trop multiplier les exemples, les cantharides portent spécialement et directement leur action sur les voies urinaires et sur le système entier des organes de la génération.

Mais souvent cet effet spécial dont nous parlons se trouve joint à d'autres effets accessoires, ou plutôt il se compose de deux ou trois effets particuliers qu'une seule cause produit en même temps. Par exemple, l'action que tous les observateurs ont reconnue dans les cantharides, prises intérieurement, est accompagnée d'une inflammation plus ou moins forte de la membrane interne de l'estomac; inflammation qui, par les sympathies étendues de ce viscère, va, pour ainsi dire, retentir partout, notamment dans l'organe cérébral. Appliquées à l'extérieur, les cantharides peuvent affecter aussi la vessie et les reins; mais alors l'affection, pour peu qu'elle soit profonde, passe rapidement et par sympathie des reins à l'estomac. Enfin, l'utilité, qu'on n'a pas moins unanimement reconnue dans les plantes *crucifères* ou *tétradynames*, pour le traitement des maladies scorbutiques, dépend tout à la fois et de leur action stimulante directe sur les organes digestifs, et de leur propriété diurétique, et des principes d'assimilation plus parfaite que leurs sucs portent dans le sang et dans les autres humeurs.

L'action des narcotiques est également complexe. Leur application produit deux effets distincts, très-remarquables : l'un, de diminuer la sensibilité; l'autre, d'augmenter la force de la circulation, et par elle, ou plus directement encore par l'état du système nerveux, celle des organes moteurs. C'est uniquement à raison de ce dernier effet, que les narcotiques doivent être considérés comme stimulants. Ils en produisent néanmoins encore un autre, mais qui s'identifie si intimement avec chacun des deux premiers, qu'il ne paraît guère pouvoir en être séparé : je veux parler de la forte direction vers la tête qu'il imprime au sang artériel. Aussi, pour accroître véritablement les forces musculaires, les narcotiques doivent être employés à doses modérées : car, à mesure qu'on augmente la dose, l'engourdissement des nerfs augmente lui-même; et le cerveau, comprimé de plus en plus par l'afflux extraordinaire du sang, transmet de moins en moins, et peut finir par cesser entièrement de transmettre aux muscles les principes d'excitabilité.

D'après ce simple exposé, l'on pourrait, en quelque sorte, par la théorie, entrevoir quel genre de sensations et de perceptions doit occasioner l'emploi de ces substances. Dans le cours ordinaire de la vie, par l'effet des impressions souvent tumultueuses, et des travaux souvent mal ordonnés dont elle se compose, de mauvaises répartitions des forces entre les divers organes ont lieu presque inévitablement; des points de sensibilité vicieuse et de concentration d'énergie vitale se forment dans diverses parties. Alors l'équilibre se trouve rompu; et, quoique cet état lui-même donne fréquemment au système nerveux une plus grande aptitude à tel ou tel genre particulier d'opérations, il en résulte bientôt cependant, surtout lorsque l'attention du centre cérébral ne se trouve pas fortement subjuguée, des impressions de malaise qui se proportionnent à l'intensité des spasmes, et plus encore à l'importance des organes qui en sont le siége ou les excitateurs. Or, les narcotiques dissipent ces spasmes; ils les dissipent même d'une manière d'autant plus prompte et plus complète, que leur triple action concourt simultanément à cet effet. Car, 1° il est constant que lorsque la sensibilité s'engourdit, c'est dans les points devenus accidentellement plus sensibles, et sans cause locale persistante, que l'engourdissement se fait sentir d'abord, et qu'il est le plus marqué. 2° L'augmentation de force dans la circulation contribue efficacement à la résolution des spasmes; elle peut même quelquefois les résoudre toute seule, comme cela se prouve par l'efficacité de l'exercice, de la fièvre, ou de certains stimulants employés dans les mêmes cas, et qui produisent des effets directs analogues. 3° L'engorgement progressif de l'organe cérébral amène la détente générale; et, par une loi constante de l'économie animale, cette détente est d'autant plus entière, que l'état contraire était plus fortement prononcé.

Ces premières impressions font éprouver un grand sentiment de bien-être. Mais le bien-être devient bientôt beaucoup plus vif par l'activité nouvelle qu'imprime au cerveau l'accroissement d'énergie dans la circulation, par sa direction vers de nouveaux objets, et par la conscience agréable d'une plus grande puissance musculaire générale. Enfin, la quantité plus considérable de sang qui se porte vers le cerveau y sollicite de douces oscillations, mêlées d'un léger embarras, d'où résulte cet état de rêverie vaporeuse qui, joint à la conscience d'une plus grande force motrice, ainsi que je l'ai dit tout à l'heure, est celui qui donne le sentiment le plus heureux de l'existence. Et cet état se perpétue tant que la quantité de sang, ou la véhémence avec laquelle il est poussé, ne passe pas certaines limites; car, si l'une ou l'autre va plus loin, le sommeil s'ensuit, et si la progression continue, elle amène enfin l'apoplexie et la mort.

On regarde assez généralement les narcotiques, et surtout l'opium, comme des aphrodisiaques directs. Si cette opinion était fondée, elle pourrait servir à mieux rendre compte des agréables sensations qui suivent l'usage de ces substances. En effet, nous avons vu, dans un autre Mémoire, quelle grande influence les organes de la génération exercent sur tout le système, et combien leur excitation est vivement ressentie en particulier par le centre cérébral. Mais il est vraisemblable que les narcotiques n'agissent sur les organes de la génération que comme sur tous les autres; c'est-à-dire, qu'ils les excitent, il est vrai, mais d'une manière proportionnelle à l'augmentation de force dans le cours du sang, et de ton dans les fibres musculaires, comme nous l'avons déjà dit plusieurs fois. Il est encore vraisemblable que les impressions voluptueuses qu'ils procurent souvent dépendent des circonstances dans lesquelles on a l'habitude de les employer, et qu'elles se lient à d'autres impressions ou à des idées particulières qui les réveillent. Si pour un sultan, couché sur un sopha, l'ivresse de l'opium est accompagnée de l'image des plus doux plaisirs, si elle occasione chez lui cette douce et vive commotion que leur prélude fait naître dans tout le système nerveux, à cette même ivresse sont liées dans la tête d'un janissaire ou d'un spahi des idées de sang et de carnage, des transports et des accès dont la fureur barbare n'a sans doute aucun rapport avec les plus vives agitations de l'amour. Et c'est en vain qu'on allègue en preuve des vertus aphrodisiaques de l'opium l'état d'érection dans lequel on trouve souvent les Turcs restés morts sur le champ de bataille. Cet état dépend sans doute du spasme violent et général, ou des mouvements convulsifs dont le corps s'est trouvé saisi dans l'instant de la mort : mais voilà tout ce qu'on peut conclure de cette observation ; car on l'a faite aussi parmi nous sur les cadavres de plusieurs pendus. Il paraît d'ailleurs que, dans les pays chauds, le même phénomène se présente quelquefois chez les personnes qui meurent de maladies convulsives; et, dans nos climats, on l'a observé chez quelques épileptiques morts pendant un très-violent accès.

L'abus des narcotiques, c'est-à-dire leur usage habituel, contribue beaucoup à hâter cette vieillesse précoce, si commune dans les pays chauds. On sait que des excitations réitérées suffisent seules pour affaiblir le système nerveux. Ces excitations ont un effet beaucoup plus dangereux lorsqu'elles se trouvent combinées avec d'autres impressions qui émoussent directement la sensibilité; elles deviennent infiniment plus funestes encore dans le cas particulier dont nous parlons maintenant par la direction plus forte du sang vers l'organe cérébral, dont les vaisseaux, naturellement faibles, se dilatent bientôt outre mesure, en cédant à son impulsion. L'usage habituel des narcotiques énerve donc avant le temps; il dispose à l'apoplexie, à la paralysie; il frappe le cerveau d'un engourdissement qui, ne pouvant être dissipé que momentanément et par le moyen même qui l'a produit, s'aggrave de jour en jour; enfin, cet usage débilite et détruit à la longue toute espèce de faculté de penser, et nourrit des habitudes de rêverie vague, qui sont incontestablement ce qu'il y a de plus propre à frapper de stérilité les forces de l'esprit.

De toutes ces circonstances réunies (1) résultent des goûts d'indolence et d'apathie, des penchants stupides et grossiers, sur lesquels la raison

---

(1) Il faut cependant observer que l'opium, quand on l'emploie à dose faible, conserve long-temps une action stimulante pure. J'ai connu un vieillard qui s'en servait pour prévenir des assoupissements léthargiques auxquels il était enclin. J'en ai fait usage avec succès moi-même, pour remplir le même but, chez un autre vieillard que la répercussion subite de la transpiration avait fait tomber dans un état comateux. Mais j'avais cru, dans ce dernier cas, devoir associer des cordiaux à l'opium.

n'exerce nul empire, des passions effrénées, souvent féroces et capables de produire les plus horribles attentats. On connaît la frénésie de ces nègres de l'Inde qui, du moment où le dégoût de la vie s'est emparé de leur ame, prennent de fortes doses d'extrait de chanvre et d'opium, mêlées ensemble, s'élancent avec fureur, le poignard à la main, dans les rues, et frappent sans distinction tout ce qu'ils rencontrent, jusqu'à ce qu'une foule armée, se réunissant contre eux, les extermine enfin comme des bêtes farouches.

Nous ramenons ici l'action des narcotiques en général à certains effets qui leur sont communs à tous ; et véritablement ces substances ont toutes entre elles plusieurs points de ressemblance. Cependant, si l'on traitait expressément de leurs propriétés, il faudrait sans doute, pour une entière exactitude, distinguer et classer leurs différences, qui sont nombreuses et remarquables. Ainsi, l'on trouverait que les uns paraissent agir plus directement sur l'estomac, et ne causer des vertiges qu'en soulevant ce viscère; que d'autres occasionent une constriction, une sécheresse, une ardeur de gorge particulières. Il en est dont l'action est très-durable, il en est qui n'agissent que d'une manière fugitive. Quelques-uns ont un effet stimulant plus marqué; quelques autres, au contraire, ne paraissent guère opérer que comme stupéfiants.

De tous les narcotiques, l'opium, quand son usage reste renfermé dans certaines bornes, est celui qui affaiblit et hébète le moins ; l'extrait de chanvre est celui qui affaiblit le plus. Le stramonium, lorsque son effet n'est pas mortel, laisse après lui, pour l'ordinaire, une incurable stupidité. Mais ces détails sont étrangers à notre but ; nous devons nous borner à leur simple indication.

§ XII.

En traitant des effets produits par les boissons, il est également impossible ou de se renfermer dans de simples généralités, ou de particulariser assez les observations pour évaluer toutes les circonstances qui peuvent, à cet égard, modifier les résultats. Afin d'éviter et le vague de la première méthode, et les longueurs interminables de la seconde, je crois qu'on peut ranger tous les faits essentiels sous les chefs suivants; c'est-à-dire, les rapporter à l'action,

1° De l'eau dans les différents états où la nature la présente;

2° Des boissons fermentées;

3° Des esprits ardents;

4° De certaines infusions, ou dissolutions, faites soit par l'intermède de l'eau, soit par celui des liqueurs fermentées ou des esprits ardents, et dont l'usage est généralement établi chez différents peuples.

Il y a long-temps qu'Hippocrate avait remarqué la grande influence des eaux sur les fonctions de l'économie animale, et l'influence directe de ces fonctions sur les habitudes de l'intelligence, sur les affections, sur les penchants. Les eaux saumâtres, chargées de dissolutions végétales putrides, de substances terreuses, ou d'une quantité considérable de sulfate de chaux, agissent d'une manière très-pernicieuse sur l'estomac et sur tous les autres organes de la digestion. Leur usage produit différentes espèces de maladies, tant aiguës que chroniques, toutes accompagnées d'un état d'atonie remarquable et d'une grande débilité du système nerveux. Or cette atonie, ou cette débilité, se caractérise à son tour par des affections vaporeuses désolantes, qui tiennent l'esprit dans un état continuel d'agitation et d'abattement; ou par l'anéantissement presque absolu des fonctions, par un véritable état d'imbécillité. Les eaux dites *dures* et *crues*, c'est-à-dire, celles qui tiennent une très-grande quantité de sulfate de chaux en dissolution et une quantité proportionnelle moindre d'oxygène (1), ou plutôt d'air atmosphérique, font passer rapidement l'énervation funeste de l'esto-

---

(1) La quantité proportionnelle d'oxygène qui entre dans la combinaison de l'eau est à peu près de 85 parties sur 15 d'hydrogène; c'est-à-dire presque de $\frac{6}{7}$. Mais, dans certaines circonstances, l'eau, comme l'air, peut dissoudre une quantité additionnelle de l'un ou de l'autre de ses principes constituants.

Une plus grande quantité d'oxygène rend en général l'eau pesante et difficile à digérer.

mac et des entrailles à tout le système des glandes et des vaisseaux absorbants; elles engorgent les glandes, dénaturent la lymphe, et gênent les différentes absorptions. De l'engorgement des glandes et de l'altération de la lymphe naissent des maladies dont l'effet est quelquefois, je l'avoue, d'augmenter l'activité du cerveau, mais plus souvent de l'obstruer lui-même; maladies qui peuvent finir par lui laisser à peine ce faible degré d'action, indispensable pour entretenir les mouvements vitaux. De la gêne des différentes absorptions s'ensuivent encore de nouvelles altérations des organes et des facultés, qui tendent toutes à dégrader de plus en plus le ton des fibres et la vie du système nerveux. Ces effets sont le dernier terme de ceux que peuvent produire les eaux *dures* et *crues;* et, pour avoir complètement lieu, ils ont vraisemblablement besoin du concours de quelques autres circonstances, que l'observation n'a pas encore déterminées avec assez d'exactitude. Mais lors même que les maladies produites par la gêne de système absorbant sont caractérisées d'une manière plus faible, et qu'elles se bornent à l'engorgement opiniâtre de différents viscères du bas-ventre, il en résulte encore des affections hypocondriaques et mélancoliques, dont les effets moraux sont suffisamment connus.

L'eau froide, prise intérieurement, a, pour l'ordinaire, une action tonique. On sait que les bains froids ont la même vertu; mais ce n'est pas uniquement à cause de la réaction que le froid détermine dans l'une et dans l'autre circonstance. Plusieurs observations, dont je ne puis donner encore les résultats, m'autorisent à penser qu'il s'opère, soit dans l'intérieur, soit à la surface du corps, une décomposition du fluide qui cède une portion considérable de son oxygène et presque tout son hydrogène en nature. De là vient aussi vraisemblablement que les bains tièdes eux-mêmes agissent souvent comme des toniques directs (1). Et si les boissons chaudes ont besoin d'être imprégnées de substances étrangères pour ne pas produire l'énervation des forces générales, c'est que, d'une part, l'estomac, par une disposition particulière, aime et recherche, si l'on peut parler ainsi, les sensations du froid; et, que de l'autre, sa débilitation, de quelque manière qu'elle soit produite, s'étend rapidement à tous les autres organes et à toutes les fonctions.

Du reste les effets de l'eau, prise intérieurement, dépendent de la nature et de la quantité des matières étrangères qu'elle contient. Ainsi, lorsqu'elle contient du cuivre, elle fait vomir et purge avec violence, ou même elle peut tuer dans ce cas presque immédiatement. Les eaux purement

---

(1) Les relâchants, en rendant plus de liberté aux fonctions, peuvent produire des effets parfaitement semblables à ceux des toniques; mais on voit assez qu'ils n'agissent alors ainsi que d'une manière indirecte.

salines, celles, par exemple, qui tiennent en dissolution du muriate ou du sulfate de soude, du sulfate ou du muriate de chaux et de magnésie, du nitrate de soude, de chaux, etc., agissent à la manière des substances dont elles sont chargées. Les sels contenus dans l'eau paraissent même quelquefois avoir d'autant plus d'action, qu'ils se trouvent étendus dans une plus abondante quantité de fluide ; c'est du moins ce que tous les médecins peuvent avoir observé sur les eaux salines purgatives, soit naturelles, soit artificielles. On observe également tous les jours que l'eau qui contient du fer, ou sous forme de sulfate, ou sous celle de carbonate, ou dissous sans combinaison intime et complète par le gaz acide carbonique, par le gaz hydrogène sulfuré, etc., développe plus fortement, à plusieurs égards, son caractère tonique; ainsi des autres substances métalliques, salines, etc. Or, pour déterminer, dans les diverses modifications que ces substances étrangères lui font subir, les effets de l'eau sur l'organe cérébral et sur ses fonctions, il faut, avec Hippocrate, observer et savoir évaluer son action sur les viscères du bas-ventre, et l'impression secondaire que celle-ci produit à son tour sur le système nerveux en général.

L'ivresse, occasionée par des quantités trop considérables des boissons fermentées, a quelque analogie avec celle qui suit l'emploi des substances narcotiques et stupéfiantes; mais elle en diffère cependant par certains résultats essentiels. D'abord, elle est plus fugitive, et ne laisse après elle que des traces faibles et momentanées de débilité dans le système nerveux. En second lieu, ces boissons ne sont pas seulement des stimulants modérés qui s'appliquent immédiatement à l'estomac, ce sont encore des toniques doux, imprégnés, pour l'ordinaire, de substances extractives qui tempèrent à la fois et prolongent leur action. Peut-être même, suivant l'opinion de plusieurs célèbres médecins, agissent-elles encore comme des antiseptiques directs, capables de prévenir les dégénérations putrides des aliments et des sucs réparateurs.

On n'observe point des effets parfaitement semblables dans l'emploi des différentes liqueurs fermentées. Quand la partie sucrée et fermentescible se trouve unie à des principes aromatiques très-forts, comme dans les boissons que retirent quelques peuples sauvages de diverses épiceries écrasées et mêlées au suc qui découle de certaines espèces d'arbres, ou qui s'exprime de certains fruits, leur action est plus profonde et plus durable; elle présente le caractère tenace des huiles essentielles brûlantes qui nagent dans ces préparations, et leur usage, copieux ou prolongé, ne manque guère de détruire les forces de l'estomac, en les excitant violemment et sans relâche. De là s'ensuivent différentes maladies chroniques, accompagnées d'éruptions hideuses, d'une extrême maigreur, et de l'affaiblissement marqué de tout le système cérébral.

Les boissons qui se retirent des graines céréales fermentées ont une action plus douce et plus passagère; mais la quantité de matière nutritive qu'elles contiennent exige un travail plus ou moins considérable de la part de l'estomac et des autres organes assimilateurs. Aussi, prises trop largement, elles peuvent causer des indigestions pénibles; et leur usage prolongé, quoique à dose moins forte, empâte souvent les viscères du bas-ventre, et inonde les chairs d'un mucus incomplètement élaboré.

Les plus saines, comme les plus agréables des boissons fermentées, sont sans doute celles que fournissent directement les fruits abondants en principe sucré; et, parmi ces dernières, le vin de raisin l'emporte de beaucoup à tous égards.

Par l'habitude des impressions heureuses qu'il occasione, par une douce excitation du cerveau, par un sentiment vif d'accroissement dans les forces musculaires, l'usage du vin nourrit et renouvelle la gaieté, maintient l'esprit dans une activité facile et constante, fait naître et développe les penchants bienveillants, la confiance, la cordialité. Dans les pays de vignobles, les hommes sont en général plus gais, plus spirituels, plus sociables; ils ont des manières plus ouvertes et plus prévenantes. Leurs querelles sont caractérisées par une violence prompte; mais leurs ressentiments n'ont rien de profond, leurs vengeances rien de perfide et de noir.

L'abus du vin, comme celui des autres stimulants, peut sans doute détruire les forces du système nerveux, affaiblir l'intelligence, abrutir tout à la fois le physique et le moral de l'homme : mais, pour produire de tels effets, il faut que cet abus soit porté jusqu'au dernier terme; il est même rare qu'il le produise sans le concours des esprits ardents, auxquels les grands buveurs finissent presque toujours par recourir, quand le vin n'agit plus assez vivement sur leur palais et sur leur cerveau. J'ai connu beaucoup de vieillards qui, toute leur vie, avaient usé largement du vin, et qui, dans l'âge le plus avancé, conservaient encore toute la force de leur esprit et presque toute celle de leur corps. Peut-être même les pays où le vin est assez commun pour faire partie du régime journalier sont-ils ceux où, proportion gardée, on trouve le plus d'octogénaires et de nonagénaires actifs, vigoureux et jouissant pleinement de la vie.

Quoique les différentes espèces de vins aient toutes des effets très-analogues, leur manière d'agir sur l'estomac et sur le système nerveux présente cependant des nuances et des modifications dignes de remarque. Pour en concevoir la cause, il suffit d'observer, 1° que les différents vins ne contiennent pas la même quantité proportionnelle d'esprit, de matière extractive et de fluide aqueux;

2° que le principe fermentescible s'y trouve inégalement développé, ou altéré ; 3° que les sels tartareux y sont eux-mêmes en divers états, ou dans diverses proportions. Ainsi, par exemple, les vins spiritueux ont une action rapide et forte ; ceux qui sont chargés de partie extractive ont une action douce et durable ; ceux dont la fermentation ne s'est faite qu'incomplètement, et qui contiennent beaucoup de gaz acide carbonique non combiné, ont une action vive, mais passagère ; ceux enfin où le principe fermentescible conserve encore une grande partie de ses qualités de corps sucré ont une action tout à la fois puissante et durable. Les vins cuits en général, et particulièrement ceux des pays méridionaux, séjournent longtemps dans l'estomac ; ce qui fait qu'ils réparent énergiquement les forces, mais qu'on ne peut en prendre que de faibles quantités à la fois.

Des observateurs philosophes ont affirmé que tous les peuples des pays de vignobles avaient un caractère analogue à celui de leurs vins. Quelques-uns d'entre eux ont cru voir dans l'excellence et dans la force des vins de la Grèce, la cause de sa prompte civilisation, et du talent particulier pour la poésie, pour l'éloquence et pour les arts, qui distingua jadis, et qui distinguerait encore ses habitants, s'ils vivaient sous un gouvernement sensé. Il en est qui n'ont pas fait difficulté d'attribuer à la violence de quelques-uns de ces mêmes vins les fureurs érotiques de leurs femmes; fureurs qui se développaient avec le dernier degré d'emportement dans les mystères de Bacchus. Peut-être ces philosophes sont-ils allés trop loin, en rapportant à des causes purement physiques, et surtout à certaines causes physiques isolées, un ensemble d'effets moraux auxquels beaucoup de circonstances diverses ont pu concourir; mais ils ont eu raison de penser qu'un ordre d'impressions fortes et renouvelées fréquemment ne pouvait manquer d'influer sur les habitudes des esprits et sur les mœurs.

Nous aurons peu de choses à dire touchant les esprits ardents. Dans les pays froids, surtout dans ceux de ces pays où l'on fait un grand usage d'aliments gras, on boit impunément de grandes quantités d'eau-de-vie et d'autres liqueurs spiritueuses. Elles n'y font point sur les papilles nerveuses de la bouche et de l'estomac les mêmes impressions que dans nos climats plus tempérés. Pour produire l'ivresse, il faut, à Pétersbourg, plusieurs fois autant de ces liqueurs qu'à Paris, et même qu'à Londres, où les hommes de la classe ouvrière sont plus familiarisés à leur abus; il en faut aussi beaucoup plus pour les naturels du pays que pour les méridionaux qui ne font qu'y passer.

Les liqueurs spiritueuses paraissent utiles dans les pays froids. Dans les pays chauds elles sont quelquefois nécessaires pour soutenir les forces, et pour stimuler en particulier celles de l'estomac; car l'excitation continuelle de l'organe extérieur,

6.

et la tendance des mouvements vers la circonférence, énervent de plus en plus le ton de ce viscère. On remarque même que sous les zones brûlantes, comme sous les zones glaciales, ces liqueurs usent moins la vie que dans nos climats plus doux, surtout lorsqu'on les emploie dans les temps de grandes sueurs et par doses faibles et réitérées. Leur usage prudent peut donc encore avoir son utilité dans les pays où l'action stimulante d'une atmosphère embrasée force l'homme à combattre, par des excitations internes vives, cette distraction habituelle des forces qui se portent toujours au-dehors. Mais dans nos climats, elles devraient être réservées exclusivement aux hommes de guerre, qui bravent jour et nuit toutes les intempéries des saisons, et aux ouvriers que le genre de leurs travaux soumet aux mêmes influences; encore les uns et les autres ont-ils besoin d'en user modérément. Du reste, hors quelques cas de débilité soudaine, qu'il est nécessaire de dissiper par une secousse vive, et ceux des maladies lentes, muqueuses, dont le traitement exige que la nature soit fortement stimulée; enfin, hors quelques dispositions habituelles du tempérament inerte, où la vie devient languissante aussitôt qu'elle n'est plus soutenue par des stimulants artificiels : hors ces cas, bien moins communs qu'on ne le pense ordinairement, l'usage des liqueurs spiritueuses est toujours inutile, souvent nuisible, quelquefois tout-à-fait pernicieux. En effet, l'observation prouve que leur abus dégrade le système sensitif autant que l'abus des narcotiques eux-mêmes. Il hébète également les fonctions de l'organe cérébral; il diminue plus directement encore la sensibilité des extrémités sentantes en fronçant et durcissant les parties solides dont elles sont entourées et recouvertes (1); et la gêne où cette circonstance retient toutes les fonctions porte un état d'inquiétude habituelle dans l'économie animale. En même temps, l'excitation contre nature, causée par l'énergie extrême de ces stimulants, entretient une sorte de fièvre continuelle. Ainsi, les boissons spiritueuses ne frappent pas seulement, comme les narcotiques, le cerveau d'une stupeur profonde, elles changent encore l'état mécanique de toutes les parties contractiles; elles y déterminent un surcroît de mouvement : et, par la résistance qu'opposent ces parties, il se forme une suite de sensations mixtes où le sentiment de la force accrue est couvert, en quelque sorte, et rendu pénible par celui de l'embarras et de l'hésitation des efforts vitaux. Aussi remarque-t-on que l'habitude de ce genre d'ivresse occasione tout à la fois la débilité des fonctions intellec-

---

(1) La tension des parties solides augmente souvent la sensibilité; mais ici, se trouvant jointe à l'engourdissement du système nerveux, elle produit un effet tout contraire. D'ailleurs, quand la tension passe certaines bornes, elle oblitère tout, et empêche le jeu de la vie.

tuelles, l'inquiétude habituelle de l'humeur, et le penchant à la violence. Son résultat extrême est la férocité, jointe (1) à la stupidité.

Qui ne connaît la grande influence qu'ont eu sur le sort de l'Europe la découverte de la route des Grandes-Indes par le cap de Bonne-Espérance, celle des îles et du continent de l'Amérique, et l'établissement des nouveaux rapports politiques et commerciaux qui furent la suite de ces deux grands événements? On sait que les premières idées saines et les premières lueurs de vraie liberté chez les modernes datent de cette époque. Ce fut alors que le commerce, devenu plus général, créa, sur divers points de l'ancien continent, des foyers actifs d'industrie, et que, rendant ainsi le pauvre et le faible moins dépendants du riche et du fort, il prépara de loin le règne de la véritable égalité sociale. Ce fut aussi vers la même époque, à peu près, que l'esprit humain secoua en partie la plus pesante et la plus humiliante de ses chaînes (2); que la raison commença cette lutte hardie qui doit infailliblement remettre un jour dans ses mains toutes les forces du monde moral; qu'en-

---

(1) Presque tous les grands scélérats sont des hommes d'une structure organique vigoureuse, remarquables par la fermeté et la ténacité de leurs fibres musculaires. Presque tous s'endurcissent encore, tant au physique qu'au moral, par l'abus des esprits ardents et des stimulants âcres de toute espèce.

(2) Par la réformation.

fin, des yeux libres et fermes osèrent envisager sans crainte les fantômes les plus redoutés jusqu'alors. L'histoire et les progrès de ces grands changements appartiennent à celle de l'esprit humain; et c'est depuis ce moment, surtout, qu'on voit agir avec une énergie constante deux ressorts tout puissants (les lumières et l'industrie) qui tendent à détruire de plus en plus, dans le système social, la domination arbitraire de certains individus et de certaines opinions.

Mais les relations commerciales avec les deux Indes amenèrent dans le régime des peuples de l'Europe d'autres changements très-remarquables. Les différentes productions étrangères que l'on commençait dès lors à connaître, ou qui chaque jour devenaient plus communes par la diminution des frais de transport, devaient nécessairement introduire de nouvelles habitudes; et ces habitudes, améliorer ou dégrader la constitution physique et le moral des individus.

Il y a long-temps que les médecins anglais ont attribué la diminution des maladies scorbutiques et éléphantiasiques à l'usage général du sucre. Ces maladies sont, dans nos derniers temps, devenues de plus en plus rares. Le fait est certain; mais sans doute il ne peut dépendre d'une seule cause. Les progrès de la civilisation, et particulièrement ceux de la police, ont contribué beaucoup, comme nous l'avons dit ailleurs, à faire disparaître ces maladies produites par l'insalubrité des villes, par la malpropreté des habitations, par la qualité pernicieuse des denrées de première nécessité. Cependant il est aujourd'hui reconnu que le sucre fournit un aliment très-sain. Les animaux qui en ont déja goûté le recherchent avec passion; il est également salutaire à presque tous. Employé comme simple assaisonnement, le sucre ne se borne pas à rendre agréables d'autres aliments qui ne le seraient point sans lui ; il les rend encore plus sains, et facilite leur dissolution dans les estomacs débiles. Son usage abondant et journalier dégoûte d'ailleurs de différentes saveurs plus fortes ; il donne un peu d'éloignement pour le vin; il fait qu'on désire moins les liqueurs spiritueuses : en tout, il paraît inspirer des goûts doux et délicats comme lui-même; et s'il contribuait à diminuer, par degrés, l'abus que certaines nations font encore des stimulants solides ou liquides les plus âcres, il conserverait beaucoup d'hommes; et peut-être aussi, comme on l'a prétendu, influerait-il, par les goûts qu'il ferait prédominer, sur le progrès des habitudes sociales les plus heureuses.

Il existe une grande analogie entre le principe sucré et la matière alibile, particulièrement réparatrice. C'est ce qu'on voit avec évidence dans quelques maladies consomptives, où ce principe s'échappe sous sa forme naturelle. Dans le véritable diabétès, des urines abondantes, épaisses, présentent quelquefois la consistance, souvent la couleur, toujours la saveur du miel. Dans la plupart des phthisies idiopathiques du poumon, le mal, qui au début s'annonce par des crachats salés, devient de plus en plus grave sitôt que les crachats commencent à paraitre doux et sucrés au malade. La première observation est de Mead, la seconde avait été déja faite par Hippocrate : la pratique journalière les confirme également toutes deux.

On a dit beaucoup trop de mal des épiceries, et de leur usage comme assaisonnements. Les médecins ont répété mille fois contre elles des anathèmes dont l'expérience ne confirme nullement la justesse; et les mêmes hommes qui ordonnaient à grandes doses le girofle, la cannelle, la muscade, rapprochés dans un petit volume d'opiate ou d'électuaire, se faisaient un devoir d'en proscrire les plus petites quantités, étendues dans un volume considérable d'aliments. C'est encore avec la même déraison que plusieurs praticiens se sont long-temps obstinés à regarder le sucre comme un aliment dangereux. Mais tandis qu'ils l'interdisaient en substance, ils ne faisaient pas difficulté de l'ordonner largement dans leurs sirops et dans leurs condits.

Il est sans doute très-facile de pousser l'usage des épiceries à l'excès. Alors elles produisent l'effet de tous les vifs stimulants dont on abuse : elles émoussent la sensibilité générale du système; elles énervent surtout, d'une manière directe, les forces de l'estomac. Mais cet abus, qui produit quelquefois dans les humeurs certaines altérations dépendantes de l'excès d'activité des organes et de l'atonie qui lui succède; cet abus ne laisse après lui ni l'hébétation de l'organe nerveux qu'occasionent les narcotiques, ni l'endurcissement des fibres et des membranes que l'usage immodéré des esprits ardents ajoute à cette hébétation. Employées avec réserve, les épiceries soutiennent la digestion stomachique, animent la circulation générale, renouvellent l'énergie des organes musculaires, maintiennent le système nerveux dans un état continuel et moyen d'excitation : toutes circonstances propres à multiplier les impressions soit internes, soit externes; à faciliter les opérations de l'organe pensant; à rendre plus souples, plus libres, plus promptes toutes les opérations de la volonté; en un mot, à donner un plus grand sentiment d'existence, et à soutenir, dans un degré constant, le ton des organes et toutes les fonctions de la vie.

Mais parmi les productions exotiques dont le commerce a rendu l'usage commun, celle contre laquelle une médecine minutieuse, ignorante ou prévenue, s'est élevée avec le plus de fureur, et avec le moins de fondement, c'est le café. Sans doute aussi, puisqu'il est capable de produire des effets marqués et constants, le café peut être habituellement nuisible à quelques personnes, ou le devenir dans quelques états de maladie; mais il est notoire qu'on brave chaque jour plus impunément les arrêts doctoraux lancés contre lui. Chacun peut reconnaître sur soi-même, que le plaisir de prendre du café n'est rien en comparaison du bien-être que l'on ressent après l'avoir pris ; et comme toutes les fois qu'il nuit véritablement c'est par des excitations directes, qui peuvent, en effet, ou rappeler certains désordres nerveux, ou se diriger et s'accumuler vicieusement sur des organes trop sensibles, ou enfin renouveler des spasmes artériels inflammatoires, le mal se fait sentir immédiatement, et des impressions agréables ne le déguisent presque jamais.

Ce n'est pas sans raison que quelques écrivains ont appelé le café *une boisson intellectuelle*. L'usage, pour ainsi dire général, qu'en font les gens de lettres, les savants, les artistes, en un mot toutes les personnes dont les travaux exigent une activité particulière de l'organe pensant ; cet usage ne s'est établi que d'après des observations multipliées et des expériences très-sûres. Rien n'est plus propre, en effet, à faire cesser les angoisses d'une digestion pénible. L'action stimulante de cette boisson, qui se porte également sur les forces sensitives et sur les forces motrices, loin de rompre leur équilibre naturel, le complète et le rend plus parfait. Les sensations sont à la fois plus vives et plus distinctes, les idées plus actives et plus nettes ; et non-seulement le café n'a pas les inconvénients des narcotiques, des esprits ardents, ni même du vin, il est au contraire le moyen le plus efficace de combattre leurs effets pernicieux.

Je crois inutile d'entrer dans de plus longs détails pour prouver la grande influence morale du régime nouveau que les heureux efforts du commerce ont introduit en Europe; cette influence est d'autant plus étendue, que ce n'est point à quelques particuliers isolés que ces jouissances sont aujourd'hui réservées exclusivement : elles deviennent, par degrés, une richesse commune; et, lorsque les saines idées d'égalité, pénétrant plus avant dans les lois et dans les mœurs, auront amené parmi les hommes une plus équitable répartition des jouissances, on ne comptera plus ceux qui pourront se procurer ces doux fruits de l'industrie humaine; on comptera plutôt ceux qui ne le pourront pas; et cette amélioration elle-même réagira sur les productions ultérieures du génie et sur ses nobles travaux.

Dans le dernier siècle, la grande découverte de la circulation du sang vint jeter une vive lumière sur plusieurs phénomènes de l'économie animale; mais elle fit éclore en même temps plusieurs théories absurdes de médecine. On ne fut plus occupé que des moyens de tenir le sang assez fluide pour le faire pénétrer facilement dans les petits vaisseaux, et les vaisseaux assez souples et assez libres pour qu'ils fussent toujours disposés à le recevoir. De là cet effrayant abus des saignées (1) et des boissons tièdes relâchantes, que quelques praticiens ordonnaient avec une espèce de frénésie. Ce fut surtout en Hollande qu'on porta le délire à son comble. Bontekoë, par sa dissertation sur le thé, n'y contribua pas médiocrement. Ce fut aussi chez les Hollandais que le thé prit d'abord faveur (2). Dans les premiers temps, on le regardait comme un simple remède : il est devenu depuis, chez plusieurs peuples, une boisson de première nécessité.

Bontekoë et ses adhérents avaient beaucoup trop célébré les grandes vertus de cette boisson : des médecins modernes ont de leur côté, je crois, exagéré beaucoup ses inconvénients. Assurément le thé ne produit point les miracles que, dans l'origine, une admiration sincère ou feinte attribuait à son usage; mais il ne produit point non plus tous les mauvais effets dont on l'accuse.

---

(1) Le Piémontais Botal, médecin de Henri III, avait déja donné beaucoup de vogue à la saignée, long-temps avant que la doctrine de la circulation fût admise dans les écoles; mais on ne se mit à verser des flots de sang, d'une manière vraiment systématique, que lorsqu'on eut rapporté presque toutes les maladies à son épaississement et à l'obstruction des vaisseaux.

(2) Cette faveur ne fut pas de pur enthousiasme; il y entra beaucoup de calcul. Les Hollandais, par leurs relations avec le Japon, pouvaient faire alors le commerce exclusif du thé. Aussi, les Etats récompensèrent-ils libéralement Bontekoë de sa dissertation.

Comme eau chaude, le thé débilite l'estomac, et, par conséquent, aussi le système nerveux, qui partage si rapidement les impressions reçues par ce viscère; mais cependant la matière extractive astringente, qui s'y trouve fortement concentrée, tempère beaucoup cet effet. Dans les pays où son usage est général, on ne remarque point que les personnes qui s'en abstiennent, toutes choses égales d'ailleurs, se portent mieux que les autres. Il paraît qu'outre la matière astringente et le principe aromatique, combinés dans sa feuille, le thé contient encore quelques particules narcotiques ou sédatives; et c'est peut-être à cause de cette triple combinaison que, chez quelques personnes, il agit comme un calmant direct, tandis que, chez d'autres, il produit des agitations ou des anxiétés parfaitement analogues à celles qui suivent souvent l'usage de l'opium.

§ XIII.

L'influence des mouvements corporels sur les dispositions et sur les habitudes morales s'exerce de trois manières, 1° par les impressions immédiates qu'ils produisent, et par l'état dans lequel ils mettent directement les organes; 2° par les modifications successives qu'ils peuvent déterminer soit dans la structure organique elle-même des diverses parties du corps, soit dans le caractère de leurs fonctions; 3° par la tournure particulière que les déterminations prennent à la longue en vertu de ces impressions et de ces modifications.

Dans tous les siècles, les observateurs ont reconnu la grande utilité de l'exercice pour la conservation de la santé. En effet, les mouvements corporels, en portant à l'extérieur les forces qui, pendant l'état de repos, tendent presque toujours à se concentrer soit dans le cerveau, soit dans les viscères du bas-ventre, en font une plus exacte répartition : ils rétablissent ou maintiennent l'équilibre ; ils animent la circulation, provoquent la perspiration insensible, attisent, en quelque sorte, le foyer de la chaleur vitale ; et, par le surcroît de ton qu'ils donnent aux fibres musculaires, ils empêchent la prédominance vicieuse du système sensitif. Mais l'exercice n'est pas également utile dans tous les climats, et son emploi demande d'importantes modifications, suivant les tempéraments et suivant les divers états où le même individu peut se trouver. Dans les pays chauds, la chaleur, en appelant les forces à la circonférence, le supplée à plusieurs égards ; et les sueurs débilitantes, qu'elle n'excite déjà que trop sans lui, peuvent le rendre souvent pernicieux. Chez les sujets à fibres molles, dont les vaisseaux, étroits et faibles, se trouvent noyés dans la graisse, l'exercice a besoin d'être fort modéré pour ne pas user radicalement des forces musculaires dépourvues d'une énergie primitive réelle. S'il est très-violent, ou s'il dure un temps trop long, il peut alors quelquefois occasioner des inflammations adipeuses dans les viscères hypocondriaques (1). Enfin, sans compter les maladies aiguës, pendant lesquelles l'action musculaire est toujours nuisible, il est différents états du corps où l'utilité de l'exercice est fort douteuse; il en est même où, par la nature de ses effets directs, il ne peut faire que du mal. Par exemple, je l'ai toujours trouvé nuisible dans les diathèses inflammatoires chroniques du poumon, surtout lorsqu'elles sont combinées avec la faiblesse originelle des vaisseaux; et, quoique dans ce cas, qui demande beaucoup de tact et de sagacité de la part du médecin, l'on ne puisse terminer et compléter la cure que par des toniques, dont l'exercice lui-même fait partie, ou dont il seconde éminemment l'action, il faut cependant commencer par des moyens tout contraires, et, tant que la vraie diathèse inflammatoire dure, prescrire un repos presque absolu.

L'effet direct de l'exercice est donc d'attirer les forces, et, si je puis m'exprimer ainsi, l'attention vitale dans les organes musculaires; de faire sentir plus vivement à l'individu, et d'accroître l'énergie de ces organes; de multiplier les impressions extérieures, et d'en occuper tous les sens à la fois; de changer l'ordre des impressions internes, et de suspendre le cours des habitudes contractées pendant le repos. Ainsi l'exercice, sur-

---

(1) C'est ce qu'on appelle *gras-fondu* chez les animaux.

tout l'exercice pris en plein air, à l'aspect d'objets nouveaux et variés, n'est point favorable à la réflexion (1), à la méditation, aux travaux qui demandent qu'on rassemble et concentre toutes les forces de son esprit sur un sujet particulier; à moins que le rappel et la combinaison des idées ne se trouvent liés, par l'habitude, à certaines séries de mouvements musculaires : encore même remarque-t-on que les esprits ainsi disposés s'occupent plutôt en général d'objets d'imagination et de sentiment que de ceux qui demandent une grande force d'attention. C'est en l'absence des impressions extérieures qu'on devient le plus capable de saisir beaucoup de rapports, et de suivre une longue chaîne de raisonnements purement abstraits.

Nous avons déjà remarqué, dans un des précédents Mémoires, que l'exercice de la force musculaire émousse la sensibilité du système nerveux; que le sentiment de cette même force imprime des déterminations qui, transportant sans cesse l'homme hors de lui-même, ne lui permettent

---

(1) En général, l'exercice donne un surcroît d'activité au cerveau; c'est ce que Pline le jeune avait observé sur lui-même : *Mirum est ut animus agitatione motuque excitetur*. Montaigne avait fait la même observation sur lui-même, comme Pline. Mais, pour l'ordinaire, le mouvement et les impressions variées qui en résultent font passer rapidement l'esprit d'une idée à l'autre, et l'empêchent d'en méditer aucune profondément.

guère de peser sur les impressions transmises à son cerveau. Si ces impressions se trouvent encore multipliées par des circonstances capables de produire une vive distraction des forces vers l'extérieur, combien la difficulté de les démêler et de s'arrêter convenablement sur chacune n'augmente-t-elle pas! combien l'action de l'organe cérébral n'est-elle pas alors dépendante des nouvelles sensations reçues à l'instant même! combien la multitude des jugements n'altère-t-elle point leurs résultats! enfin, par cela seul que les impressions ne sont plus les mêmes, que l'ordre, et peut-être, à plusieurs égards, le caractère et la direction des mouvements organiques sont changés, le système nerveux pourrait-il ne point partager ces divers changements? En effet, il est démontré que, dans plusieurs cas, les impressions ne modifient l'état de certains organes particuliers, différents de celui qui les a reçues, qu'après avoir été transmises au centre cérébral, et par la réaction qu'elles le forcent d'exercer sur eux: et, quoiqu'il y ait différents centres de réaction, quoiqu'il puisse même y en avoir un nombre indéfini dans les diverses branches du système nerveux, et qu'ils soient tous relatifs à tel ou tel genre particulier d'impressions et de mouvements, cependant l'entretien de la sensibilité générale, et même l'influence de ces centres secondaires, dans l'état naturel du corps vivant, n'en sont pas moins subordonnés à la communication de toutes les divisions du système nerveux avec le centre cérébral commun.

Nous devons observer que la force radicale et constante des organes a besoin d'être en rapport avec celle de la sensibilité pour que le cerveau soit capable d'une attention forte : la prédominance du système sensitif sur le système moteur, quand elle passe certaines bornes, empêche que les fonctions de la pensée s'exercent pleinement et avec un degré d'énergie soutenu. Mais il n'en est pas moins vrai que la vivacité des sensations, la facilité de leurs combinaisons, la concentration des mouvements dans l'organe cérébral, toutes circonstances nécessaires aux travaux de l'esprit, ne sont plus les mêmes quand les organes extérieurs se trouvent dans un état continuel de force sentie et d'action. Ainsi donc le régime athlétique, qui d'ailleurs n'augmente que les forces les plus grossières du corps vivant, et qui diminue même les probabilités d'une longue vie, soit en déterminant vers les muscles une partie considérable de la puissance d'action destinée au système nerveux, soit en exposant le corps à de nouvelles causes de destruction; le régime athlétique ne convient point aux hommes qui cultivent les sciences, les lettres, ou les beaux-arts. Et si les exercices corporels leur sont éminemment utiles, en empêchant que la concentration des forces et des mouvements ne devienne excessive, en conservant dans les organes moteurs le degré de ton nécessaire à l'action du cerveau, enfin, en ne laissant point tomber dans une langueur funeste les mouvements réparateurs; d'autre part, ces exercices ne doivent être ni trop forts, ni trop long-temps continués; il est surtout convenable de ne les employer que dans les intervalles du repos de l'esprit. En effet, rien ne dégrade plus directement et plus radicalement les forces vitales, que de puissants efforts simultanés en sens contraire : car ces tiraillements non naturels consomment une beaucoup plus grande quantité de forces que n'en exige chaque mouvement particulier; et d'ailleurs toute tentative incomplète, inefficace, lors même qu'elle n'emploie que peu de forces, fatigue plus la nature que de très-grands efforts quand ils ont un plein succès.

En augmentant la vigueur radicale et le ton des parties musculaires, l'exercice diminue à la longue la mobilité nerveuse. Ainsi donc, quand l'impuissance des fonctions intellectuelles tient à cette mobilité trop vive, l'exercice contribue efficacement à leur donner plus de stabilité, d'énergie. Quelquefois l'action des organes musculaires mis en mouvement se trouve liée, par quelque dépendance directe, avec des déterminations internes et des idées dont elles sont, en quelque sorte, la manifestation extérieure; quelquefois aussi, comme nous l'avons dit ci-dessus, on a contracté l'habitude de penser en agissant; et alors le mouvement corporel est devenu, pour ainsi dire, nécessaire à ce travail du cerveau, qui constitue l'attention et la méditation. Mais on peut établir, en thèse générale, que les exercices forts et long-temps continués diminuent la sensibilité du système nerveux, qu'ils affaiblissent son action à peu près dans le même rapport qu'ils augmentent celle du système musculaire ; qu'enfin, par le sentiment et les habitudes de la force continuellement active, ils tendent, à la longue, à développer dans le moral les penchants à la violence et à l'habitude de l'irréflexion (1).

Tels sont, en général, les effets directs des exercices du corps; tels sont aussi leurs principaux effets éloignés.

§ XIV.

Il est facile de concevoir que le repos doit avoir des résultats tout contraires à ceux de l'exercice. En laissant dans l'inertie une partie considérable des fibres musculaires, le repos les affaiblit directement; en ne sollicitant point les forces qui leur sont attribuées, il permet à ces forces de suivre la tendance centrale, qui les ramène naturel-

---

(1) Le sentiment pénible de la faiblesse peut aussi produire des dispositions à la colère et à l'impatience : mais les habitudes inquiètes, dépendantes de ce sentiment, n'ont aucun rapport avec les habitudes violentes que font naître la conscience et l'exercice habituel d'une grande force.

lement vers le système nerveux. Par là toutes les fonctions plus directement dépendantes de la sensibilité acquièrent une prédominance notable sur celles qui ne sont, à proprement parler, qu'une suite de mouvements. Aussi remarque-t-on que, toutes choses égales d'ailleurs, la tête est plus active chez les hommes qui vivent dans l'inaction, à moins que leur repos ne soit coupé par des intervalles d'activité très-grande. Les sentiments tout ensemble vifs et profonds appartiennent encore aux personnes que les impressions et les mouvements extérieurs ne tirent pas sans cesse hors d'elles-mêmes. Cependant le repos, ou plutôt le sommeil, qu'on peut en considérer à plusieurs égards comme le dernier terme, produit souvent des effets tout opposés. Quand le sommeil est habituellement trop long, il engourdit le système nerveux; il peut même finir par hébéter entièrement les fonctions du cerveau. On verra sans peine que cela doit être ainsi, si l'on veut faire attention que le sommeil suspend une grande partie des opérations de la sensibilité, notamment celles qui paraissent plus particulièrement destinées à les exciter toutes, puisque c'est d'elles que viennent les plus importantes impressions, et que, par l'effet de ces impressions même, dont la pensée tire ses plus indispensables matériaux, elles dirigent, étendent et fortifient le plus grand nombre des fonctions sensitives, et réagissent sympathiquement sur les autres : je veux parler ici des opérations des sens proprement dits.

Dans l'état de repos, l'action du système nerveux est entretenue par différents genres d'impressions, dont l'influence dépend des habitudes particulières du sujet. Chez les personnes accoutumées à des travaux manuels très-forts, les organes de la digestion sont ceux qui paraissent agir le plus directement sur le cerveau. Ce n'est pas seulement, comme nous l'avons déjà dit plus d'une fois, par les sucs réparateurs qu'ils y font parvenir, c'est encore, et c'est surtout par les mouvements sympathiques qui s'y reproduisent durant leur action, que ces organes raniment et soutiennent celle de la sensibilité, renouvellent les sources mêmes de la vie, et déterminent les opérations intellectuelles. De là vient que ces personnes, quand on les force à garder le repos sans maladie capable d'énerver directement l'estomac, ont besoin de manger beaucoup pour sentir leur existence : en sorte que, malgré la diminution de puissance digestive qui, dans ce cas, a lieu chez elles, comme chez tout autre individu dans l'état naturel, elles mangent souvent beaucoup plus que pendant le temps de leurs plus violents travaux. Cet excès de nourriture est alors pour elles le seul moyen de se donner une partie des sensations fortes que l'habitude leur a rendu nécessaires, et de tirer un cerveau naturellement inerte de son engourdissement et de sa langueur.

Chez les hommes étrangers aux grands mouvements musculaires, et dont la sensibilité, plus développée par la prédominance du système nerveux, n'a besoin, pour ainsi dire, que d'elle-même pour s'entretenir, pour se réveiller, et pour renouer à chaque instant la chaîne de ses fonctions, le repos augmente encore la faiblesse habituelle de l'estomac; il rend la sobriété plus nécessaire. Ici les opérations de l'organe pensant se lient aux impressions reçues dans le sein du système nerveux, ou dans certaines parties très-sensibles, telles que les organes de la génération, ou les plexus mésentériques. Et l'on peut observer, à ce sujet, que la grande activité de l'organe pensant est souvent entretenue par les spasmes des viscères du bas-ventre, ou par des points de sensibilité vicieuse établis dans leur région : d'où l'on peut, ce semble, conclure qu'un état physique maladif est souvent très-propre au développement brillant et rapide de l'intelligence, comme à celui des affections morales les plus délicates et les plus pures: d'où il suit encore, et comme conséquence ultérieure, qu'en rétablissant l'équilibre entre les diverses fonctions, l'on peut sans doute être assuré que la santé et le bien-être de l'individu ne sauraient qu'y gagner; mais on ne l'est pas toujours, à beaucoup près, de ne point altérer l'éclat de ses talents, surtout de ceux qui se rapportent aux travaux de l'imagination. Enfin, quoique les impressions pénibles attachées à l'état de maladie fassent souvent éclore des sentiments et des passions contraires à la bienveillance sympathique (1), base de toutes les vertus, quelquefois cependant, je le répète, l'élévation, la délicatesse, la pureté des penchants moraux (2) dépend de certaines émotions vives et profondes qui tiennent à l'exaltation de la sensibilité générale, ou à sa consentration dans certains organes particuliers; deux circonstances dans lesquelles n'existe plus le balancement des fonctions qui caractérise l'état sain (3).

Nous avons indiqué les effets du sommeil les plus généraux et les plus constants : ce que nous venons de dire de ceux du repos est applicable au sommeil avec plus d'étendue encore. Dans les diverses circonstances, le sommeil peut agir très-différemment sur tous les organes, mais particulièrement sur le cerveau. Sans doute on guérit plus facilement un grand nombre de maladies

---

(1) L'état de maladie, en repliant l'individu sur lui-même, le rend souvent égoïste et personnel.

(2) J'ai connu des personnes qui devenaient excellentes dans l'état de maladie, et qui ne l'étaient pas du tout dans celui de santé. Pline le jeune dit : *Optimos nos esse dum infirmi sumus.* L'axiome est trop général, mais il est souvent d'une grande vérité. Toute cette lettre que Pline adresse à Maxime mérite d'être lue.

(3) Encore une fois, ce balancement doit être relatif à la force primitive et proportionnelle des organes et aux habitudes de l'individu.

lorsqu'on parvient à procurer du sommeil ; il en est même quelques-unes dont on peut le regarder comme le seul et véritable remède : mais il est aussi des maladies qu'il aggrave ; et quelquefois il peut leur faire prendre un cours entièrement fatal. On le voit également, tour à tour, ou redonner une vie nouvelle à l'organe pensant, et rendre toutes ses opérations plus parfaites, ou l'affaiblir, l'engourdir, et faire tomber toutes les fonctions intellectuelles dans la langueur.

Par exemple, les hommes très-sensibles et qui reçoivent beaucoup d'impressions ont, en général, besoin de beaucoup de sommeil. Les veilles prolongées font éprouver à leur intelligence le même affaiblissement et la même altération qu'éprouvent toujours, en pareil cas, les forces musculaires ; mais quand l'excessive sensibilité dépend de l'inertie de l'estomac, alors le sommeil, en augmentant cette inertie, affaiblit directement tout l'organe cérébral, et, par conséquent, dérange toutes les opérations de la pensée et de la volonté. Aussi dans certaines maladies nerveuses les accès paraissent-ils ordinairement au réveil : quand ils restent long-temps au lit, les malades sentent leur état devenir de jour en jour plus grave ; et, pour les guérir, il suffit quelquefois de les laisser moins dormir. Mais ces cas sont encore de ceux qui, pour être déterminés avec certitude, demandent beaucoup de sagacité de la part du médecin. Car la faiblesse et l'inertie de l'estomac ne sont quelquefois qu'apparentes; elles peuvent tenir à son extrême sensibilité primitive ou accidentelle : or, dans cette dernière circonstance, c'est au contraire par un plus long sommeil, surtout par celui qui succède aux repas, que l'on combat efficacement le vice des digestions, et les désordres nerveux qu'il peut avoir occasionés.

Pour faire sentir combien il est important de tracer de bonnes règles d'hygiène, relativement à l'emploi du sommeil, et combien il est nécessaire de se faire des idées justes de ses effets, soit qu'on le considère comme un restaurant journalier et nécessaire des forces, soit qu'on veuille le ranger parmi les moyens médicaux, et l'approprier au traitement de certaines maladies, je me borne aux observations suivantes, et je les énonce sommairement, sans entrer dans aucun détail touchant les nombreuses conséquences pratiques qu'on peut en tirer, ces conséquences ne tenant à notre sujet qu'indirectement et de loin.

1° Le sommeil n'est point un état purement passif; c'est une fonction particulière du cerveau, qui n'a lieu qu'autant que, dans cet organe, il s'établit une série de mouvements particuliers; et leur cessation ramène la veille, ou les causes extérieures du réveil le produisent immédiatement.

2° Un certain degré de lassitude ou de faiblesse des fibres musculaires semble favoriser le sommeil : le sentiment de force et d'activité qui sollicite ces fibres au mouvement est en effet par lui-même un stimulant direct pour le système nerveux. Mais, quand cette lassitude et cette faiblesse passent certaines limites, le sommeil ne peut plus avoir lieu; et des faits très-multipliés et très-concluants ont fait voir aux médecins que, pour le produire, il faut alors employer des moyens tout contraires à ceux qui réussissent ordinairement, c'est-à-dire, substituer aux relâchants et aux sédatifs directs des stimulants actifs et des toniques vigoureux.

3° Dans l'état sain, le sommeil ne répare pas les forces seulement par le repos complet qu'il procure à certains organes, et par la diminution d'activité de tous; c'est surtout en transmettant du centre cérébral à toutes les parties du système une nouvelle provision d'excitabilité, qu'il produit ses effets salutaires. Car, lorsqu'il se borne à suspendre les sensations et les mouvements extérieurs, son efficacité restaurante n'est plus la même; et, dans quelques états de maladie où l'organe nerveux ne se trouve plus capable de reproduire la somme d'excitabilité qui s'épuise sans cesse dans son propre sein, le sommeil fatigue les membres au lieu de les reposer; il use les forces musculaires au lieu de les réparer.

4° L'afflux plus considérable du sang vers la tête, que le sommeil détermine, ou qui produit le sommeil, ne peut manquer d'affaiblir beaucoup, surtout lorsque celui-ci dure long-temps, des vaisseaux formés de tuniques naturellement débiles et dépourvues de points d'appui qui les soutiennent : leur distension va toujours alors en croissant ; elle finit par comprimer, d'une manière funeste, les fibrilles pulpeuses ; et tôt ou tard alors elle y suffoque le principe de tout mouvement.

5º Le sommeil mettant le cerveau dans un état actif, il s'ensuit que sa répétition trop fréquente, et surtout son excessive prolongation, doivent énerver cet organe, comme le fait toute autre fonction quelconque à l'égard de celui ou de ceux qui lui sont propres, lorsque sa durée, ou son énergie, va au-delà des forces qui doivent l'exécuter. Ainsi, le trop de sommeil n'engourdit et n'oppresse pas seulement le centre cérébral, comme nous l'avons observé déja plusieurs fois, il le débilite encore d'une manière directe, il use immédiatement et radicalement les ressorts vitaux.

6º Tous les organes dont le sommeil fait cesser l'action ne s'endorment point à la fois. L'organe de l'ouïe veille encore, par exemple, long-temps après que celui de la vue ne reçoit plus de sensations. Dans les états comateux l'on voit quelquefois l'odorat, mais plus souvent le goût et le tact, sentir vivement encore, quand la vue et l'ouïe ne donnent plus aucun signe de sensibilité. Il en est de même des différentes parties dont le sommeil ne fait que ralentir les fonctions et modérer l'activité propre : les poumons, l'estomac, le foie, les organes de la génération, ne s'endorment ni en même temps, ni au même degré. On peut en dire encore autant des fibres musculaires elles-mêmes : certains mouvements continuent à s'exécuter dans les premiers temps du sommeil; certaines contractions acquièrent même plus de force à mesure qu'il devient plus profond (1). Si dans le sommeil régulier, la force tonique persistante des muscles s'endort pour l'ordinaire avec celle de contraction; dans quelques affections soporeuses maladives, où les mouvements musculaires ne s'exécutent point spontanément, les fibres retiennent, avec une force tonique très-durable, le degré de contraction que les assistants veulent leur donner. Observons, en outre, que les impressions qui peuvent être reçues alors, soit par les extrémités sentantes internes et externes, soit par les fibres pulpeuses elles-mêmes, et dans le sein du système nerveux, sont capables d'éveiller sympathiquement certaines parties correspondantes du cerveau, et de rendre par là le sommeil incomplet. En effet, telle est la véritable cause des rêves; et c'est aussi dans une discordance analogue d'action entre les diverses parties du cerveau, qu'il faut chercher la cause des différents délires.

Mais cette influence réciproque du cerveau et

---

(1) Celles, par exemple, des muscles fléchisseurs des jambes et des bras. C'est Richerand qui en a le premier donné la raison.

des autres organes, pendant le sommeil, n'est la même ni chez tous les individus, ni dans toutes les circonstances : les effets ne s'en manifestent ni au même degré, ni dans le même ordre de succession. Il faut donc observer ces effets à part chez chaque individu, et dans chaque circonstance particulière ; et cette étude, faite suivant l'esprit qui doit la diriger, ne fournit pas seulement des règles plus sûres touchant l'emploi du sommeil, elle peut encore éclaircir beaucoup le caractère distinctif de certains tempéraments et de certaines maladies ; elle jette même un jour tout nouveau sur des phénomènes regardés comme inexplicables jusqu'aujourd'hui.

§ XV.

Les observateurs de tous les siècles ont considéré le travail non-seulement comme le conservateur des forces corporelles et de la santé, comme la source de toutes les richesses particulières ou publiques, mais aussi comme le principe du bon sens et des bonnes mœurs, comme le véritable régulateur de la nature morale. Les hommes laborieux se distinguent par les habitudes de la raison, de l'ordre, de la probité. Celui qui peut se procurer une ample subsistance, ou même de la richesse, par des moyens dont l'emploi le fait honorer de ses semblables, ne va point recourir à des moyens répréhensibles, qui le mettraient nécessairement en état de guerre avec la société, et dont l'emploi devient toujours périlleux : celui dont le temps et les forces sont consacrés à des occupations régulières n'a plus assez d'activité pour tourner son imagination et ses désirs vers des objets dont la poursuite trouble l'ordre public : enfin, celui dont l'esprit s'exerce à des combinaisons, ou à l'invention de procédés qui ne peuvent devenir profitables qu'autant qu'ils sont sagement conçus, ne peut manquer de faire prendre à son esprit une direction constante vers la raison et vers la vérité. Chez le même peuple, les personnes habituellement occupées se distinguent sans peine de celles qui ne le sont pas. Entre les différents peuples, ceux qui croupissent dans l'indolence semblent à peine appartenir à la même espèce que ceux dont l'industrie développée anime et met en mouvement un grand nombre d'individus ; et la supériorité de ces derniers est toujours en raison directe de l'étendue et de l'importance de leurs travaux. Il faut cependant observer que, de même qu'une activité vagabonde n'est pas le véritable amour et le véritable esprit du travail chez les particuliers, de même aussi le caractère remuant et hasardeux n'est pas celui de la véritable industrie chez les nations ; et, si de mauvaises lois peuvent altérer les fruits des plus utiles travaux dans le sein d'un peuple, certains vices, dans les rapports commerciaux, ou politiques, des peuples différents, peuvent produire divers genres de corruption nationale dont le bon sens et le caractère moral des individus ne tardent pas eux-mêmes à se ressentir.

Vivre n'est autre chose que recevoir des impressions, et exécuter les mouvements que ces impressions sollicitent : l'exercice de chacune des facultés qui nous sont données pour satisfaire nos besoins est une condition sans laquelle l'existence demeure toujours plus ou moins incomplète : enfin, chaque mouvement devient, à son tour, le principe ou l'occasion d'impressions nouvelles, dont la répétition fréquente et le caractère varié doivent agrandir, de plus en plus, le cercle de nos jugements, ou tendre sans cesse à les rectifier. Il s'ensuit de là que le travail, en donnant à ce mot sa signification la plus générale, ne peut manquer d'avoir une influence infiniment utile sur les habitudes de l'intelligence, et, par conséquent, aussi sur celles de la volonté; et, si l'on était dans l'usage de considérer les idées et les désirs sous leur véritable point de vue, c'est-à-dire, comme le produit de certaines opérations organiques particulières, parfaitement analogues à celles des fonctions propres aux autres organes, sans en excepter même les mouvements musculaires les plus grossiers, la distinction reçue entre les travaux de l'esprit et ceux du corps ne s'offrirait point à nous dans ce moment, nous les embrasserions également tous sous le même mot; et l'influence dont je viens de parler n'en serait que plus étendue encore à nos yeux. Mais alors, comme je l'ai fait remarquer ailleurs en cherchant à déterminer le sens du mot *régime*, elle le serait trop pour l'objet qui nous occupe dans ce moment : nous aurions dit plus que cet objet ne demande; et, par la trop grande généralité de nos preuves, nous n'aurions prouvé réellement que ce qui ne saurait être contesté.

En effet, si toutes les opérations intellectuelles étaient comprises sous ce nom commun de *travaux*, il ne serait pas sans doute nécessaire de faire voir que les travaux influent sur les dispositions et sur les habitudes morales. Aussi n'est-ce point là ce que nous prétendons établir. Nous restreignons donc ici le sens du mot *travail;* nous ne désignons par ce mot que la partie manuelle et mécanique des occupations de l'homme dans les divers états de société : car en traitant des effets du régime, c'est surtout, c'est même uniquement de cette classe de travaux qu'il importe dans ce moment de reconnaître l'influence sur l'état moral. Et quand à l'utilité générale du travail, dont il vient d'être question, elle n'a pas non plus besoin de nouvelles preuves. Qui pourrait n'en être pas convaincu?

Mais les différents travaux particuliers ont, suivant leur nature, des effets moraux très-remarquables; et ces effets, ordinairement utiles, peuvent cependant quelquefois être pernicieux. Or, voilà ce qu'il serait essentiel de bien déterminer, non-seulement afin d'accumuler les exemples qui constatent ces rapports continuels du physique et du moral, mais encore, et principalement, afin d'indiquer un nouveau sujet de recherches et de méditations au moraliste philosophe, dont les découvertes doivent toujours éclairer et diriger le législateur.

On peut, dans la distinction des travaux, considérer d'abord ceux qui s'exécutent en plein air, et ceux qui s'exécutent dans les lieux clos; ensuite ceux qu'on appelle sédentaires, parce que l'ouvrier est assis; enfin ceux qui, soit en plein air, soit dans des lieux clos, demandent que l'ouvrier reste habituellement debout. Mais la principale distinction semble établie par la nature elle-même entre les travaux pénibles auxquels il faut appliquer des forces musculaires considérables, et les occupations plus douces qui n'exigent que de faibles mouvements. Il est vrai qu'en même temps, pour se faire une idée complète des effets que les différents travaux peuvent produire à la longue sur les habitudes, il faut encore tenir compte, 1° de la nature des instruments qu'ils exigent, 2° de celle des matériaux qu'ils façonnent, 3° du caractère des objets dont les personnes qui s'y livrent sont ordinairement environnées.

Dans les ateliers clos, surtout dans ceux où l'air se renouvelle avec difficulté, les forces musculaires diminuent rapidement, la reproduction de la chaleur animale languit, et les hommes de la constitution la plus robuste contractent le tempérament mobile et capricieux des femmes. Loin de l'influence de cet air actif et de cette vive lumière, dont on jouit sous la voûte du ciel, le corps s'*étiole*, en quelque sorte, comme une plante privée d'air et de jour, le système nerveux peut tomber dans la stupeur, trop souvent il n'en sort que par des excitations irrégulières. D'ailleurs, la monotonie des impressions qui lui sont transmises ne peut manquer de rétrécir singulièrement le cercle de ses opérations. Ajoutez que si le nombre des ouvriers est un peu considérable, l'altération progressive de l'air agit d'une manière directe et pernicieuse, d'abord sur les poumons, dont le sang reçoit son caractère vital, et bientôt sur le cerveau lui-même, organe immédiat de la pensée. Ainsi donc, sans parler des émanations malfaisantes que les matières manufacturées, ou celles qu'on emploie dans leurs préparations, exhalent souvent, presque toutes les circonstances se réunissent pour rendre ces ateliers également malsains au physique et au moral.

On sait combien facilement presque tous les genres de corruption se répandent parmi des personnes renfermées et entassées. Mais cet effet est généralement regardé comme purement moral; prétendre le rapporter en grande partie à des causes physiques, ce serait risquer de soulever contre soi des oppositions qu'il est surtout nécessaire d'éviter dans des recherches de la nature de celles qui nous occupent. Je ne m'arrêterai donc pas à quelques vues qui naissent pourtant d'une manière bien naturelle de l'ensemble des observations recueillies dans ces Mémoires. Je dirai seulement qu'on n'a pas moins de peine à corriger par le renouvellement de l'air, par l'introduction libre de la lumière et l'exacte observation de la propreté, les inconvénients physiques des ateliers clos, qu'à prévenir les désordres moraux, qui s'y développent, par des réglements sévères et par la prompte répression des abus.

Il y a cependant plusieurs avantages notables attachés aux travaux qui s'exécutent dans des lieux fermés et couverts. D'abord les ouvriers y sont à l'abri de plusieurs maladies produites par l'intempérie des saisons, et surtout par les alternatives brusques de température de l'atmosphère. On sent que cette circonstance seule a, dans ses conséquences, une étendue analogue au nombre et à l'importance de ces maladies. Mais, en outre, par l'effet plus direct des travaux qui permettent qu'on abrite les ateliers, la sensibilité du système nerveux augmente, l'individu devient sensible à des impressions plus délicates; et, toutes choses égales d'ailleurs, les dispositions physiques particulières, dont paraît dépendre immédiatement l'instinct social, acquièrent plus de développement et d'intensité.

Les travaux exécutés en plein air ont des effets utiles d'un autre genre. Ils impriment un plus grand sentiment de vie et de force aux organes moteurs; ils multiplient les objets, et diversifient considérablement le caractère des impressions; ils trempent le corps, et fournissent souvent une plus ample matière aux opérations de l'intelligence, et s'ils n'entretiennent point dans le système nerveux une sensibilité trop vive, et, pour ainsi dire, minutieuse, ils le tiennent du moins dans un éveil constant par des sensations dont la variété même attire et fixe nécessairement son attention (1).

Aussi, les hommes voués à ces travaux diffèrent-ils des précédents par plus de courage, plus de détermination, plus de fermeté, par une tournure de caractère et d'esprit qui se prête mieux aux diverses circonstances, par plus d'aptitude à trouver des expédients dans toutes les situations, par plus d'indépendance et de fierté. Mais il est des réflexions que le sentiment et l'exercice habituel de la force empêchent de naître, des connaissances morales qu'ils nous empêchent d'acquérir : en général, ces hommes ne feront point ces réflexions; ils n'acquerront point ces connaissances; on leur trouvera de l'âpreté dans les ma-

---

(1) Adam Smith remarque qu'un ouvrier agricole a beaucoup plus d'idées qu'un artisan de ville, parce qu'il a l'habitude de considérer une plus grande variété d'objets (voy. l. I, chap. 10, part. 2, à la suite du morceau sur l'*apprentissage*). C'est par la même raison que la grande division du travail, si favorable au perfectionnement des arts, rétrécit de plus en plus l'intelligence des ouvriers.

nières, de la grossièreté dans les goûts; et, tout demeurant égal d'ailleurs, leurs dispositions et leurs penchants auront quelque chose de moins social.

Mais, je le répète, une différence bien plus importante entre les divers travaux est celle qui se tire du degré de force nécessaire pour chacun d'eux. C'est par là surtout qu'ils modifient puissamment les habitudes des organes : les travaux qui demandent de grands mouvements s'exécutant tous debout, ou dans des attitudes forcées, dirigent vers l'ensemble du système musculaire, ou vers certaines divisions particulières des muscles, une plus grande somme de forces vivantes. Ainsi l'équilibre entre l'organe sentant et les organes moteurs se trouve rompu. D'ailleurs, l'épuisement matériel ressenti par les derniers, exigeant une plus fréquente et plus ample réparation, l'activité de l'estomac et de tous les organes qui concourent à l'assimilation des aliments se trouve considérablement accrue, et dès lors celle du centre cérébral diminue dans la même proportion.

Les travaux qui ne demandent, au contraire, que de faibles mouvements, ceux en particulier que l'on exécute assis, énervent promptement, faute d'exercice, les forces des muscles. En conséquence, la sensibilité du système nerveux devient plus vive; ordinairement même elle devient irrégulière. Il s'ensuit donc tantôt des impressions multipliées, surtout du genre de celles qui viennent des extrémités sentantes internes, ou qui naissent dans le sein même de l'organe nerveux; tantôt des désordres hypocondriaques et spasmodiques, maladies propres aux hommes sédentaires, et qu'on pourrait presque toujours rapporter à l'inaction du corps, ou plutôt à des occupations où les organes internes agissent seuls, et qui ne sont accompagnées d'aucun mouvement extérieur. Or, dans ces deux circonstances, qui du reste se réunissent ordinairement et se confondent, toutes les dispositions morales sont changées, et bientôt il se forme des habitudes particulières qui présentent différentes séries de phénomènes, quelquefois très-étonnants, souvent singuliers, toujours curieux.

En établissant ainsi l'extrême prédominance du système musculaire dans le premier cas, et celle du système nerveux dans le second, nous supposons que les travaux corporels violents ne sont point interrompus par des intervalles réguliers de méditation sédentaire, ni les travaux sédentaires, qui ne demandent que peu de forces motrices, par des exercices violents suffisamment répétés et prolongés. Dans cette hypothèse, qui se trouve réellement conforme au plus grand nombre de cas particuliers, on peut observer encore que le temps matériel nécessaire pour la réflexion manque aux personnes occupées des premiers travaux, et qu'ordinairement ils sont du nombre de ceux pour lesquels elle est moins indispensable; tandis que les seconds, au contraire, lui laissent toujours un certain espace de temps, et que souvent même ils la provoquent et la cultivent directement.

Au reste, nous ne croyons pas devoir entreprendre l'histoire circonstanciée des changements divers qui peuvent survenir dans l'état moral en vertu de ce genre particulier de causes; ce serait se perdre dans des détails, précieux sans doute, mais dont l'exposition complète appartient à d'autres sujets. Il nous suffit de prouver qu'ici des changements ont et doivent avoir lieu; que ces changements ont et doivent avoir un certain caractère général, et que les moyens de les prévenir ou de les seconder ne peuvent être cherchés ailleurs que dans l'étude attentive et réfléchie de cette même cause qui leur a donné naissance.

Enfin, la circonstance qui paraît modifier le plus profondément l'effet moral direct des différents travaux, est celle qui se rapporte au caractère des instruments qu'ils emploient, et à la nature des objets qu'ils présentent habituellement aux sens. On a remarqué dans tous les pays que les hommes livrés aux métiers les plus dégoûtants de la société contractent bientôt des mœurs analogues aux sensations qui leur sont familières; que ceux qui pratiquent des arts périlleux associent presque toujours à l'audace ou à l'insouciance dont ils ont besoin dans tous les moments tantôt des idées superstitieuses habituelles, tantôt des systèmes de conduite peu réfléchis, et souvent les unes et les autres à la fois. Les hommes qui manient continuellement les armes pourraient-ils manquer de prendre des habitudes de commandement et de despotisme? le sentiment et l'exercice d'une force puissante ne doivent-ils pas y faire rapporter toutes les idées et toutes les passions, même les idées de justice et les passions qui n'ont que le bien pour objet? Les hommes employés par état à verser le sang des animaux, et qui le voient chaque jour couler à flots sous leurs yeux, se font remarquer, en général (1), par des mœurs dures, impitoyables, féroces. L'on sait qu'il y a des pays où, pour différents actes sociaux, la législation les sépare, en quelque sorte, des autres citoyens.

La manière dont les chasseurs se servent des armes meurtrières est sans doute très-différente; aussi leurs habitudes et leurs penchants ne sont-ils pas ceux des bouchers : mais leur genre de vie, particulièrement l'habitude de donner la mort, les endurcit nécessairement jusqu'à un certain point; et les fatigues qu'ils supportent ordinairement, ainsi que les dangers qu'ils bravent quelquefois, peuvent être, pour les hommes qui se

---

(1) Je suis loin de nier les exceptions particulières qu'on peut opposer à cette règle; mais la règle n'en est pas moins constante, elle est même reconnue pour telle chez tous les peuples civilisés.

destinent à la guerre, un excellent apprentissage qui les prépare à d'autres fatigues et à des dangers plus grands.

Les peuples chasseurs, indépendamment des difficultés qu'ils éprouvent à se procurer leur subsistance, puisent dans l'usage habituel des armes, et dans leur état non interrompu de guerre avec les autres animaux, ces penchants cruels qui se développent ensuite si facilement dans l'occasion contre les hommes eux-mêmes (1). Mais comme leurs chasses ne consistent pas seulement dans des attaques de vive force, qu'ils emploient aussi, pour saisir les animaux, toute sorte d'embûches et de piéges, leur caractère se compose des habitudes de l'audace et de celles de la ruse; leurs mœurs présentent la réunion de la perfidie et de la cruauté.

---

(1) Les peuples chasseurs deviennent facilement anthropophages. Quelques voyageurs prétendent qu'il est peu de sauvages d'Amérique qui n'aient souvent mangé de la chair humaine. Au reste, l'essai de cette espèce d'aliment paraît dénaturer tous les penchants primitifs. L'anthropophage inspire, dans les pays peu fertiles en gibier, une terreur générale. On voit, dans le Voyage de Hearne, que les habitants des bords de la baie d'Hudson, et, en général, tous ceux de la partie polaire de l'Amérique, se défient de l'homme qui a goûté une fois de la chair humaine, comme d'une bête féroce. Il suffit qu'un sauvage ait la réputation d'avoir été poussé par la faim à cette fatale extrémité, il devient bientôt l'objet d'une espèce de poursuite générale, et il ne peut manquer de périr misérablement.

La nature sombre et farouche qni s'offre sans cesse aux regards de ces peuples contribue sans doute beaucoup à confirmer la dureté de leurs penchants. Quelles douces impressions l'homme pourrait-il recueillir au sein de ces forêts ténébreuses, couvertes de neiges, au milieu de ces brouillards presque éternels? dans ces marais fétides qu'enveloppent de meurtrières exhalaisons? à l'aspect de ces rocs hérissés dont les torrents furieux rongent et minent les bases? La présence continuelle de ces tableaux de destruction, la lutte contre les animaux féroces qui viennent sans cesse disputer à l'homme l'empire de ces lieux désolés; enfin, les intempéries d'un ciel âpre et rigoureux, et des saisons qui ne se succèdent que pour amener de nouveaux désastres; tout, en un mot, n'y concourt-il point à nourrir dans le cœur des sentiments malheureux et des projets sanguinaires? à l'endurcir contre la pitié, comme contre la peur? à étouffer et à glacer presque toutes les émotions sympathiques de l'humanité?

On observe des habitudes et des penchants analogues chez les peuples pêcheurs, surtout chez ceux qui bordent les côtes des mers glaciales; et cela doit être encore ainsi. Peut-être même le caractère furieux de l'élément dont ils tirent leur principale nourriture, les dangers qu'ils affrontent pour la conquérir, les objets funestes qu'ils ont sans cesse sous les yeux, l'austérité du froid, et les impressions pénibles de tout genre, doivent-ils les rendre plus sauvages et plus féroces encore. Quant à leur intelligence, quoique les travaux habituels auxquels ils sont livrés exigent beaucoup de combinaisons, elle ne paraît pas aussi développée, toutes choses d'ailleurs égales, que celle des peuples pasteurs : ce qui peut tenir, en écartant les causes directement morales dont nous ne devons pas tenir compte ici, tantôt à la trop grande facilité de se procurer leur subsistance, tantôt à certaines maladies particulières que sa nature fait éclore ou développe; tantôt, enfin, au climat, c'est-à-dire, au concours de toutes les circonstances physiques qui caractérisent le local où sont fixées leurs habitations.

Certaines traditions prétendues historiques, les fictions des poètes, les rêveries même de quelques philosophes, ont représenté la vie pastorale comme le modèle des vertus et du bonheur. Mais ces brillants tableaux ne sont que des illusions démenties par tous les faits. Les peuples purement pasteurs n'ont été de tout temps, et ne sont encore aujourd'hui, que des hordes de brigands et de pillards. Dans leur vie vagabonde, ils regardent tous les fruits de la terre comme leur appartenant de droit; ils n'ont aucune idée de la propriété territoriale, dont les lois primitives sont la base ou la source de presque toutes les lois civiles; ils ignorent surtout ces conventions postérieures qui sont venues bientôt dans les sociétés agricoles et commerçantes consacrer indistinctement et d'une manière égale tous les genres de propriété. Dans leur séparation forcée des autres peuples, les peuples pasteurs s'habituent à traiter en ennemi tout ce qui leur est étranger. Cette haine générale et constante de leurs semblables fomente nécessairement dans leurs cœurs des sentiments iniques, cruels et malheureux. C'est uniquement sur quelques coins de terre favorisés de la nature, et d'ailleurs très-bien cultivés, c'est au sein de quelques paisibles et fortunés vallons, que des bergers riches et tranquilles ont pu donner des soins particuliers à l'éducation de leurs troupeaux; c'est uniquement là que l'aisance de la vie pastorale, et les doux loisirs qu'elle procure, tournant les esprits vers la culture de la poésie, ou vers l'observation des astres, ont pu réellement imprimer aux goûts de l'homme social plus d'élégance, peut-être même donner à ses mœurs plus de pureté. Mais, en faisant ces concessions, qui pourraient encore être facilement contestées, ajoutons qu'il faut retrancher des images sous lesquelles on aime à se représenter les pasteurs Babyloniens et ceux de l'Arcadie, ou de la Sicile, tout ce que l'enthousiasme des poètes bucoliques n'a pas craint d'ajouter à la vérité de la nature, et tout ce que l'imagination des lecteurs ajoute encore elle-même ordinairement aux inventions de ces poètes. Peut-être alors ces charmantes peintures pourraient-elles se rapporter à quelques objets réels. Mais, au reste, ce n'est point de cette manière qu'il faut aujourd'hui louer la campagne : la vie pastorale n'est pas la vie qu'on y retrouve, n'est pas celle qu'on doit vouloir y retrouver; et de faux tableaux ne peuvent qu'en faire méconnaître les véritables charmes à ses habitants.

Les peuples agriculteurs, dont la subsistance est mieux assurée, jouissent d'un état social plus stable, et chez eux on trouve plus de bon sens et plus de vertus. Ils sont donc, même dès les premiers temps de leur existence, les peuples les plus heureux. Bientôt le commerce vient effacer peu à peu les préjugés, et multiplier les lumières : son influence active vient éveiller tous les talents, en offrant à l'homme industrieux de nouvelles sources de richesses, à l'homme riche de nouveaux moyens de jouissance; et, rendant enfin le premier tous les jours plus indépendant du second, il fait naître et développe toutes les idées, tous les sentiments, toutes les habitudes de la liberté. C'est alors que la nature humaine voit s'ouvrir devant elle une belle et vaste carrière d'amélioration, de bonheur véritable : alors il ne reste plus au philanthrope qu'un vœu à former, c'est que la consolidation d'un gouvernement soumis à l'influence de la raison publique fasse toujours passer immédiatement dans les lois tous les progrès réels des idées; que les législateurs et les premiers magistrats de la nation soient toujours aussi soigneux à recueillir les fruits des lumières, et à les propager elles-mêmes de plus en plus, que les despotes et les charlatans le sont à les étouffer, à les calomnier ; et, pour le dire en passant, cette seule considération suffit pour montrer quels sont les avantages d'un système de gouvernement fondé sur l'égalité et la liberté : c'est donc bien en vain que les tyrans et les déclamateurs qu'ils tiennent à leurs gages s'efforcent de renverser ou de flétrir ces principes éternels.

Sans doute, dans les différents états de société, les causes morales s'entremêlent toujours aux causes physiques pour produire les effets remarqués par les observateurs ; mais la nature des travaux déterminant celle des habitudes journalières, ils sont, par conséquent, du nombre des circonstances qui méritent ici le plus d'attention. Au reste, il nous a suffi de prouver qu'ils exercent leur part d'influence sur les dispositions morales des individus, et, par une suite nécessaire, sur celles des nations.

Mais il est temps de terminer ce long Mémoire. Je regarde d'ailleurs comme inutile d'entrer dans aucune particularité touchant certains travaux dont on peut à chaque instant observer les effets. Tels sont, par exemple, ceux qui s'exécutent au sein des bois, ou des montagnes, et dans l'éloignement de toute habitation. On sait que leur pratique, long-temps prolongée, imprime aux idées et aux mœurs un caractère grossier, dur, sauvage. Tels sont encore ceux des verreries et des forges qui, tout à la fois, exigent de puissants mouvements musculaires, et mettent le cerveau dans un espèce de bouillonnement continuel. Car de cette dernière circonstance s'ensuivent la plupart des effets de l'ivresse fréquente (1), combinés avec ce caractère violent que fait naître le sentiment ou l'usage d'une grande force corporelle. Tels sont, enfin, ceux qui donnent directement naissance à certaines maladies, lesquelles, à leur tour, ont le pouvoir de changer entièrement l'état moral. On peut citer pour exemple de ce genre les travaux qui nécessitent le maniement et l'emploi journalier du mercure, des chaux de plomb, du cobalt, etc.

Encore moins croirai-je devoir insister sur l'influence morale des différents travaux, en tant qu'elle résulte du caractère des objets qu'ils offrent le plus habituellement aux sens.

Ce n'est pas sans doute la même chose d'être retenu par la nature de ses occupations au sein des grandes villes, ou dans le fond des solitudes (1); d'habiter sur les rocs qui bordent une mer agitée, ou au sein des plaines riches et tranquilles;

---

(1) Je fais même ici totalement abstraction du goût vif que ces travaux inspirent pour les boissons fermentées et les esprits ardents, dont ils transforment bientôt l'usage en besoin très-impérieux.

(2) Georges Zimmermann, en traitant des effets *de la Solitude*, a très-bien déterminé ses avantages et ses inconvénients. Il a fait voir que, suivant les circonstances, elle pou-

dans des souterrains obscurs, ou sous les doux rayons du jour et du soleil; au centre des déserts brûlants de l'Afrique, ou sur les glaces du Spitzberg et du Groënland. Dans des circonstances si diverses, ni les objets, ni les impressions qu'ils font sur nous, ni le résultat de ces impressions, ne peuvent se ressembler : on ne peut ni s'occuper du même genre d'idées, ni se livrer aux mêmes penchants, ni contracter les mêmes habitudes. Cette vérité si simple doit être sensible, je pense, sans plus d'explications; et, quoique le tableau de ces différents effets pût nous présenter encore plusieurs remarques intéressantes, nous abandonnerons à la sagacité du lecteur ce nouvel examen, sans doute maintenant superflu pour notre objet.

CONCLUSION.

Ainsi donc, le régime, c'est-à-dire l'usage journalier de l'air, des aliments, des boissons, de la veille, du sommeil et des divers travaux, exerce une influence très-étendue sur les idées, sur les passions, sur les habitudes, en un mot, sur l'état moral.

---

vait développer des talents et des vertus sublimes, ou produire une folie tantôt stupide, tantôt furieuse, ou nourrir des sentiments atroces et destructeurs; en un mot, créer des grands hommes, ou des scélérats, et verser sur les plaies du malheureux le baume consolateur de la mélancolie, ou livrer des cœurs passionnés à tous les tourments de l'enfer.

Par conséquent il importe beaucoup que l'hygiène en détermine et circonstancie les effets; qu'elle tire de leur observation raisonnée des règles applicables à toutes les circonstances, et propres à perfectionner la vie humaine; qu'enfin la vraie philosophie montre nettement la liaison de ces effets avec ceux qu'on appelle purement *moraux*, pour les faire concourir plus sûrement les uns et les autres au seul but raisonnable de toutes les recherches et de tous les travaux, à l'amélioration de l'homme, à l'accroissement de son bonheur.

NEUVIÈME MÉMOIRE.

De l'influence des climats sur les habitudes morales.

INTRODUCTION.

Plus nous avançons dans les recherches dont j'ai osé, citoyens, tracer le plan sous vos auspices, plus nous voyons avec évidence que les questions qu'elles ont pour but d'éclaircir, étroitement liées entre elles, rentrent les unes dans les autres; qu'il n'en est aucune qu'on puisse traiter complètement, sans toucher plus ou moins à toutes; et que toutes empruntent de chacune des lumières, des matériaux, et même des solutions.

La question de l'influence morale des climats paraît être celle qui prouve le mieux ces rapports intimes : c'est ce que je me propose de faire voir dans ce Mémoire, ou plutôt tel est le résultat de l'examen dont je vous demande de vouloir bien parcourir avec moi les principaux objets.

Mais il faut commencer par se faire une idée juste de cette question elle-même, et tâcher de la poser avec plus de précision qu'on ne l'a fait jusqu'à ce jour.

Après avoir suivi pas à pas les voyageurs et les

naturalistes dans les descriptions qu'ils nous ont données des différentes régions de la terre, si l'on veut embrasser ce vaste tableau, comme d'un coup d'œil, pour en rapprocher et comparer les parties les plus remarquables, on ne peut s'empêcher d'être également frappé et des dissemblances, et des analogies qui s'y rencontrent. Chaque latitude a son empreinte, chaque climat a sa couleur. Mais les différents êtres que la nature y a placés, ou qu'elle y reproduit chaque jour, ne sont pas seulement appropriés aux circonstances physiques de chaque latitude et de chaque climat, ils ont encore une empreinte et, pour ainsi dire, une couleur commune. La nature des eaux se rapporte à celle de la terre; celle de l'air dépend de l'exposition du sol, de la manière dont il est arrosé, de la direction des fleuves et des montagnes, de la combinaison des gaz et des autres exhalaisons qui s'élèvent dans l'atmosphère. Dans les productions végétales on retrouve les qualités de la terre et des eaux; elles se plient aux différents états de l'air. Enfin, les animaux, dont la nature est encore plus souple, modifiés et façonnés sans relâche par le genre des impressions qu'ils reçoivent de la part des objets extérieurs, et par le caractère des substances que le local fournit à leurs besoins, sont, en quelque sorte, l'image vivante du local, de ses productions végétales, des aspects qu'il présente, du ciel sous lequel il se trouve placé; et l'homme, le plus souple

de tous les animaux, le plus spécialement doué de toute espèce de faculté d'imitation, le plus susceptible de recevoir toutes les empreintes imaginables, diffère si sensiblement de lui-même dans les divers climats, que plusieurs naturalistes croient pouvoir regarder la race humaine comme subdivisée en plusieurs espèces distinctes. D'autre part, l'analogie physique de l'homme avec les objets qui l'entourent, et qu'il se trouve forcé d'approprier à ses besoins, est en même temps si frappante, qu'à la simple inspection l'on peut presque toujours assigner la nature et la zone du climat auquel appartient chaque individu. « Il est en ef-
« fet parmi les hommes, dit Hippocrate, des races,
« ou des individus, qui ressemblent aux terrains
« montueux et couverts de forêts; il en est qui
« rappellent ces sols légers qu'arrosent des sour-
« ces abondantes : on peut en comparer quel-
« ques-uns aux prairies et aux marécages; d'au-
« tres à des plaines sèches et dépouillées (1). »

Ce grand homme ajoute : « Les saisons déter-
« minent les formes : or les saisons diffèrent en-
« tre elles; la même saison diffère d'elle-même dans
« les divers pays; et les formes des êtres vivants
« retracent toutes ces diversités. »

---

(1) Si je ne me suis pas servi de la traduction du citoyen Coray, c'est que j'avais écrit ce Mémoire avant qu'elle parût. Personne, au reste, ne rend plus de justice que moi aux travaux de ce savant célèbre, dont j'honore autant la personne que j'admire la sagacité de sa critique et sa vaste érudition.

En parlant de certains peuples situés aux confins de l'Asie et de l'Europe, vers les Palus Méotides, et comparant leurs habitudes extérieures avec celles des Asiatiques et des Égyptiens, il dit encore : « La nature sauvage du pays qu'ils occu-
« pent, et les brusques mutations des saisons aux-
« quelles ils sont exposés, établissent entre les
« individus, qui composent ces peuplades, des dif-
« férences qui n'existent pas chez les nations dont
« nous venons de parler ».

Ailleurs, après avoir décrit un canton particulier de la Scythie, il termine en ces mots : « Vous
« voyez que les saisons n'y subissent aucun grand
« et soudain changement ; qu'elles y gardent, au
« contraire, une marche uniforme, et se rappro-
« chent beaucoup les unes des autres : voilà pour-
« quoi les formes des habitants y sont peu va-
« riées. C'est des mêmes aliments qu'ils se nour-
« rissent, c'est des mêmes vêtements qu'ils se
« couvrent l'hiver et l'été : ils respirent, dans tous
« les temps, le même air humide et aqueux ; ils
« boivent les mêmes eaux, qui ne sont que de la
« neige, ou de la glace fondue.... En conséquence,
« ils sont gras et charnus ; ils ont les articulations
« grosses mais faibles, et toutes les cavités hu-
« mides, surtout le bas-ventre.... L'embonpoint
« et le poli des chairs font que les divers indivi-
« dus s'y ressemblent beaucoup ; les hommes aux
« hommes, et les femmes aux femmes. »

Voulant comparer le sol de l'Asie et celui de

l'Europe, il s'exprime ainsi dans un premier passage : « Si les Asiatiques, énervés de mollesse,
« sans activité, sans courage, sont moins belli-
« queux que les Européens, et s'ils ont des mœurs
« plus douces, c'est encore dans l'influence du
« climat et dans la marche des saisons qu'il faut
« en chercher la cause. En Asie, les mutations
« alternatives du froid et du chaud ne sont ja-
« mais grandes, ni brusques : par là jamais les
« forces vitales ne sont comme frappées de stu-
« peur, jamais le corps n'y sort tout à coup de
« son assiette naturelle. Or, ces puissantes com-
« motions augmentent la chaleur animale, fomen-
« tent les dispositions colériques, aiguisent la
« prudence ; toutes qualités qu'un état monotone
« et permanent ne développe pas au même point.
« Car ce sont les changements qui excitent l'es-
« prit de l'homme, et qui ne lui laissent aucun
« repos. »

Dans un autre endroit, il reprend la comparaison de ces deux parties du monde : « En Europe,
« les hommes diffèrent beaucoup et pour la taille
« et pour les formes, à cause des grandes et fré-
« quentes mutations de temps qui ont lieu dans
« le courant de l'année. De fortes chaleurs, des
« hivers rigoureux, d'abondantes pluies, des sé-
« cheresses opiniâtres, des vents impétueux ; en
« un mot, toutes les températures y règnent tour
« à tour et s'y remplacent sans cesse.... Voilà
« pourquoi toute l'apparence extérieure des Eu-

« ropéens diffère d'une ville à l'autre.... Les effets
« du climat se font observer également dans leurs
« mœurs. Ces circonstances produisent des carac-
« tères plus énergiques, plus indisciplinés. Les
« perpétuelles commotions amènent une rudesse
« moins sociable; elles permettent difficilement à
« la douceur et à l'urbanité de passer dans les ha-
« bitudes. Par la même raison, les Européens doi-
« vent être plus courageux que les Asiatiques. Je
« le répète, un état de choses toujours le même
« engendre l'inertie : la variété, au contraire, ex-
« cite le corps et l'esprit au travail. »

C'est d'après ces observations et d'autres analogues, dans le détail desquelles je crois inutile d'entrer, qu'Hippocrate avait déja, de son temps,
établi la doctrine de l'influence des climats sur
les habitudes morales des peuples.

Quelques philosophes modernes, en emprun-
tant ses opinions, leur ont donné de nouveaux
développements : peut-être aussi leur ont-ils donné
trop d'extension; du moins il est certain qu'ils
ont franchi les limites dans lesquelles ce grand
observateur avait cru devoir se renfermer.

D'autres philosophes, également recommanda-
bles par les vérités utiles qu'ils ont répandues,
ont pris occasion de là d'attaquer le fond même
de la doctrine; ils ont traité cette influence de
chimère, et rejeté, sans modification, les conséquences qu'Hippocrate, et surtout ses derniers
partisans, en avaient tirées.

Ces deux opinions contraires, plus particulièrement débattues depuis le milieu du dix-huitième siècle, ont eu leurs apôtres et leurs adversaires : l'une et l'autre sont encore un objet de litige entre des hommes d'ailleurs très-éclairés.

Il semble donc qu'on peut regarder la question comme indécise. Elle ne le serait point sans doute si l'on recueillait les voix : le plus grand nombre des observateurs partage l'opinion d'Hippocrate et de Montesquieu. Mais celle d'Helvétius a pour elle encore des penseurs distingués. Ainsi, quand cette question n'entrerait pas nécessairement dans le plan de mon travail, elle mériterait d'être discutée de nouveau : et parmi celles qui intéressent immédiatement l'état social lui-même, et que la plus haute philosophie a pu seule élever, peut-être n'en est-il aucune qui soit plus digne de votre attention et de votre examen.

§ II.

Quand on manque des faits nécessaires pour résoudre une question, rien n'est plus naturel que de la voir rester indécise : il faut même réprimer obstinément cette impatience et cette précipitation que l'homme n'éprouve que trop souvent au milieu des plus importantes recherches, et qui le poussent à conclure avant d'avoir rassemblé tous les motifs de la conclusion : il le faut absolument, supposé toutefois qu'on mette quelque importance à la vérité. Mais quand les faits relatifs à une question ont été rassemblés, quand ils ont été déja considérés sous différents points de vue par des hommes capables de les bien circonscrire et d'en tirer toutes les conséquences, si cette question n'est pas éclaircie, c'est qu'on ne l'a pas bien saisie elle-même ; elle serait résolue si elle était bien posée. Or, personne n'a prétendu nier que les faits qui se rapportent à la question de l'influence morale des climats n'aient été recueillis, et même soigneusement discutés. Les penseurs qui, dans ce débat, se décident pour la négative, comme ceux qui soutiennent l'affirmative, établissent également qu'on a tous les moyens de conclure, et qu'on le peut en toute sûreté. Il faut donc que les termes de la question présentent encore du vague, qu'elle ne soit pas énoncée avec la précision convenable ; il faut, en un mot, qu'elle soit mal posée ; et certes rien n'est plus nécessaire, dans toute discussion, que d'écarter ce nuage des termes, et d'éclaircir cette confusion de langage dans laquelle se perd toujours le fil du raisonnement.

Si, par exemple, certains écrivains n'ont entendu par le mot *climat* que le degré de latitude, ou celui de froid et de chaud propre à chaque pays, il est évident qu'ils ne pouvaient jamais tomber d'accord dans leurs conclusions avec ceux qui donnent à ce mot un sens plus étendu : et peut-être, en effet, quelques philosophes ont-ils attaché une trop grande importance à la simple action du froid et du chaud. Mais ce n'est plus maintenant de cela qu'il s'agit : en les combattant, on ne s'est point borné à montrer qu'ils avaient poussé jusqu'à l'extrême des vues justes au fond, on a prétendu renverser tout le système qui résulte de ces vues; et l'on a cru pouvoir nier formellement que les différences de l'homme moral dans les divers pays pussent dépendre en rien de l'influence des causes physiques propres au local.

Revenons donc à la définition d'Hippocrate ; ou plutôt, car il ne s'amuse point à faire des définitions scolastiques, cherchons, dans la manière dont il a considéré ce sujet, quel sens il attache au mot *climat*.

Le titre même de son ouvrage pourrait, en quelque sorte, lui seul, nous faire connaître l'esprit dans lequel il se propose d'écrire; son ouvrage est intitulé : *Des Airs, des Eaux et des Lieux*. Hippocrate entend donc attribuer les effets dont il va rendre compte non-seulement à la température de l'air, mais à toutes ses autres qualités réunies; non-seulement au degré de latitude du sol, mais à sa nature, à celle de ses productions, à celle des eaux dont il est arrosé. Dans le corps de l'ouvrage, l'auteur s'attache à décrire exactement toutes les particularités qui peuvent frapper l'observateur dans la distinction des différents pays, et qui tiennent essentiellement à chacun d'eux. Il considère comme éléments nécessaires de la question tous les objets importants propres à chaque sol, à chaque situation, toutes les qualités constantes et majeures par lesquelles ces objets peuvent affecter les sens et modifier la nature humaine; et l'on n'aura pas de peine à sentir que cette signification du mot *climat* est la seule complète. Le climat n'est donc point resserré dans les circonstances particulières des latitudes, ou du froid et du chaud; il embrasse, d'une manière absolument générale, l'ensemble des circonstances physiques attachées à chaque local, il est cet ensemble lui-même ; et tous les traits caractéristiques par lesquels la nature a distingué les différents pays entrent dans l'idée que nous devons nous former du *climat*.

Maintenant, que faut-il entendre par *habitudes morales?* et comment ces habitudes peuvent-elles naître et se développer? Car, pour bien démêler les circonstances susceptibles d'influer sur leur production, il faut connaître les lois ou l'ordre suivant lequel elle peut et doit avoir lieu.

Si l'on considère les habitudes morales dans un peuple tout entier, comme l'ont fait Hippocrate et Montesquieu, l'on trouvera sans peine qu'elles ne sont autre chose que la série ordinaire de ses affections, ou de ses penchants, de ses idées, ou de ses opinions, de ses déterminations, ou des actes qui résultent et de ses opinions et de ses penchants. L'on voit encore avec la même évidence que ces habitudes ne peuvent se former autrement que celles des individus; c'est-à-dire, qu'elles sont le produit nécessaire des impressions que ce peuple reçoit chaque jour, des idées ou des jugements que ces impressions font naître, des volontés instinctives ou raisonnées que ces mêmes impressions et ces jugements développent de concert.

C'est donc en résultat dans le genre et le caractère des impressions qu'il faut chercher la véritable cause déterminante du genre et du caractère des habitudes. Mais les impressions se rapportant aux objets qui les produisent et aux dispositions des organes sensibles sur lesquels s'exerce l'action de ces objets, l'on voit évidemment qu'elles doivent différer et suivant la nature de ces derniers, et suivant l'état des parties sensibles qui en reçoivent les impressions.

Ainsi l'on peut poser la question d'une seconde manière : 1° la nature des objets est-elle la même dans les différents climats? 2° S'il est constant que les objets n'y sont pas les mêmes, la sensibilité ne doit-elle point subir des modifications en présence et par l'action continuelle de ces objets différents?

Nous voilà, ce me semble, plus avant dans le sujet.

Il s'agit donc de déterminer d'abord si le caractère des objets et les objets eux-mêmes sont véritablement identiques dans les différents climats.

Mais cela pourrait-il faire une question? Tous les faits n'ont-ils pas prononcé dès long-temps, et ne prononcent-ils pas encore chaque jour sur ce point? et personne s'est-il jamais avisé de soutenir que les objets fussent les mêmes aux bords du Sénégal, ou de l'Amazone, que dans le Groënland, ou sur les côtes désolées du Spitzberg?

Il s'agit de déterminer, en second lieu, si l'influence des objets extérieurs et des substances qui s'appliquent journellement au corps de l'homme, peuvent, ou ne peuvent point, en modifier la sensibilité; si, dans le fait, la sensibilité reste toujours et partout la même; si toujours et partout non-seulement elle est susceptible des mêmes impressions, mais s'il est de sa nature de ramener les impressions diverses à un certain caractère commun, que les adversaires d'Hippocrate, pour être entièrement conséquents, doivent regarder comme inséparable de la nature humaine, ou comme essentiel à son développement, nonobstant la variété des circonstances extérieures (1).

D'après cette énonciation, plus détaillée et plus exacte, le second membre de la question paraît aussi peu susceptible de débat que le premier. Car s'il était vrai que les choses se passassent comme nous venons de l'établir par supposition, les hommes seraient absolument incapables de

---

(1) C'est ici véritablement le point le plus délicat et le plus décisif de la question.

recevoir aucune éducation quelconque. Mais il faut cependant convenir qu'ici la discussion, pour être complète, exige l'examen de plusieurs questions subsidiaires, et que l'on n'y peut obtenir une solution qui ôte toute prise aux subtilités, qu'en considérant l'homme vivant et sensible sous tous ses points de vue principaux, et en pénétrant dans les causes intimes dont les lois même de l'existence demandent qu'il éprouve l'action.

Mais il suffit de jeter un coup d'œil sur les différents objets que cette discussion doit embrasser, pour se convaincre qu'elle nous ferait revenir sur plusieurs points éclaircis dans les précédents Mémoires. Il faudrait nous arrêter encore sur les mêmes faits, et reprendre les mêmes chaînes de raisonnements.

§ III.

Nous avons prouvé (du moins telle est ma conviction) que les tempéraments, le régime, la nature des travaux, celle des instruments qui leur sont propres, le genre et le caractère des différentes maladies, influent puissamment sur les opérations de la pensée, de la volonté, de l'instinct, puisqu'ils sont capables de changer l'état de la sensibilité des différents organes, état dont ces opérations dépendent toutes également. Si maintenant nous pouvons démontrer, de plus, que la détermination des tempéraments, celle du régime la nature des travaux et, par conséquent, celle des instruments qu'ils exigent, enfin, que le genre, le caractère et la marche des maladies, sont soumis à l'action des diverses circonstances physiques propres à chaque local, il s'ensuivra clairement que le climat, d'après l'exacte définition du mot, influe en effet sur la formation des habitudes morales. Car celles-ci ne sont à leur tour, comme on vient de le voir tout à l'heure, que l'ensemble des idées et des opinions, des volontés instinctives ou raisonnées, et des actes qui résultent des unes et des autres dans la vie de chaque individu.

Personne ne peut ignorer que la nature animale est singulièrement disposée à l'imitation. Tous les êtres sensibles imitent les mouvements sur lesquels leur observation a pu se fixer : ils s'imitent surtout eux-mêmes, c'est-à-dire qu'ils ont un penchant remarquable à répéter les actes qu'ils ont exécutés une fois; ils les répètent d'autant plus facilement et d'autant mieux, qu'ils les ont exécutés plus souvent; enfin, ils les répètent aux mêmes heures, et dans le même ordre de succession, par rapport à d'autres mouvements que certaines analogies ou la simple habitude ont coordonnés, avec ces actes, dans leur souvenir. Cette tendance se montre plus évidemment encore dans les déterminations automatiques des animaux, que dans celles où le raisonnement a quelque part. Les fonctions purement physiques, et dont la conservation de la vie dépend plus spécialement, commencent et finissent toutes à des époques et dans des intervalles de temps déterminés : et si les périodes ne sont pas les mêmes pour tous les individus, l'exactitude des retours, toujours conforme dans chaque cas particulier aux rapports établis entre le premier et le second acte qui constituent la fonction, entre le second et chacun des suivants, n'en démontre qu'avec plus d'évidence la généralité de la loi. Ainsi, quoique la faim, le besoin du sommeil, celui des différentes évacuations, etc., ne reviennent pas pour tous les individus, aux mêmes heures, il est constant que, dans un genre de vie fixe et régulier, chacun d'eux les éprouve périodiquement. Cela se voit encore avec la même évidence dans le rhythme des fièvres d'accès, et dans la marche des maladies aiguës, où les forces qui restent à la nature sont suffisantes pour en assujettir le cours à de constantes lois. Et c'est, comme nous l'avons dit si souvent, sur ce penchant physique à l'imitation, sur cette puissance de l'habitude, qu'est fondée toute celle de l'éducation, par conséquent la perfectibilité, commune à toute nature sensible, et dont l'homme surtout, placé sur le globe à la tête de la classe entière des animaux, paraît éminemment doué.

Mais l'empire des habitudes ne se borne pas à ces profondes et ineffaçables empreintes qu'elles laissent chez chaque individu, elles sont encore, du moins en partie, susceptibles d'être transmises par la voie de la génération. Une plus grande aptitude à mettre en jeu certains organes, à leur faire produire certains mouvements, à exécuter certaines fonctions; en un mot, des facultés particulières, développées à un plus haut degré, peuvent se propager de race en race (1) : et si les causes déterminantes de l'habitude première ne discontinuent point d'agir pendant la durée de plusieurs générations successives, il se forme une nouvelle nature acquise, laquelle ne peut, à son tour, être changée qu'autant que ces mêmes causes cessent d'agir pendant long-temps, et surtout que des causes différentes viennent imprimer à l'économie animale une autre suite de déterminations.

Des impressions particulières, mais constantes, et toujours les mêmes, sont donc capables de modifier les dispositions organiques, et de rendre leurs modifications fixes dans les races. Or les impressions les plus constantes et les plus invariables sont incontestablement celles qui tiennent à la nature même des lieux, que toute l'industrie de l'homme ne peut changer, que ses caprices ne peuvent altérer : et nous avons vu, dans un autre Mémoire, que c'est incontestablement encore

---

(1) George Le Roi, dans ses Lettres sur les animaux, observe que, quoique le chien n'arrête point naturellement, les excellentes chiennes d'arrêt font des petits qui, très-souvent, arrêtent, sans leçon préalable, la première fois qu'on les met en présence du gibier.

10.

dans certaines dispositions organiques qu'il faut chercher la cause des divers tempéraments. Si donc les impressions sont assez différentes dans les différents climats pour agir sur l'état même des organes, les tempéraments présenteront nécessairement de notables variétés.

Sans sortir d'un climat donné, l'on observe que les saisons ont une grande influence sur l'état de l'économie animale. Douée de son caractère propre, chaque saison détermine dans les corps un ordre de mouvements particuliers; elle y laisse, en fuyant, des empreintes d'autant plus marquées et plus durables, que son action s'est exercée sans mélange, plus fortement, ou plus long-temps: et, si la saison qui la remplace ne venait à son tour imprimer d'autres mouvements, ces empreintes deviendraient de plus en plus ineffaçables, les déterminations qui s'y rapportent se transformeraient en habitudes, une nature nouvelle prendrait la place de la nature primitive; ou, pour parler plus exactement, les dispositions organiques seraient modifiées proportionnellement à la cause agissante, et dans les limites entre lesquelles il leur est permis de flotter en différents sens.

Les anciens médecins, qui voulaient trouver partout des analogies, s'étaient efforcés de rattacher leur système des humeurs à celui des éléments, et celui des tempéraments à l'un et à l'autre. Les faits semblent prouver qu'ils avaient été plus heureux en établissant certains rapports entre les saisons, les climats, les âges et les tempéraments, ou dispositions organiques propres à ces diverses circonstances générales et à chacune de leurs nuances particulières. Ils avaient observé que les humeurs ou les fluides qui, suivant leur opinion, s'agitent dans le corps d'après les lois d'une espèce de flux et de reflux, étaient susceptibles de divers mouvements extraordinaires. Elles se gonflent, disaient-ils, et se soulèvent; elles se portent avec une sorte de fureur d'un lieu vers un autre. Dans certains climats, dans certaines saisons, à certaines époques de la vie, ces mouvements naissent, en quelque sorte, d'eux-mêmes; ils s'exécutent avec plus de force. Il existe entre les humeurs et ces circonstances des rapports sensibles, dont la connaissance est indispensable à l'étude de l'homme et à la pratique de la médecine. Le sang et les maladies inflammatoires sont propres à l'adolescence, au printemps, aux pays où cette saison prédomine. La jeunesse, l'été, les pays chauds et secs, engendrent la bile et les maladies bilieuses. Dans l'âge mûr et pendant l'époque qui va se confondre avec la vieillesse, dans l'automne, dans les lieux dont l'air est humide et grossier, dont la température est variable, règnent l'atrabile et les affections qui en dépendent. Enfin, la pituite froide et les maladies catarrhales sont propres à la vieillesse, aux pays humides et froids, à l'hiver.

§ IV.

Quoique les anciens, en rapportant les tempéraments aux humeurs, ne fussent point remontés jusqu'aux dispositions organiques, dont l'état des humeurs tire lui-même sa source, ils ne pouvaient errer en tirant des conclusions qui n'étaient que le résumé le plus exact des faits. Aussi ces fidèles observateurs ne faisaient-ils point difficulté d'établir des analogies directes entre les tempéraments, les climats et les âges, mais surtout entre les saisons et les tempéraments.

Au printemps, disaient-ils encore, on se trouve, en quelque sorte, plus jeune et plus près du tempérament sanguin. Dans l'été, l'on est plus bilieux, l'on a plus de disposition aux maladies où la bile joue le principal rôle. En automne, la mélancolie prédomine; les maladies atrabilaires, et les affections qui les accompagnent, se développent alors particulièrement. En hiver enfin, les hommes faibles et les vieillards se trouvent encore plus vieux; c'est le temps des maladies rhumatiques, pituiteuses, catarrhales, jusqu'à ce que l'action du froid, s'associant aux impressions qu'amène le retour du soleil vers notre tropique, ait fait reparaître les dispositions inflammatoires, compliquées avec les dégénérations muqueuses qu'elles traînent quelque temps à leur suite.

Je ne me sers ici des mots propres d'aucun des médecins anciens; mais c'est bien leur véritable doctrine, particulièrement celle d'Hippocrate, que je résume sous le point de vue qui convient à notre sujet.

Mais l'influence des saisons n'est pas la même dans tous les climats : les saisons ne sont pas partout également distinctes les unes des autres. Dans quelques pays on ne connaît que l'hiver et l'été ; dans d'autres, les temps variables de l'automne règnent depuis le commencement de l'année jusqu'à la fin. La zone équatoriale éprouve à peine quelque diminution passagère dans les chaleurs ; les zones polaires sont à peu près éternellement engourdies par le froid ; enfin, quelques heureux coins du globe jouissent d'un printemps presque continuel.

Mais, en sortant de ces généralités relatives aux causes locales qui peuvent influer sur l'économie vivante, ou sur certaines dispositions organiques, on trouve que les détails, c'est-à-dire les faits particuliers eux-mêmes, offrent un ensemble bien plus concluant, ainsi que plus positif.

Il suffit de jeter un coup d'œil sur le tableau des différents climats, pour voir sous combien de formes variées, dépendantes des circonstances qui leur sont propres, la puissance de la vie semble prendre plaisir à s'y développer. Dans chaque importante division de notre globe, dans chaque grande variété d'une de ces divisions, prise au hasard, combien d'animaux qui ne se rencontrent pas ailleurs ! quelles diversités de structure, d'instinct, d'habitudes! que de traits nouveaux ils offrent à l'observation, soit dans la manière de pourvoir à leurs besoins, soit dans le genre et dans le caractère de leurs facultés primitives, soit enfin dans la nature et dans la direction que prennent et ces facultés et ces besoins ! Or, ces habitudes particulières, ces familles nouvelles, ces formes mêmes, variables dans les familles, dépendent souvent de la nature du sol, de celle de ses productions; et, s'il est des végétaux qu'on ne peut enlever à leur terre natale sans les faire périr, il est aussi quelques races vivantes qui ne peuvent supporter aucune transplantation, qu'il est impossible de dépayser sans tarir la source qui les renouvelle et même, quelquefois, sans frapper directement de mort les individus.

Ces faits, trop généralement connus pour être contestés, montrent déjà, sans équivoque, quel est l'empire du climat sur les êtres animés et sensibles. Mais cet empire se marque plus fortement, et surtout d'une manière plus relative à la question qui nous occupe, dans les changements que le climat fait subir aux mêmes races ; puisque non-seulement il modifie à l'infini leurs qualités, ou leurs dispositions intimes, mais qu'il peut encore quelquefois effacer de leur structure extérieure et de leurs inclinations, ou de leur naturel, les traits qu'on avait cru les plus distinctifs. Le cheval, le chien, le bœuf, sont, en quelque sorte, d'autres espèces dans les différentes régions du globe : dans l'une, audacieux, sauvages, farouches ; dans l'autre, doux, timides, sociables : ici, l'on admire leur adresse, leur intelligence, la facilité avec laquelle ils se prêtent à l'éducation que l'homme veut leur donner ; là, malgré les soins les plus assidus, ils restent stupides, lourds, grossiers, comme le pays lui-même, insensibles aux caresses, et rebelles à toutes les leçons.

La taille de ces animaux, la forme de leurs membres, leur physionomie, en un mot, toute leur apparence extérieure dépend bien évidemment du sol qui les a produits, des impressions journalières qu'ils y reçoivent, du genre de vie qu'ils y mènent, et surtout des aliments que la nature leur y fournit.

Dans certains pays, le bœuf naît sans cornes ; dans d'autres endroits, il les a monstrueuses. Sa taille et le volume total de son corps prennent un accroissement considérable dans les terrains humides et médiocrement froids ; il se rapetisse sous les zones glaciales et dans les lieux très-secs. Sous certaines latitudes, son poil se transforme en une laine longue et fine ; ou son dos est chargé d'une, et même quelquefois de deux bosses charnues. Enfin, pour ne pas multiplier les exemples, on peut distinguer les races de chevaux par une grande diversité de caractères propres aux différents pays qui leur ont donné naissance ; et depuis le chien d'Islande ou de Sibérie jusqu'à celui des régions équatoriales, on peut observer une suite de formes et de naturels différents, dont les nuances les plus voisines semblent s'effacer l'une l'autre, en se confondant par des gradations insensibles.

Je n'ajouterai plus ici qu'une seule remarque, c'est que dans certains pays les chiens n'aboient point du tout; dans quelques autres, ils sont exempts de la rage. Ceux qu'on y transporte des pays étrangers, dans le premier cas, perdent la voix au bout de quelque temps; ils deviennent, dans le second, du moins autant qu'on peut en juger d'après une assez longue expérience, incapables de contracter l'hydrophobie. Nous sommes donc en droit de conclure de là que ces changements dans la nature du chien dépendent uniquement du climat, ou des circonstances physiques propres aux différents pays qui ont fourni ces observations.

Ainsi, l'on voit évidemment pourquoi les différentes races d'animaux dégénèrent pour l'ordinaire, mais quelquefois aussi se perfectionnent, quand elles sont transplantées d'un pays dans un autre; et comment leur nouvelle partie finit à la longue par les assimiler aux espèces analogues qui naissent et s'élèvent dans son sein, à moins que l'homme ne puisse les tenir constamment rapprochées de leur nature primitive par des soins particuliers de régime et d'éducation (1).

---

(1) Voyez l'excellent écrit de Huzard sur les haras, et

§ V.

Nous l'avons déja dit bien des fois, la sensibilité de l'homme est, par rapport à celle de toutes les espèces animales connues, la plus souple et la plus mobile, en sorte que tout ce qui peut agir sur les autres créatures vivantes agit, en général, d'une manière encore plus forte sur lui. Mais une grande multitude de faits relatifs à différents ordres de phénomènes nous ont prouvé de plus que si la nature humaine est susceptible de se plier à toutes les circonstances, c'est que toutes la modifient rapidement, et l'approprient aux nouvelles impressions qu'elle reçoit. Il est donc peut-être inutile de vouloir faire sentir que, puisque le climat exerce un empire étendu sur les animaux, l'homme ne peut, en aucune manière, être le seul qui résiste à toute influence de sa part; car c'est évidemment aux qualités mêmes qui caractérisent et constituent la supériorité de son organisation que tient cette dépendance de tant de causes diverses dont il semble être quelquefois le jouet.

Mais, à quelque sévérité de déduction qu'on se soit efforcé d'assujettir l'analogie, ses conclusions peuvent laisser encore de l'incertitude ou des nuages dans les esprits. Revenons donc aux preu-

---

ceux de Daubenton, de Gilbert, de Tessier, etc., sur l'éducation des bêtes à laine.

ves plus directes, c'est-à-dire, revenons aux faits; et, quoiqu'il fût assurément aussi fastidieux que superflu de les tous recueillir, jetons au moins un coup d'œil rapide sur ceux qui sont, à l'égard du reste, des espèces de résultats généraux.

On sait que les formes extérieures de l'homme ne sont pas les mêmes dans les différentes régions de la terre. La couleur de la peau, celle des poils qui végètent dans son tissu, leur nature, ou leur intime disposition, les rapports des solides et des fluides, le volume des muscles, la structure même et la direction de certains os, ou de quelques-unes de leurs faces, toutes ces circonstances présentent des variétés chez les habitants des divers climats; elles peuvent servir à faire reconnaître la latitude ou la nature du sol auquel ils appartiennent. Chaque nation a ses caractères extérieurs, qui ne la distinguent pas moins peut-être que son langage. Un Anglais, un Hollandais, un Italien, n'ont point la même physionomie qu'un Français; ils n'ont point les mêmes habitudes de corps. Sur le territoire habité par chaque nation, s'il se rencontre de grandes variétés de sol, on en retrouve toujours la copie, si je puis m'exprimer ainsi, dans certaines variétés analogues, ou dans certaines nuances de structure, de couleur, de physionomie, propres aux habitants respectifs des divers cantons. Les hommes de la montagne ne ressemblent pas à ceux de la plaine : il y a même des différences notables entre ceux de telle et de telle plaine, de telle et de telle montagne. Les habitants des Pyrénées ont une autre apparence que ceux des Alpes. Les riants et fertiles rivages de la Garonne ne produisent point la même nature de peuple que les plaines, non moins fertiles et non moins riantes, de la Loire et de la Seine; et souvent dans le même canton l'on remarque d'un village à l'autre des variétés qu'une langue, des lois et des habitudes d'ailleurs communes, ne permettent d'attribuer qu'à des causes inhérentes au local.

En considérant les grandes différences que présentent les formes du corps humain, et même la structure ou la direction des os qui leur servent de base, quelques écrivains ont pensé que des êtres si divers, quoique appartenant au même genre, ne pouvaient appartenir à la même espèce; et, pour expliquer le phénomène, ils ont cru nécessaire d'admettre plusieurs espèces primitives, distinctes les unes des autres, et dont les traits caractéristiques restent toujours fixes et indélébiles, comme ceux de la nature elle-même. J'avoue que je ne partage point leur opinion. Celle de Buffon, qui regardait les variétés que l'homme présente dans les différents climats comme accidentelles, et comme l'ouvrage de ces climats eux-mêmes, me paraît beaucoup plus vraisemblable, 1° parce que d'un climat à l'autre, on voit les races qui leur sont propres s'unir par une chaîne d'intermédiaires dont les nuances ou les dégradations insensibles se confondent toujours au point de contact; 2° parce que la même latitude présente souvent divers climats, c'est-à-dire, de grandes variétés dans l'ensemble des circonstances physiques propres à chaque canton, et qu'alors non-seulement chaque nature de sol produit sa race particulière, mais que si, par hasard, quelques cantons ressemblent exactement à des régions éloignées, les hommes des uns paraissent formés sur le modèle de ceux des autres, et que l'analogie de climat triomphe de l'influence même du voisinage, et de cette confusion du sang et des habitudes qu'amène inévitablement la fréquence des communications; 3° parce qu'on observe chaque jour, dans les pays dont le climat a des caractères prononcés, qu'au bout d'un petit nombre de générations, les étrangers reçoivent, plus ou moins, son empreinte (1); 4° enfin, parce que les défenseurs de cette théorie sont obligés, pour la soutenir, de se livrer à une foule de conjectures. J'ajoute que presque tous leurs arguments sont négatifs, et que la ténacité de

---

(1) Je citerai ici le fait attesté par plusieurs voyageurs, touchant ces familles portugaises établies dans les îles du Cap-Verd depuis la fin du quinzième siècle tout au plus, lesquelles, dans cet espace de temps, que nous devons regarder comme très-court, sont devenues presque entièrement semblables aux nègres indigènes du pays et à ceux du continent voisin. Ce fait semble fournir une preuve directe contre la théorie de la diversité des espèces.

quelques caractères propres à certaines races, qui paraissent résister à leur transplantation et à leur dissémination parmi les autres peuples, ne prouve absolument rien. En effet, les observations et les expériences nécessaires pour rendre cette remarque solide et concluante n'ont point été faites : la courte durée des individus permet trop rarement d'apprécier au juste la part que peut avoir le temps dans toutes les opérations de la nature; et rien cependant ne serait plus nécessaire, car, disposant à son gré, de cet élément comme de tous les autres moyens, la nature l'emploie, aussi-bien qu'eux tous, avec une étonnante prodigalité.

Mais, au reste, la question de la variété des espèces dans le genre humain est presque entièrement étrangère à celle de l'influence du climat sur le tempérament : l'une pourrait demeurer indécise, sans qu'il en rejaillît le moindre doute sur les preuves dont la réalité de cette influence est appuyée; et quoique les deux effets paraissent devoir être regardés comme dépendants des mêmes causes, ils sont loin d'être tellement inséparables qu'ils ne puissent avoir lieu que simultanément.

L'influence du climat sur le tempérament, ou l'analogie générale des tempéraments avec les climats respectifs, est une pure question de fait extrêmement simple. Il s'agit donc de voir, dans l'histoire physiologique et médicale des divers peuples, si tous les pays présentent absolument les mêmes habitudes physiques chez les hommes sains et malades ; si, lorsque les circonstances qui constituent le climat diffèrent assez pour avoir des caractères distincts, ces habitudes ne diffèrent pas dans un ordre correspondant ; enfin si, lorsque les dernières se ressemblent, les premières ne se rapportent pas à celles-ci, suivant des règles faciles à saisir par l'observation.

§ VI.

En examinant l'influence du régime sur les idées et sur les penchants, nous avons passé successivement en revue toutes les causes partielles, mais principales, qui concourent aux effets de ce qu'on doit entendre par ce mot de *régime*. Nous avons vu que l'air, suivant son degré de température, et suivant le caractère des substances dont il est chargé ; les aliments et les boissons, suivant leur nature ; les travaux, suivant les facultés qu'ils exercent ; en un mot, que tous les corps, ou tous les objets qui peuvent agir sur l'homme et lui donner des impressions particulières, ont en même temps la puissance de modifier son état moral. Mais nous avons vu aussi que c'est en changeant les dispositions et les habitudes des organes que ces impressions influent sur les actes de la pensée et de la volonté, dont l'état moral se compose ; et quand les habitudes et les dispositions des organes deviennent fixes, elles forment, de leur côté, ce qu'on désigne par le mot *tempérament*.

Cependant nous avons dit ailleurs qu'il y a dans les tempéraments un fond dépendant de l'organisation primitive, dont le genre de vie peut bien déguiser momentanément l'action, mais qui résiste avec force à toute cause contraire, et qui ne semble pas pouvoir être entièrement effacé. Ceci demande quelque explication.

Nous avons dit, en effet, et l'expérience journalière prouve, que la base des tempéraments originels bien prononcés est intimement identifiée avec l'organisation elle-même; mais en même temps nous n'avons point oublié d'observer qu'il y a des tempéraments *acquis*. Les circonstances de la vie peuvent faire éprouver des modifications à tout ce qui n'est pas cette base, et changer entièrement les tempéraments plus indéterminés ; et nous avons senti la nécessité de nous en occuper à part. Il n'y a donc point ici de contradiction véritable. Dans tous les tempéraments, les caractères accessoires peuvent, en général, être altérés : dans un assez grand nombre, tout, jusqu'à leur base, peut subir d'importantes modifications. Enfin, quelquefois le tempérament lui-même est susceptible de changer complètement de nature; il peut même arriver alors que, indécis originairement, il se place, par l'effet de certaines causes extérieures accidentelles, au nombre de ceux dont les caractères ont la plus forte empreinte. Observons, en outre, que lorsque ces causes sont insuffisantes pour opérer d'une manière décisive sur les individus, elles n'en exercent pas moins une puissante influence sur les races : car des causes fixes et constantes, comme l'est en particulier le climat, agissent sans relâche sur les générations successives, et toujours dans le même sens; et les enfants recevant de leurs pères les dispositions acquises, aussi-bien que les dispositions originelles, il est impossible que les races échappent à cette influence de causes qui s'exercent durant des espaces de temps illimités, quelque faible qu'on suppose leur action à chaque instant.

Mais, je le répète, les faits prononcent bien plus directement sur toutes les questions de ce genre; et les faits sont ici très-positifs et très-nombreux.

Nous avons vu qu'Hippocrate, en peignant les habitudes morales d'une peuplade répandue dans le voisinage des Palus-Mœotides et d'une horde de Scythes fixée dans un canton dont le climat offre des caractères particuliers, fait découler ces habitudes de celles du tempérament; et celles du tempérament, de l'ensemble des circonstances physiques locales, à l'action desquelles les corps se trouvent constamment soumis. Les observations de ce grand homme frappent toujours par leur grande exactitude : on peut vérifier encore de nos jours, dans tous les climats analogues, celles dont nous parlons en ce moment; et les règles qu'il en a tirées, sur les modifications que les mêmes natures de terrain ne manquent point de faire subir à l'homme, sont parfaitement identiques avec les résultats des faits que nous pouvons nous-mêmes observer et recueillir.

Voici comment il peint les rives du Phase, et le naturel de leurs habitants : l'Europe offre encore des régions entières dont Hippocrate semble avoir emprunté les traits principaux de sa description.

« Passons, dit-il, aux habitants du Phase. Leur
« pays est humide, marécageux, chaud, couvert
« de bois. Des pluies abondantes l'arrosent sans
« cesse, ou plutôt l'inondent avec violence. Les
« demeures des hommes sont établies au sein
« même des marais ; ils s'y construisent, avec des
« roseaux et du bois, des cabanes dont les frêles
« fondements plongent dans les eaux. Rarement
« vont-ils dans les villes et dans les marchés voi-
« sins. Des troncs d'arbres, grossièrement creusés,
« leur servent de barques ; ce sont leurs seuls
« moyens de communication : c'est avec ce secours
« qu'ils naviguent çà et là sur les nombreux ca-
« naux qui coupent leur territoire. Des eaux sta-
« gnantes, putréfiées par le soleil, et que les seules
« pluies renouvellent, sont leur unique boisson.

« Ajoutez que le Phase est lui-même le fleuve
« le plus inerte et le plus lent dans son cours.
« Les fruits et les plantes que ses bords nourris-
« sent ne reçoivent jamais un entier et convenable
« développement : ils ont peu de ces qualités pro-
« pres qui doivent caractériser chaque espèce en
« particulier, et qui lui donnent son genre spé-

« cifique de salubrité. L'humidité qui règne partout retient ces plantes et ces fruits dans un état d'imperfection; ils ne sauraient parvenir à la maturité requise. L'air, enfin, se charge de brouillards infects, exhalés des marais, et l'horizon se trouve comme investi de malfaisantes vapeurs.

« Par l'action de toutes ces causes réunies, les habitants du Phase forment un peuple particulier : ils ont des traits distinctifs qui les caractérisent. Leur taille est haute, surchargée d'embonpoint : leurs articulations et leurs vaisseaux semblent perdus dans une mauvaise graisse. Tout leur corps est pâle, ou plutôt ils approchent, quant à la couleur de la peau, des personnes qui ont la jaunisse; et, comme l'air qu'ils respirent est impur, nébuleux et très-humide, ils ont la voix la plus rauque qui puisse sortir d'une bouche humaine. Ils sont d'ailleurs remarquables par une extrême lenteur dans tous leurs mouvements, et par un défaut presque absolu d'activité. »

Pour ne rien oublier dans la peinture du climat, auquel il attribue ces habitudes physiques et morales, habitudes qui sont évidemment celles que nous avons dit, dans un autre Mémoire, appartenir au tempérament où les fluides, en général, et particulièrement les fluides muqueux, prédominent, Hippocrate revient bientôt après sur ses pas, pour ajouter ce qui suit :

« Le climat du Phase n'éprouve que peu de va-
« riations, par rapport à la température de l'air.
« Les saisons de l'année, les retours périodiques
« du froid et du chaud, y marchent régulièrement
« et sans transitions subites. Les vents du sud y
« soufflent presque continuellement. Il en est un
« qui semble particulier au pays; on l'appelle
« *Cenchron*. Ce vent est quelquefois très-violent ;
« la chaleur qu'il répand dans l'air accable et ré-
« sout les forces. Le vent du nord s'y fait rare-
« ment sentir, et lorsqu'il souffle par hasard, il
« est faible, peu vif, peu pénétrant. »

Hippocrate a donc déterminé le genre de climat qui produit le tempérament appelé *pituiteux*. Mais, comme il parle d'un pays presque sauvage, où la culture et l'industrie n'avaient fait encore presque aucun progrès, on peut demander si les causes regardées par lui comme essentiellement inhérentes au local, ne sont pas du nombre de celles que l'industrie de l'homme peut combattre avec succès, et réduire à l'impuissance. Les faits répondent encore à cette difficulté.

L'art exerce sans doute un empire très-étendu sur le sol; il peut quelquefois transformer des marécages en fécondes prairies, des coteaux arides en vignobles riants, des forêts ténébreuses et malsaines en plaines salubres, couvertes de riches moissons. Cependant il est impossible de citer un climat bien caractérisé qui n'ait pas résisté constamment à tous les progrès de la société civile et à tous les travaux d'amélioration qu'elle fait entreprendre. Les traits qui distinguent un pareil climat sont tellement identifiés avec ceux qui en caractérisent les terres et avec la disposition du sol, ils ont été si fortement imprimés par la puissante main de la nature, que les efforts de l'homme s'épuisent en vain pour les effacer. Quelque changement qui puisse s'opérer à la surface de la terre, ses qualités intimes, sa latitude, l'abondance ou la rareté des eaux, le voisinage ou l'éloignement des mers et des montagnes, le caractère et la direction des fleuves lui conservent toujours ses principales propriétés originelles, et soit immédiatement et par lui-même, soit médiatement et par le genre ou par les qualités particulières de ses productions, le climat exerce toujours son influence sur le tempérament. On peut facilement s'en convaincre par l'exemple des habitants de la ci-devant Belgique et de ceux de la Batavie ; les derniers surtout se rapprochent par plusieurs traits essentiels de ces peuples du Phase qu'Hippocrate a peints avec tant de vérité, et qui vivaient, comme eux, dans des lieux humides et sous un ciel souvent enveloppé de brouillards.

§ VII.

Dans le Mémoire sur l'influence du régime, nous avons vu que les climats froids et âpres augmentent la force musculaire ; qu'ils émoussent, au contraire, et cela dans le même rapport, les forces nutritives. Leur effet direct est donc de développer cette espèce de tempérament qui se manifeste par la grande prédominance de la faculté de mouvement sur celle de sensation. Et l'on voit sans peine que les choses doivent être nécessairement ainsi; sans quoi l'homme aurait dans ces climats, ou trop de sensibilité pour pouvoir résister aux impressions extérieures, ou trop peu de puissance d'action pour fournir à ses besoins. Car, d'un côté, toutes les impressions y sont fortes, et presque toutes seraient pénibles pour des corps mal aguerris; de l'autre, la subsistance de chaque personne y demande un grand volume d'aliments, et, tous les besoins directs y sont, en général, plus multipliés et plus impérieux.

Suivant Hippocrate, les habitants de certains pays montueux, et de quelques autres terrains dont l'âpreté forme le caractère principal, ont à peu près les mêmes habitudes de tempérament et les mêmes mœurs que ceux des pays très-froids.

« Il y a, dit-il, des pays montueux et des ter-
« rains hérissés, dépourvus d'eaux, où les saisons
« ont une marche et où leurs changements sui-
« vent des lois toutes particulières. Une nature
« sévère y communique ses dures empreintes aux
« habitants. Les hommes y sont grands et vigou-
« reux; ils naissent tels, et toutes les circonstances
« semblent avoir pour objet de les préparer aux

« plus rudes travaux. Mais de pareils tempéra-
« ments enfantent des mœurs agrestes et nourris-
« sent des penchants farouches. »

Dans le même Mémoire, nous avons encore vu que les climats très-chauds produisent, au contraire, en général, ces habitudes de tempérament où la sensibilité prédomine sur les forces motrices; et non-seulement nous sommes sûrs que cet effet est réel et constant, nous savons, en outre, à quelles causes il doit être rapporté. Car nous avons reconnu que, dans les climats brûlants, 1° les forces, sans cesse appelées à l'extérieur, n'ont point occasion d'acquérir ce surcroît d'énergie qu'elles reçoivent de leur concentration, ou plutôt de leur balancement alternatif et continuel entre le centre et la circonférence ; 2° les extrémités nerveuses y sont plus épanouies, et par conséquent plus susceptibles de vives impressions ; 3° l'extrême chaleur, rendant pénible toute action forte, invite à chercher constamment le repos ; 4° les hommes y recherchent d'autant plus avidement les sensations, qu'ils sont plus sensibles, que leur activité n'est point consommée en mouvements musculaires, que la nature a véritablement placé près d'eux les objets d'un plus grand nombre de sensations agréables ; 5° enfin, tous leurs besoins sont infiniment plus bornés ; et, se sentant riches de la libéralité du sol et du climat, ces mortels, favorisés par le sort, ont moins de motifs de secouer la douce paresse qui suffit à leur bonheur.

A ces raisons principales et directes, il faut joindre encore l'énervation musculaire, qui résulte de l'abus des sensations, et surtout celle qui tient à la *prématurité* (s'il est permis de s'exprimer ainsi) des organes de la génération. En effet, dans l'un et dans l'autre cas, qui se confondent pour l'ordinaire, la mobilité nerveuse devient excessive : et l'on sait que les désirs de l'amour, les caprices d'imagination qui s'y rapportent, les erreurs de sensibilité qui les entretiennent, survivent trop souvent à la faculté de satisfaire ces désirs ; état de désordre physique et moral funeste par lui-même, mais capable d'ailleurs de produire secondairement une foule de désordres nouveaux plus graves et plus funestes encore.

Hippocrate, que je ne me lasserai point de citer dans ce Mémoire, avait observé chez les Scythes une espèce particulière d'impuissance, commune surtout parmi les gens riches. Il crut pouvoir en chercher la cause, 1° dans l'exercice du cheval, auquel les chefs de ces peuplades se livraient habituellement ; 2° dans certaines saignées abondantes, faites à la veine qui rampe derrière l'oreille : car ils abusaient, selon lui, de ce remède, pour le traitement d'un genre particulier de fluxion articulaire dépendant du même exercice, du moins encore suivant l'opinion de cet illustre médecin. J'avoue que, malgré toute mon admiration pour lui, je ne vois là qu'une suite d'explications hypothétiques. L'exercice du cheval ne rend point impuissant : l'expérience de tous les siècles et de tous les pays l'a suffisamment démontré. La situatiou pendante des jambes ne rend point les hommes de cheval plus sujets que d'autres aux fluxions articulaires (1) : c'est encore ce qui demeure bien prouvé par les faits. Enfin, les saignées abondantes peuvent affaiblir beaucoup la constitution : mais elles n'agissent point d'une manière spéciale sur tel ou tel organe ; et toutes les saignées, de quelque veine qu'on tire le sang, produisent, à peu de chose près, les mêmes effets généraux.

Ici, contre son ordinaire, Hippocrate va chercher bien loin ce qui venait s'offrir naturellement à lui. Il n'avait pas manqué d'observer qu'en général les Scythes étaient une race peu sensible aux plaisirs de l'amour. « Les désirs de l'amour se « font, dit-il, sentir chez eux assez rarement, et « n'ont que peu d'énergie : aussi ce peuple tout « entier est-il peu propre à la génération. » On voit qu'il en était des Scythes, comme de toutes les hordes errantes, dont la vie est précaire, qui supportent de grandes fatigues, et qui vivent exposées à toutes les intempéries d'un ciel rigoureux, sans qu'une nourriture animale abondante renouvelle constamment leurs corps épuisés. Parmi

---

(1) L'exercice du cheval, lorsqu'il est continuel et violent, dispose aux varices ; il cause souvent des anévrismes ; mais ce double effet tient à d'autres causes que celles dont Hippocrate fait mention.

eux, les gens riches pouvaient se procurer plus facilement de belles esclaves pour leurs plaisirs; ils ne laissaient pas le temps à leurs languissants désirs de se former; ils devaient donc être plutôt énervés que les autres : rien encore de plus naturel. Les circonstances sociales qui fournissent aux hommes trop de moyens de satisfaire leurs passions, ne nuisent pas moins, en effet, à leur véritable bonheur, que les climats où la nature semble aller au-devant de tous les besoins n'altèrent et n'affaiblissent leur énergie et leur activité.

§ VIII.

Le tempérament, caractérisé par l'aisance et la liberté de toutes les fonctions, par la tournure heureuse de tous les penchants et de toutes les idées, se développe rarement et mal dans les pays très-froids et dans les pays très-chauds. Dans les uns, les résistances extérieures sont trop puissantes, et les impressions trop souvent pénibles : dans les autres, la bile contracte des qualités trop stimulantes, l'affaiblissement des organes de la génération est trop précoce, les forces centrales sont trop constamment débilitées par leur distraction et leur dispersion continuelles; enfin, trop souvent un estomac faible produit des affections nerveuses qui font naître à leur tour les habitudes de la crainte et de l'abattement.

Les climats tempérés, les terrains coupés de

coteaux, arrosés d'eaux vives, couverts de vignobles ou d'arbres à fruits, et dont le sol, tout à la fois fertile et léger, est naturellement revêtu de verdure et de doux ombrages, sont les plus propres à développer dans les individus et à fixer dans les races le tempéramsnt heureux dont nous parlons. Il est encore sûr que l'usage modéré du vin peut imprimer, à la longue, une partie des habitudes physiques et morales dont ce tempérament se compose. Un air serein, une heureuse température, la présence continuelle d'objets riants, des aliments succulents et doux, mais stimulants et fins, en secondant ce premier effet, ne sauraient manquer de faire prendre au système toutes ces favorables habitudes; et, pour peu que les institutions sociales laissent le climat exercer en paix son influence pendant quelques générations, un pays tel que celui qui vient d'être décrit est toujours habité par une race d'hommes dont la tournure d'esprit, les passions ou les goûts, ont ordinairement le même caractère, et se manifestent par des traits analogues ou correspondants.

Sans doute le passage suivant d'Hippocrate ne doit pas être regardé comme entièrement relatif à ces pays et à ces hommes; mais on voit que le caractère du terrain dont il parle, et celui qu'il attribue à ses habitants, sont parfaitement conformes l'un à l'autre, et qu'ils confirment les vues qui viennent d'être exposées. « Les habitants des

« lieux élevés, et qui ne sont point trop inégaux
« et montueux, d'où les vents balayent incessam-
« ment toutes les vapeurs malfaisantes, et que de
« belles et vives eaux arrosent sur tous les points,
« sont, dit-il, en général, d'une haute taille; ils
« diffèrent peu les uns des autres. Leur esprit est
« calme; leurs sentiments sont doux. »

On vient de voir que la chaleur exalte la bile; jointe à la sécheresse, elle produit cet effet bien plus promptement et bien plus fortement. Ainsi donc, les climats chauds et secs doivent être féconds en tempéraments bilieux, c'est-à-dire, en hommes chez lesquels le système hépathique, et l'humeur qu'il a pour fonction d'élaborer, prédominent particulièrement (1). Mais ces climats ne sont pas les seuls qui les enfantent; Hippocrate détermine, avec son exactitude ordinaire, les caractères principaux du pays le plus propre à produire cette même espèce de tempérament.

Voici comment il s'exprime:

« Dans un pays nu, ouvert de toutes parts,
« hérissé de rocs arides, et brûlé par des étés ar-
« dents, que suivent des hivers rigoureux, les
« hommes sont secs, musculeux, robustes, velus;
« ils ont les articulations fermes et bien pronon-

---

(1) Ce tempérament est encore caractérisé par la prédominance du système sanguin, dont le volume de la poitrine, joint à la production d'une plus grande quantité de chaleur animale, favorisent beaucoup le développement.

« cées. Ardents à former des entreprises, ils sont
« industrieux à les mettre en exécution. Quant à
« leurs mœurs, elles sont dures et presque sau-
« vages ; leur cœur s'ouvre rarement aux senti-
« ments doux. Ils sont présomptueux, colères,
« opiniâtres. Ils cultivent les arts avec intelligence,
« et paraissent apporter, en naissant, toutes les
« qualités militaires. »

Les anciens avaient observé que les hommes du tempérament mélancolique, dont les caractères principaux sont le resserrement de la poitrine, l'extrême rigidité des solides, l'embarras dans la circulation des humeurs, la sensibilité particulière des organes de la génération, etc., sont en même temps les plus sujets aux maladies atrabilaires, c'est-à-dire, à ces maladies dont le symptôme dominant est une bile épaisse, poisseuse, noirâtre, ou profondément verte, qui farcit les intestins, s'attache à leurs parois villeuses, se porte quelquefois sur certains organes, dont elle dénature les fonctions et les humeurs, quelquefois aussi se répand dans toutes les parties du corps, et les teint d'une couleur obscure, ou les couvre de tumeurs hideuses et d'ulcères rongeants extrêmement malins. Ils avaient, en outre, observé que ces maladies sont plus communes dans les pays chauds, mais où la température de l'air est variable, que dans les régions glacées, ou dans celles qui n'éprouvent ni des chaleurs brûlantes, ni des froids rigoureux. Enfin, ils avaient vu que, si les tempéraments mélancoliques semblent primitivement disposés aux maladies atrabilaires, ces maladies, de leur côté, ne tardent pas d'imprimer à l'économie animale les habitudes de ce même tempérament : et l'on peut regarder comme une règle générale que les effets moraux, directement résultants, pour l'ordinaire, de certaines dispositions organiques, ont la propriété de déterminer ces dispositions lors même qu'ils sont produits par des causes qui n'ont primitivement avec elles aucune espèce de rapport.

En lisant avec attention les écrivains anciens de médecine, l'on voit que les maladies atrabilaires, et surtout les altérations qu'elles peuvent occasioner dans l'état des deux systèmes, lymphatique et cutané, étaient autrefois bien plus communes qu'aujourd'hui. Les raisons de cette différence ne sont pas, à beaucoup près, toutes immédiatement physiques. Le perfectionnement de la police (1), et la destruction de quelques erreurs de régime, qui l'un et l'autre sont dus aux lumières et à l'augmentation de l'aisance générale chez les peuples modernes, doivent être regardés comme les principales de ces raisons (2).

---

(1) Ainsi que nous l'avons observé déjà plusieurs fois.

(2) Peut-être faudrait-il ici mettre en première ligne l'assainissement des terres, résultat des progrès de l'agriculture et de l'hydrographie, appliquée à la direction des fleuves et à la construction des canaux.

Mais il est encore vrai que l'état du sol et de quelques-unes de ses productions, la direction et même l'emploi d'une certaine partie de ses eaux, leur caractère en tant qu'il dépend de leur direction, la nature des exhalaisons qui s'élèvent de la terre ou des eaux, et par conséquent aussi l'état de l'air; en un mot, que le climat lui-même peut, du moins à quelques égards, et jusqu'au point indiqué ci-dessus, être modifié par la main de l'homme. Voilà ce qu'une active et savante industrie a réellement opéré dans quelques pays, dont la nature inhospitalière semblait rejeter également la race humaine, et celle des animaux dociles dont nous avons fait les instruments de nos besoins; mais où le courage, la constance, et cette énergie qui n'est propre qu'à la liberté, se sont créé des sources artificielles de richesses et de bonheur. Voilà même encore ce qui rend si importante l'étude des effets de tout genre qui peuvent être produits par les diverses circonstances locales purement physiques, afin que, ces causes une fois bien connues et bien déterminées, on puisse ou trouver, ou perfectionner les moyens d'améliorer les circonstances favorables, et de remédier, autant qu'il est possible, à celles dont les résultats sont pernicieux.

Nous avons dit que les anciens rapportaient le tempérament mélancolique à l'automne, saison pendant laquelle les maladies atrabilaires sont en effet plus fréquentes, et qui, d'ailleurs, semble particulièrement propre à faire naître les affections de l'ame essentielles à ce tempérament. Ils avaient aussi très-bien vu que des nourritures grossières peuvent produire, ou du moins aggraver considérablement quelques-uns de ses phénomènes principaux. Ils n'ignoraient pas enfin qu'un climat sombre et sévère fait contracter à l'ame des habitudes tristes ; que ces habitudes occasionent souvent des engorgements de la rate et du foie, d'où naissent, à leur tour, de profondes affections hypocondriaques, qui, transmises pendant quelques générations, amènent graduellement toutes les dispositions propres au tempérament mélancolique, et le fixent enfin dans les races par des empreintes qui ne s'effacent plus.

D'après les observateurs modernes, et surtout d'après les médecins praticiens qui nous ont donné des recueils d'histoire de maladies, sans dessein d'établir aucune théorie particulière, nous avons deux remarques à faire sur les vues des anciens. D'abord, l'automne est d'autant plus fertile en maladies atrabilaires, et il laisse des traces d'autant plus funestes de ses ravages, qu'il succède à des chaleurs plus sèches et plus ardentes, et qu'il est lui-même plus humide, ou plus froid et plus variable. En second lieu, les climats nébuleux et sombres ne produisent des effets complètement analogues à ceux de l'automne, qu'autant que leur influence se trouve secondée par des vices de régime, notamment par l'abus des nourritures grossières et difficiles à digérer ; comme, à leur tour, ces nourritures causent rarement les mêmes désordres dans la constitution, à moins que les circonstances locales n'agissent dans le même sens.

Ainsi donc, en se renfermant dans les faits le mieux constatés, l'on doit réduire l'action du climat sur la production du tempérament mélancolique à ces points simples :

1° Dans les pays chauds, mais où la chaleur est fréquemment et brusquement interrompue par des froids humides, ou par des vents aigus et glacés, ce tempérament sera très-commun.

2° Il le sera moins, mais il le sera cependant encore dans les pays où la nature est comme couverte d'un voile de brouillards, et qui ne présentent que des objets sombres, monotones et décolorés ; il le sera surtout, si le caractère des aliments, secondant l'influence de ces impressions, en fortifie les résultats. Mais on remarque alors que le tempérament, quoique bien caractérisé par les dispositions constantes qui le constituent, ne l'est que rarement par les formes extérieures; et, par conséquent, on pourrait ne le croire qu'accidentel et passager.

3° Certaines erreurs de régime en général, et l'abus de quelques mauvais aliments en particulier, peuvent aussi contribuer à produire le tempérament mélancolique; mais l'action de ce genre de causes est insuffisante, si le climat ne lui prête une force nouvelle, et n'achève de caractériser des effets qui restent quelquefois assez longtemps incertains, l'énervation de l'estomac et l'altération des humeurs qu'elle occasione pouvant porter plusieurs désordres très-différents dans la constitution.

§ IX.

Comme l'influence du climat sur la production des maladies tient, par plusieurs côtés, à son influence sur la formation des tempéraments, je crois que le petit nombre de considérations qui suffisent pour fixer les idées sur ce point trouve ici naturellement sa place. En effet, d'une part, il est peu de maladies très-marquées dont les caractères ne se rapportent, plus ou moins, à ceux de quelque tempérament; de l'autre, l'extrême de tout tempérament quelconque est un état maladif: de sorte que l'on voit souvent, tour à tour, naître l'un de l'autre la maladie et le tempérament. Mais, de plus, l'influence du climat sur les dérangements de l'économie animale est trop notoire pour avoir besoin d'être prouvée en elle-même. Il est peu de personnes qui puissent ignorer que certaines maladies sont endémiques dans différents pays, et qui ne soient même convaincues que ces maladies y dépendent uniquement des circonstances locales : et, dans tous ces cas particuliers, soit que la cause ait été déterminée, soit qu'elle reste encore incertaine, on l'attribue toujours à la nature du sol et au caractère des lieux. Ainsi donc, sans négliger entièrement le fond de la question, ce qui paraît ici le plus essentiel est d'examiner si les maladies dont l'influence sur l'état moral est incontestable et direct ne sont pas du nombre de celles qui se trouvent, à leur tour, le plus soumises à l'influence du climat; et si les meilleurs observateurs de tous les siècles ne les ont pas, en effet, attribuées unanimement à certains pays particuliers.

D'abord, il est bien reconnu que le scorbut, et toutes les dégénérations d'humeurs qui s'y rapportent, sont plus communs dans les régions humides et froides, sur les côtes des mers polaires, au sein des bois entrecoupés d'étangs et de marais, que dans les pays chauds ou tempérés, secs, découverts, arrosés d'eaux vives. Il est également reconnu que les bas-fonds, les terrains où l'argile retient les eaux près de la surface du sol, les lieux voisins des marais, ou dans les environs desquels pourrissent des matières végétales, amoncelées et mêlées avec quelques substances animales, fourmillent de fièvres intermittentes et rémittentes, qui se rapprochent les unes des autres par différentes particularités de leur type, et qui sont plus ou moins graves suivant le caractère de l'année, la saison, et les diverses circonstances relatives à l'individu.

Dans d'autres pays, au contraire, les fièvres intermittentes sont extrêmement rares : il en est même où quelques-uns des types de ces fièvres sont absolument ignorés; par exemple, suivant l'assertion des médecins d'Édimbourg, et notamment de Cullen, l'on n'a jamais observé la fièvre quarte en Écosse.

On sait encore que certains engorgements glanduleux, certaines coliques, certaines affections rhumatismales, certaines éruptions psoriques, règnent exclusivement dans quelques endroits particuliers : et, quoiqu'on ne puisse pas toujours en assigner la raison précise, comme cependant on les rencontre ailleurs beaucoup plus rarement, ou qu'elles y sont moins prononcées, on est suffisamment en droit de les imputer à la nature, ou à l'état du sol, des eaux, de l'air, en un mot, au climat. Enfin, d'autres maladies, telles que le trismus ou tétanos des enfants nouveaux-nés, le dragonneau ou *vena medinensis*, le *malis furialis* ou furie infernale de Linné, les crinons décrits par Etmuller et Horstius, les bêtes rouges des savanes de la Martinique, l'yaw ou pian, la plique polonaise, etc., etc., paraissent tellement affectés à certaines régions de la terre, qu'on ne les observe dans d'autres pays, que lorsqu'elles y sont transportées par les malades eux-mêmes, ou lorsqu'elles sont, comme le pian, de nature contagieuse : et alors il arrive, presque toujours, qu'elles dégénèrent en peu de temps dans ce nouveau climat qui ne leur est pas propre; quelquefois même l'expatriation du malade suffit pour les dissiper entièrement (1).

---

(1) Hippocrate, en comparant les diverses expositions où peut être située une ville, trouve qu'il doit en résulter des différences notables dans les dispositions physiques et morales de ses habitants, quand même d'ailleurs la latitude et la nature du sol seraient à peu près semblables. « Si, dit-il,
« cette ville est garantie des vents du nord par des hauteurs,
« et battue, au contraire, des vents chauds qui soufflent entre
« l'occident et l'orient, ces hauteurs qu'elle a derrière elle et
« qui la couvrent lui versent des eaux abondantes, presque
« toujours chargées de sels. Ces eaux sont nécessairement
« froides l'hiver et chaudes l'été : d'où s'ensuivent des incon-
« vénients que n'éprouvent pas les villes plus heureusement
« situées à l'égard des vents et du soleil. Mais ces inconvé-
« nients seront plus graves encore pour celles qui boivent des
« eaux de marais ou de lacs, que le soleil ni les vents ne peu-
« vent corriger. »

Après avoir fait une longue énumération des maladies qui se développent dans ces deux circonstances, et noté les modifications que le caractère et la marche des saisons peuvent leur faire subir, Hippocrate ajoute : « Ces maladies doivent
« être regardées comme dépendantes du sol. S'il survient
« quelque épidémie, elles auront assez d'influence sur elle
« pour lui communiquer leur caractère.

« Mais les choses se passent autrement dans les villes situées
« à l'exposition contraire, c'est-à-dire, dans celles qui sont
« tournées au nord et battues par les vents glacés, surtout
« par ceux qui soufflent entre le levant et le couchant d'été.
« Ces vents aigus et secs sont les seuls qui s'y fassent sentir.
« Ceux qui sont plus chauds et plus mous, tels que l'Auster,
« y sont entièrement inconnus. »

§ X.

Parmi les maladies qui troublent immédiatement les opérations de l'intelligence et de la vo-

---

Voici, suivant Hippocrate, ce qui résulte de là.

« Les eaux dont on fait usage dans ces villes sont froides et
« dures, souvent douceâtres. Les hommes sont secs et robustes ;
« ils ont le bas-ventre resserré, indocile ; chez eux, la bile
« domine sur la pituite : ils ont la tête saine et forte. »

Ici, l'auteur entre encore dans le détail des maladies qui leur sont familières, et qui toutes se trouvent parfaitement analogues à leur tempérament, lequel, à son tour, est conforme au climat.

Il parle ensuite d'une ville tournée à l'orient.

« Son séjour, dit-il, est plus sain que celui des villes tour-
« nées vers le nord ou vers le midi. En effet, le froid et le
« chaud y sont tempérés. Les eaux que frappent les premiers
« rayons du soleil sont limpides, agréables à l'odorat, molles
« et bienfaisantes ; car l'action de cet astre, surtout à l'heure
« de son lever, les épure et les corrige ; et l'air, sur lequel la
« lumière matinale agit avec plus de force, s'y trouve, en quel-
« que sorte, pénétré des principes vivifiants qu'elle verse
« en abondance dans l'atmosphère.

« Les habitants d'une ville placée dans cette exposition sont,
« en général, plus vifs et plus alertes ; ils ont un teint mieux
« coloré, plus animé ; tout, jusqu'au son de leur voix, se res-
« sent de l'influence qu'exerce sur eux un local favorable.
« Sensibles et prompts, ils sont susceptibles de sentiments
« passionnés ; mais un instinct heureux les dirige et les ramène
« au sang-froid de la sagesse. Ces alternatives, ou ce passage
« continuel et rapide d'un état à un état tout différent, mais
« également naturel, rend chez eux toutes les fonctions de la

lonté, on doit placer les inflammations du centre cérébral, surtout ses inflammations lentes, dont l'effet, moins marqué d'abord, devient par la suite plus fixe et plus tenace. Il ne s'agit point ici d'expliquer comment agissent ces inflammations, qui, pour l'ordinaire, portent uniquement sur quelques points isolés de ce centre, ou même sur quelque portion particulière des membranes

----

« vie plus complètes et plus parfaites. Je ne doute pas que
« leur supériorité sur la plupart des autres hommes ne soit due
« en grande partie à ce que, dans un terrain si bien situé,
« toutes les productions sont plus nourrissantes ou plus sa-
« voureuses; qu'elles y contractent, par la culture, des qua-
« lités inconnues partout ailleurs. Comme dans la ville dont
« je parle, le froid et le chaud se balancent et se tempèrent
« mutuellement, il ne naît dans son sein que peu de maladies;
« et, quoique leur caractère se rapproche de celui des maladies
« qu'on observe dans les villes exposées aux vents chauds,
« elles sont en général assez douces, et présentent rarement
« des symptômes funestes et malins. »

Enfin, passant à la dernière des principales expositions qu'il a voulu décrire, Hippocrate établit qu'une ville tournée à l'ouest, et que les vents d'orient ne sauraient atteindre, mais qui se trouve ouverte de toutes parts aux vents chauds, et qui peut en même temps être effleurée de côté par les vents froids du nord, est dans une situation très-malsaine et très-défavorable à tous égards.

Il en donne ensuite les raisons : 1°. les eaux n'y peuvent être bonnes et limpides, leur transparence et leurs autres qualités premières étant altérées par les brouillards du matin, qui règnent tous les jours, se dissipent avec peine, et ne permettent au soleil de se montrer que lorsqu'il est au haut de

qui l'enveloppent; mais il est prouvé par une multitude de faits incontestables, qu'elles peuvent produire des dérangements d'esprit, soit aigus, soit chroniques, et plus ou moins complets suivant le siége, le caractère et le degré d'intensité qu'elles ont elles-mêmes. Or, ces faits prouvent également que les maladies dont nous parlons sont comme propres à certains pays, et que si des causes morales peuvent les développer quel-

---

l'horizon. 2° Les chaleurs y deviennent insupportables en été par la longue présence du soleil, dont l'action, continuant depuis le matin jusqu'au soir, ne laisse, en quelque sorte, aucune prise à la fraîcheur des nuits. 3° Les vents d'ouest ont toujours une tendance marquée à prendre le caractère de ceux d'automne; et, dans l'exposition donnée, tous les changements que peut subir la température de l'air, depuis le degré du matin jusqu'à celui du soir, se font sentir tour à tour et se remplacent brusquement.

On voit quelle importance Hippocrate attachait non-seulement au climat pris dans son ensemble, mais à chacune des circonstances qu'il en regarde comme les parties constitutives. J'ai voulu citer ici ces passages, par la raison même que les observations qu'ils renferment portent, pour la plupart, sur des nuances fines et délicates. On verrait encore mieux avec quel scrupule il examine toutes les circonstances, si nous le suivions dans le détail des effets qu'il attribue aux différentes eaux; mais ses vues sur ce point, quoique curieuses et piquantes, ne fournissent que peu de lumières véritables pour l'examen du fond de la question. Des preuves trop minutieuses, ou dont l'application peut paraître fondée sur des aperçus trop subtils, ne doivent pas être employées à soutenir une opinion surabondamment établie d'ailleurs.

quefois dans d'autres pays très-différents des premiers, les causes physiques dont elles dépendent le plus souvent se rapportent toutes, ou presque toutes, au climat, ou au genre de régime qu'il détermine. Il faut en dire autant de l'inflammation de la matrice et des ovaires, ou de la *nymphomanie*, et de celle des organes correspondants chez les hommes, ou du *satyriasis*. Ces dernières maladies, qui changent si profondément tout l'état moral des individus, qui même peuvent effacer entièrement des habitudes que la pudeur semblait avoir identifiées avec l'instinct; ces maladies, d'après les plus exacts et les plus sages observateurs, appartiennent, pour ainsi dire, exclusivement à certains climats : elles sont très-communes dans les pays chauds et secs; elles ne se montrent presque jamais dans les pays humides et froids.

En Italie et dans quelques-uns de nos départements méridionaux, les phthisies pulmonaires dépendent ordinairement de l'inflammation lente des organes de la respiration. Mais quand la maladie est avancée, elle devient ordinairement contagieuse; ce qui fait qu'on ne peut plus alors la rapporter au genre des phlogoses : et même elle est si souvent héréditaire, que les enfants d'un père ou d'une mère qu'elle a fait périr vivent dans des transes continuelles jusqu'à ce qu'ils aient atteint l'époque où les dispositions inflammatoires se calment, et où le poumon se trouve raffermi par la durée même de ses fonctions.

Dans les pays humides et froids, l'inflammation lente du poumon ne se présente que rarement; et même sa véritable inflammation aiguë est loin d'être aussi commune que les théoriciens paraissent l'avoir imaginé. La phthisie y tient, pour l'ordinaire, à d'autres causes, telles que les engorgements du foie ou du mésentère, certaines affections stomacales consomptives, des tubercules, des dégénérations muqueuses du poumon. Dans tous ces cas, elle ne paraît point contagieuse (1) : il est même rare qu'elle fasse des impressions assez profondes sur tout le système pour devenir héréditaire, si ce n'est dans le cas de tubercules, dont les *causes prédisposantes*, pour parler le langage des médecins, peuvent, en effet, se transmettre des pères aux enfants.

Or, ces maladies produisent des changements notables dans l'état moral; et ces chagements sont très-différents, selon qu'elles prennent tel ou tel caractère, qu'elles suivent telle ou telle marche, qu'elles ont telle ou telle terminaison.

Dans les phthisies purement inflammatoires,

---

(1) Il n'est cependant pas démontré que dans son dernier période la phthisie tuberculeuse ne puisse se communiquer par une véritable contagion. Plusieurs observations me font même pencher fortement pour l'opinion contraire.

sitôt que la fièvre lente est bien établie, le malade paraît éprouver une heureuse agitation de tout le système nerveux; il se berce d'idées riantes et se repaît d'espérances chimériques. L'état de paix, et même quelquefois de bonheur, dans lequel il se trouve, se joignant aux impressions inséparables de la défaillance progressive qu'il ne peut s'empêcher d'apercevoir en lui-même, lui inspire tous les sentiments bienveillants et doux, plus particulièrement propres à la faiblesse heureuse. Presque toujours, en effet, le méchant est devenu tel ou par la conscience pénible d'un état habituel de mal-être, ou par celle d'une force, en quelque sorte, trop considérable; car une telle force, lorsqu'elle n'est pas soumise à la réflexion, devient facilement malfaisante, en se laissant emporter au hasard par une aveugle activité.

Dans les phthisies causées par des engorgements hypocondriaques, ou par des affections stomacales qu'accompagne presque toujours une disposition vaporeuse et spasmodique, les malades ne nourrissent, au contraire, que des idées sombres et désolantes. Bien loin de porter des regards d'espérance dans l'avenir, ils n'éprouvent que craintes, découragement, désespoir; ils sont moroses, chagrins, mécontents de tout; et ils répandent sur les personnes qui les soignent tous ces sentiments pénibles dont ils sont habituellement tourmentés.

C'est dans les pays où les eaux sont dures et crues, l'air âpre, les aliments grossiers, que tantôt le système lymphatique, tantôt le tissu cellulaire s'engorge et s'endurcit profondément, de manière à produire une suffocation graduelle de la vie, ou de plusieurs de ses plus importantes fonctions. Nous avons vu, dans un des Mémoires précédents, un exemple de la suffocation générale de la vie, causée par l'endurcissement du tissu cellulaire : je l'ai cité comme l'extrême d'un état qui s'offre souvent à l'observation dans certains pays, mais que le célèbre Lorry note comme rare parmi nous. Or, les altérations qu'éprouvent alors les fonctions du cerveau sont ordinairement proportionnées au degré de la maladie; et même elles peuvent à peine être distinctement aperçues tant que la maladie est encore dans son premier période, ou qu'elle reste à son premier degré. L'imbécillité des cretins ne dépend pas d'une autre cause; elle est évidemment l'effet d'un engorgement général du système lymphatique, et de l'altération des sympathies qui lient les fonctions de certains viscères du bas-ventre à celles de tout le système cérébral. Mais quand les engorgements lymphatiques se trouvent joints à des vices dans les matériaux mêmes ou dans le travail de l'ossification, quelquefois la compression que le volume augmenté des viscères du bas-ventre et de la poitrine exerce sur les gros vaisseaux, faisant porter une plus grande quantité de sang vers la tête, les os qui forment sa cavité cèdent à cette nouvelle impulsion, le cerveau prend plus de volume et d'activité, et toutes les facultés morales se développent de la manière la plus étonnante. Ce phénomène doit alors être regardé comme un symptôme, ou plutôt comme un résultat de la maladie. Cependant il faut convenir qu'il n'a pas toujours lieu : assez souvent, comme je l'ai dit ailleurs, les enfants rachitiques sont, ou deviennent imbécilles par l'effet même de l'état où se trouvent chez eux la lymphe et tous les principes que la nature emploie à la formation des os ; et, pour avoir de l'esprit, il ne suffit pas toujours que les membres soient contournés et l'épine du dos de travers.

Nous avons également vu que les affections scorbutiques, tout en altérant profondément les forces musculaires et le travail de la sanguification, ne portent cependant presque aucune atteinte aux fonctions du cerveau. Les malades conservent toute leur connaissance jusqu'au dernier moment : tout l'organe nerveux paraît s'isoler du reste du système; et, sauf cette aversion pour tout mouvement qui caractérise le dernier période de la maladie, on dirait que le cerveau et les autres parties du corps n'y conservent d'autre communication entre eux que ce qu'il en faut précisément pour que la vie ne cesse pas. Mais ces affections n'ont point partout le même caractère. Quoique plus communes dans les pays humides et froids, on les observe aussi dans les climats tempérés : elles s'y compliquent même avec beaucoup d'autres maladies chroniques, dont tantôt elles prennent le caractère, et auxquelles tantôt elles impriment leurs traits les plus distinctifs. Dans ces derniers climats, elles ne dépendent point des mêmes causes que dans les premiers; elles n'ont ni la même marche, ni le même genre d'influence sur le moral; elles ne guérissent point par le même traitement. C'est, pour l'ordinaire, dans l'affaiblissement primitif du système nerveux, ou dans l'imperfection de la digestion stomachique, qu'il faut alors en chercher la cause. Leurs progrès sont lents, et n'ont rien de régulier. En s'associant aux maladies spasmodiques et vaporeuses, elles en empruntent la tournure inquiète et les désordres d'imagination. Enfin, les remèdes qui guérissent le scorbut presque aigu des pays froids, aggravent souvent le scorbut plus chronique des pays chauds ou tempérés.

§ XI.

Le tempérament caractérisé par la prédominance des fluides sur les solides, et par la surabondance des matières muqueuses incomplètement animalisées, paraît être celui sur lequel l'action du climat est le plus remarquable. Il y a des pays entiers où ce tempérament est comme endémique. Leurs anciens habitants en offrent les profondes empreintes; les habitants nouveaux le contractent au bout de peu de générations : quelquefois même il se développe et se marque chez les individus qui semblaient en être le plus éloignés; et cette première impression se transmet et devient plus distincte de père en fils.

La nature du terrain, celle des eaux, l'état habituel de l'atmosphère, le caractère que ces circonstances réunies impriment à toutes les productions, telles sont les causes qui rendent le tempérament muqueux si commun dans certains pays. Ces mêmes circonstances, c'est-à-dire un sol humide et marécageux, mais gras et fertile, des eaux stagnantes et chargées de matières étrangères, une atmosphère brumeuse et sombre, des aliments aqueux, mais abondants et nourrissants, peuvent agir de concert sur des corps débiles, ou mal disposés; et leurs effets sont, dans ce cas, plus remarquables et plus constants. Mais quand elles agissent avec un certain degré de force, sur des corps d'ailleurs très-sains, elles déterminent en eux encore des altérations d'humeurs, ou de fonctions, qui se rapportent au tempérament muqueux, et qui n'en sont que l'extrême ou l'excès. En effet, c'est alors qu'on voit paraître en foule les affections rhumatismales lentes, les catarrhes de toute espèce, les dégénérations pituiteuses, les œdématies, et les épanchements lymphatiques qui les terminent, etc., etc.; et nous savons que ces maladies impriment à toutes les idées, à tous les sentiments, leur caractère froid, inerte et sans détermination.

Les observations recueillies par les médecins des pays chauds prouvent également qu'il s'y développe des maladies qui sont exclusivement propres à ces pays : elles prouvent, en outre, que les maladies qui leur sont communes avec les autres régions de la terre présentent, sous les climats brûlants, des phénomènes entièrement nouveaux.

Toutes les fois qu'à la chaleur du sol se joint son humidité, et que, en même temps, l'atmosphère est habituellement chargée de brouillards, les maladies aiguës penchent toutes vers le caractère des lentes malignes; les maladies chroniques se rapprochent de celles dont le scorbut et les œdématies putrides forment la base : elles tiennent, ou du moins elles tendent toutes à l'énervation de tous les mouvements vitaux, à la dissolution de toutes les humeurs. Quand, au contraire, la sécheresse de la terre et de l'air n'oppose aucun obstacle à l'action d'un soleil embrasé, les maladies aiguës tantôt prennent le véritable caractère inflammatoire; tantôt, et plus souvent, elles paraissent se couvrir de ce caractère extérieur, comme d'un symptôme superficiel, pour voiler le fond bilieux dont elles dépendent alors pour l'ordinaire; tantôt, enfin, des vomissements noirâtres y font reconnaître ou la vraie atrabile des anciens, c'est-à-dire la bile altérée par

4.   13

une excessive concentration, ou d'abondantes hémorragies internes, car le sang dégénéré dans les intestins prend toujours cette couleur obscure. Les maladies chroniques dépendent presque toutes, dans les pays chauds et secs, d'inflammations lentes, d'engorgements hypocondriaques, ou de dégénérations atrabilaires introduites dans toutes les humeurs. Or, les changements que ces divers états physiques impriment à l'état moral ont été déja déterminés soit dans ce Mémoire, soit dans les précédents.

En général, les maladies des climats brûlants paraissent intéresser particulièrement le système nerveux. C'est dans ces climats qu'on observe le plus fréquemment des affections spasmodiques profondes qui troublent tout l'ordre des fonctions, et même celui des sensations. C'est là, et l'on peut même dire là presque uniquement, que les extases et les catalepsies se montrent dans toute leur intensité ; enfin, c'est encore là que toutes les maladies, sans exception, tendent à devenir convulsives, et qu'on peut suivre, dans tous ses degrés, cette prédominance de la faculté de sentir sur la puissance du mouvement.

Mais nous savons d'avance quels sont les effets moraux de ce défaut d'harmonie entre les principales forces, ou les principales fonctions, et de ces dispositions habituelles du système qui le rendent susceptible de toutes les bizarreries et de tous les écarts.

Je termine donc ici ce que j'avais à dire touchant l'influence du climat sur la production des maladies. Non-seulement la réalité de cette influence, considérée en général, reste prouvée pour tout homme de bonne foi; mais il est encore évident qu'elle s'exerce d'une manière particulière sur les maladies elles-mêmes, capables d'influer à leur tour le plus directement sur les fonctions qui constituent le système moral.

Cependant il me paraît indispensable d'ajouter quelques remarques relatives aux modifications qu'exige le traitement des mêmes maladies dans les différents climats; rien n'étant plus propre à faire reconnaître, en quelque sorte au doigt et à l'œil, les changements que leur action prolongée peut introduire dans l'état de l'économie animale. Mais, pour éviter de nous perdre dans des détails minutieux, nous ne sortirons point des généralités les plus sommaires.

§ XII.

Si l'histoire naturelle a besoin d'une bonne géographie physique, la science de l'homme a besoin d'une bonne géographie médicale. Quoique ce dernier travail soit plus incomplet encore que le premier, les faits rassemblés par les médecins observateurs peuvent cependant fournir déjà plusieurs résultats précieux.

Baglivi, rendant compte du succès de ses traitements, et cherchant à tirer de son expérience des règles plus sûres de pratique, croyait devoir ajouter par restriction : *Vivo et scribo in aere Romano*. Bien loin de penser, comme beaucoup de théoriciens audacieux, qui, non contents d'avoir établi les préceptes les plus généraux sur quelques observations isolées, veulent encore appliquer à tous les pays ce qu'ils ont à peine expérimenté dans un seul, Baglivi reconnaissait que, d'une ville à l'autre, on est forcé souvent de varier ses moyens de curation, et qu'il n'y a pas plus de médecine universelle pour tous les climats, que pour toutes les maladies. Mais il faisait entrer dans les motifs de cette opinion, confirmée par de nombreuses observations, mieux faites encore peut-être depuis lui, plusieurs considérations délicates trop éloignées de notre objet. Or, nous voulons nous renfermer dans ce que la question présente de plus général.

La sensibilité subit des dégradations continues, depuis son extrême en excès dans les régions équatoriales, jusqu'à son extrême en défaut sous les zones polaires. L'homme des climats brûlants est affecté des plus légères irritations : l'homme des pays glacés ne peut être excité que par les stimulants les plus vifs et les plus forts.

Le premier passe rapidement de sensations en sensations ; il parcourt dans le même instant toute l'échelle, si l'on peut s'exprimer ainsi, de la sensibilité humaine. Chez lui, du spasme à l'atonie il n'y a qu'un pas. Il faut sans cesse, et tour à tour, le calmer par des tempérants, ou le ranimer par des aromatiques, par des spiritueux ; et, pour peu que ses incommodités deviennent graves, il faut à chaque instant consolider et maintenir les forces de la vie par des toniques, dont un des effets directs est en même temps de prévenir leurs écarts, soit en plus, soit en moins. Les partisans des causes finales remarqueront avec plaisir que les remèdes dont on a besoin de se servir le plus fréquemment dans les pays chauds, y semblent répandus par la nature avec une singulière profusion ; mais ils regretteront avec nous de trouver cette règle si souvent en défaut, relativement aux remèdes qu'exigent plusieurs maladies communes à tous les climats, ou particulières à quelques-uns.

L'habitant des pays glacés n'est pas susceptible de recevoir autant d'impressions à la fois ; il les reçoit plus isolées, plus lentes, plus faibles. Mais les déterminations de ses organes sont plus durables ; de nouveaux objets, c'est-à-dire de nouvelles impressions, les changent ou les intervertissent plus difficilement : elles se maintiennent avec constance, parce qu'elles ont commencé sans précipitation ; elles s'exécutent avec régularité, parce qu'elles ne sont pas troublées par de nouvelles déterminations survenues tout à coup.

Ici, loin d'exiger qu'on les modère ou qu'on les fixe, les mouvements veulent être sans cesse provoqués, ranimés, soutenus. Or, voilà ce que produisent très-bien les vives sensations du froid, l'exercice violent qu'il rend nécessaire, et l'usage des nourritures animales et des liqueurs spiritueuses, dont le climat lui-même fait un besoin pour l'homme du Nord.

Si les maladies s'y forment plus lentement, si elles ne s'y manifestent qu'après avoir long-temps miné les forces, elles sont aussi plus rebelles, elles exigent des secours plus actifs et plus constants. Leur nature catarrhale et tenace ne cède qu'aux fondants héroïques : les dissolutions putrides générales qu'elles entraînent après elles, ne peuvent être corrigées que par les antiscorbutiques les plus âcres; les purgatifs et les vomitifs doivent être violents et donnés à haute dose; les sudorifiques doivent se rapprocher de la nature des poisons. Aussi, quand on veut les transporter dans nos contrées plus méridionales, les remèdes des pays froids ont-ils besoin d'être employés avec une extrême circonspection. Avant que Sanchez indiquât à Van-Swieten le sublimé-corrosif (1), comme un moyen très-efficace dans le traitement des maladies vénériennes, cette préparation mercurielle était employée dans celui des obstructions et des maladies de la peau par les Russes d'Asie et les Sibériens. Les médecins allemands ont essayé les solanum, les ciguës, la laitue vireuse;

---

(1) Ou muriate suroxygéné de mercure.

l'aconit même est assez familièrement employé dans le Nord; on y a tenté jusqu'à l'arsenic (1), mitigé par les alkalis fixes, dans le traitement des fièvres intermittentes; et, quoique les essais de ce dernier poison paraissent avoir été partout malheureux, ces expériences, que quelques médecins français n'ont pas craint de répéter dans nos climats, y ont été bien plus funestes encore, et bien plus promptement mortelles.

Enfin, si l'on veut chercher des faits analogues chez un peuple grossier, où les pratiques vulgaires ne peuvent être dues aux théories, souvent si vaines, des hommes de l'art, qu'on jette les yeux sur le Voyage de Linné en Laponie; on y trouvera que cet immortel naturaliste vit les habitants du pays manger dans la soupe les jeunes pousses d'aconit, comme nous mangeons ici les pointes d'asperges ou les choux; et les personnes auxquelles il voulut faire quelques observations sur cette prétendue imprudence, ne répondirent qu'en riant à ses graves conseils. On verra de plus, dans le même ouvrage, que les Lapons se purgent familièrement avec l'huile de tabac, et qu'ils emploient à large dose ce terrible remède

---

(1) Russel, médecin de la compagnie anglaise des Indes, affirme, dans une bonne histoire qu'il a donnée des serpents du Bengale, que les naturels du pays emploient avec succès, contre la morsure des espèces les plus dangereuses, l'arsenic combiné avec l'opium et avec divers aromates stimulants.

dans le traitement de certaines coliques auxquelles ils sont très-sujets. Enfin, l'on trouvera dans le Voyage de Pallas, que les paysans russes mangent impunément en beaucoup d'endroits les espèces de champignons vénéneux les plus dangereuses pour les hommes des pays chauds ou tempérés.

§ XIII.

Si nous n'avons pas perdu de vue la signification du mot *régime*, qui se trouve à la tête du Mémoire précédent, et celle du mot *climat*, qui se trouve à la tête de celui-ci, nous n'aurons pas de peine à comprendre que le climat doit influer sur le régime; et que si, dans l'ensemble des pratiques de la vie dont le régime se compose, il en est quelques-unes que l'art peut rendre presque indépendantes des localités, le plus grand nombre sont déterminées par des causes qui tiennent au sol, à sa latitude, à la nature des eaux, à l'état de l'air.

Le climat influe de deux manières différentes sur le régime, 1° par la nature, ou le caractère des aliments qu'il fournit; 2° par le genre des habitudes qu'il fait naître, habitudes dont on ne peut méconnaître la source, lorsqu'elles sont, comme il arrive assez souvent, nécessaires à la conservation des races et au bien-être des individus dans un local donné.

Nous n'avons pas sans doute besoin de prouver

longuement que la nature et le caractère des aliments fournis par le sol diffèrent suivant les climats. Parmi les végétaux et les animaux employés à la nourriture de l'homme, il en est qui sont spécialement propres à certains pays; on ne les trouve point ailleurs. Quant à ceux qui sont communs à presque tous les pays habités, l'aliment qu'ils tirent eux-mêmes, soit du sol et de ses productions, soit de l'air et des eaux, les différencie souvent de la manière la plus remarquable, d'une vallée ou d'un coteau à l'autre, dans le même canton. Enfin, la nature des eaux et l'état de l'air varient essentiellement par rapport aux divers terrains. Or, ces dernières causes agissent plus puissamment encore sur l'organisation souple de l'homme que sur celle des autres animaux; et, quand les circonstances locales quelconques sont assez puissantes pour modifier le caractère des végétaux et des fruits, on est très-sûr qu'aucune nature vivante n'échappe à leur action. Ainsi, les aliments (1), dont nous connaissons l'influence sur les plus importantes fonctions de l'économie animale, sont très-différents dans les différents pays ; et le climat leur imprime des

---

(1) Sous cette dénomination générique il faut comprendre, avec toutes les substances qui peuvent servir à la nourriture de l'homme, l'air, toujours indispensable au soutien de la vie, et l'eau, sans laquelle aucun pays ne peut conserver d'habitants.

caractères que nous avons aussi reconnus capables de modifier profondément cette influence; caractères qui les rendent eux-mêmes plus ou moins favorables à l'action de tout le système en général, ou seulement à certaines fonctions en particulier.

Depuis que les relations commerciales des peuples policés ont pris une activité constante, les productions de chaque pays sont devenues plus ou moins communes à tous les autres. Par conséquent, peut-on nous dire, l'influence que le climat est capable d'exercer sur le régime est loin d'être analogue ou proportionnelle à celle qu'il exerce en effet sur la nature et sur les qualités des productions de la terre. Je ne nie point les importants résultats de cette communication, tous les jours croissante, entre les différentes régions du globe, de cet heureux échange des biens que la nature leur accorde, ou que l'industrie y crée par de savants efforts. Mais le plus grand nombre des productions naturelles d'un pays ne sont point susceptibles d'être transportées au loin; il faut nécessairement les consommer sur les lieux qui les ont vu croître. Celles même qui peuvent être plus facilement déplacées, et qui se conservent assez long-temps pour que le commerce puisse entreprendre d'aller les répartir dans d'autres climats, sont, en général, consommées en bien plus grande abondance par les peuples qui les récoltent directement, que par ceux qui les achètent à grands frais dans des marchés lointains; car la classe pauvre, qui malheureusement est partout la plus nombreuse, ne peut faire un usage habituel des objets de consommation venus de l'étranger, ou, si quelquefois elle s'en procure la jouissance, ce ne peut être qu'un extraordinaire pour elle; le fonds de sa nourriture se compose toujours de productions qui naissent à ses côtés.

Ainsi, par exemple, le vin qui se transporte assez facilement, et dont on fait un usage journalier dans plusieurs pays qui n'en produisent pas, agit pourtant d'une manière moins générale et moins uniforme sur leurs habitants, que sur ceux des pays de vignobles, particulièrement des cantons qui produisent plutôt une grande abondance de vin, que des vins précieux et recherchés.

Quoique l'opium puisse se retirer des différentes espèces de pavots, répandues presque en tous lieux par la nature, les espèces qui croissent dans les régions brûlantes de l'Asie et du nord de l'Afrique le fournissent en plus grande quantité et plus actif. Ainsi donc son usage, dont l'abstinence du vin (1) fait d'ailleurs un besoin plus vif pour tous les Musulmans, n'est vérita-

---

(1) Suivant le témoignage de Lechevalier, depuis que l'usage du vin devient plus commun en Turquie, la consommation de l'opium diminue journellement.

blement populaire que dans les pays où ces récoltes ont pu devenir facilement une des richesses du sol, et dans ceux qui en sont très-rapprochés par le voisinage ou par des communications continuelles. On peut, par conséquent, à juste titre, regarder l'influence de l'opium comme locale et dépendante du climat. Or, les observateurs les plus réservés ne balancent pas à croire que cet abus continuel d'une substance qui met le cerveau et tout le système dans un état si particulier, entre pour une part considérable, comme cause déterminante, dans les habitudes physiques et dans les mœurs des Orientaux.

Ainsi encore, le café que les deux Indes nous envoient, et dont l'usage est si général parmi nous, se consomme bien plus largement et plus généralement dans les pays qui le produisent, ou dans ceux qui en sont très-voisins. Quoique sans doute on ne puisse plus resserrer ses effets dans l'enceinte d'un ou de plusieurs pays, distincts de tous les autres, quoique même en transportant en Europe son usage journalier on y ait aussi transporté, pour ainsi dire, une partie du climat nécessaire à l'arbrisseau qui le produit, le café n'en demeure pas moins encore lui-même une preuve que la puissance des localités résiste à tous ces rapprochements artificiels, et qu'il est toujours très-différent pour un objet de consommation quelconque, fût-il devenu de première nécessité, d'être produit sur les lieux, ou de venir d'un pays lointain.

Hippocrate, comme nous l'avons déja vu, s'est occupé très en détail, des eaux et de leurs effets sur l'économie animale. Après avoir parlé des eaux qui croupissent dans les endroits marécageux, et de celles que versent les rochers élevés, il établit, en répétant ce qu'il avait dit ailleurs, que les sources tournées vers le soleil levant, surtout vers celui d'été, sont les meilleures; que leurs eaux sont plus limpides, plus légères, et leur odeur plus agréable. Il ajoute que les plus mauvaises sont les eaux salines et dures, qui cuisent difficilement les légumes et les viandes. Enfin, je crois devoir noter particulièrement ici, qu'il rapporte la fréquence de quelques affections maniaques, dans certains pays, à l'usage inconsidéré des mauvaises eaux dont ces mêmes pays sont arrosés.

Voici, du reste, en peu de mots, à quoi se réduisent les considérations qui semblent résulter, sur ce point, des faits les plus directs.

Les eaux qui sortent du sein de la terre, ou qui roulent long-temps à sa surface, s'imprègnent des substances qu'elle contient. Ainsi tantôt elles sont salines, tantôt sulfureuses, tantôt chargées de fer, de cuivre, ou de différentes espèces d'air. Les eaux vraiment minérales, c'est-à-dire celles qui contiennent une quantité notable de substances métalliques, ou salines, celles même de source, de puits, de fontaine, de rivière, qui ne sont jamais entièrement dégagées de ces substances, ont les unes et les autres, sur l'économie animale, une action qui favorise, ou dérange plus ou moins, les fonctions de la vie et l'équilibre de la santé.

D'après les observations les plus constantes, nous savons que les eaux dures et crues peuvent causer des engorgements lymphatiques; que les eaux stagnantes et vapides émoussent la sensibilité, énervent les forces musculaires, disposent à toutes les maladies froides et lentes. Il est également notoire que dans plusieurs pays, d'ailleurs fertiles et riches, les habitants sont forcés à s'abreuver de ces mauvaises eaux. Les incommodités qu'elles produisent, ne tardent pas à faire sentir leur action dans tous les points du système : la langueur passe bientôt des organes aux idées, aux penchants, en un mot, au moral. Cette influence est donc évidemment soumise aux localités.

Je prends un autre exemple. Parmi les substances minérales dont les eaux et les productions de la terre peuvent être chargées, il n'en est aucune peut-être qui soit plus commune, et qui cependant agisse avec plus d'efficacité sur les corps vivants, que le fer : aucune n'est plus capable d'augmenter la vigueur générale des organes, de communiquer à l'ame ce degré d'énergie qui peut en être regardé presque toujours comme l'effet immédiat. Une grande quantité de sources contiennent le fer, tantôt plus ou moins oxydé, tantôt en état salin plus ou moins complet. Ce métal existe en nature dans les liqueurs des animaux et de plusieurs végétaux. Enfin, dissous par l'oxygène de l'air, et peut-être par l'air lui-même, il flotte quelquefois dans son sein, soutenu par sa combinaison, ou par son extrême ténuité. Ainsi, dans tous les pays dont le sol est très-ferrugineux, on le mange, on le boit, on le respire. Ici, l'influence du climat sur le régime se retrouve et s'observe avec la dernière évidence dans toutes les fonctions les plus importantes de la vie : elle est, en quelque sorte, l'ouvrage de tous les éléments.

§ XIV.

Il est difficile de séparer les habitudes d'un peuple de ses travaux. Dans plusieurs pays, quelques travaux ont été déterminés par les habitudes. Plus souvent encore les habitudes sont le produit nécessaire et direct des travaux auxquels se livre ou la partie la plus nombreuse du peuple, ou celle qui exerce le plus d'influence dans la société.

Ainsi, les mœurs, dans quelques pays, ont repoussé certains genres particuliers d'occupations : elles en ont, au contraire, encouragé d'autres ; elles ont pu même quelquefois transformer ces dernières occupations en goûts passionnés, en besoins. Les Spartiates et les Romains avaient flétri, par de barbares institutions et par d'absurdes préjugés, tous les travaux de l'industrie et du commerce. Leurs arts grossiers, abandonnés aux mains les plus viles, ne pouvaient faire aucun progrès : ils étaient une espèce de désordre dans l'état. Plusieurs travaux des Égyptiens semblent avoir demandé, pour leur exécution, des mains esclaves ; tous ceux des Grecs voulaient des mains libres : ceux des Phéniciens et des Carthaginois ne pouvaient convenir qu'à des négociants ingénieux, qui mettent avant tout la richesse et les entreprises hardies ou les efforts des arts par lesquels on peut l'acquérir ; à des esprits calculateurs qui, sûrs de rendre tributaires de leur industrie toutes les nations un peu civilisées, en y portant de nouvelles jouissances et de nouveaux besoins, n'emploient la force des armes que comme un voyageur en caravane qui veut rendre sa route paisible. Les travaux des Romains, si l'on peut se servir de ce mot pour désigner les entreprises d'un peuple conquérant et pillard, étaient encore, au fond, les mêmes dans le temps de leur plus haute fortune que dans celui où, pour vivre, ils étaient réduits à dérober les troupeaux et les gerbes de leurs voisins : leurs habitudes étaient celles d'un voleur qui rôde, toujours prêt à détrousser les passants ; et même, en admirant l'énergie que Rome déploya dans beaucoup de circonstances, et les grands caractères qui se formèrent dans son sein, on est forcé de convenir qu'elle ne fut jamais en effet qu'un grand repaire de voleurs publics, jusqu'au moment où l'oppression qu'elle avait fait peser sur l'univers vint retomber sur elle-même, et la rendit le théâtre et la victime de tous les désordres, de tous les excès et de toutes les fureurs.

L'union plus fraternelle introduite par l'esprit de secte a souvent fait exécuter certains travaux que n'eussent point tentés les mêmes hommes dans des circonstances, d'ailleurs heureuses, mais différentes. C'est aux habitudes sédentaires de quelques peuples que sont dus la création et le perfectionnement de certains arts tout-à-fait inconnus, ou beaucoup moins cultivés chez les nations qui mènent une vie active. Enfin, les sauvages rejettent généralement les occupations paisibles et plus fructueuses des nations civilisées pour continuer à vivre au milieu des fatigues et des hasards : rien n'est plus vrai. Mais, s'ils semblent préférer leur existence pénible et précaire à tous les biens qu'un meilleur état social peut seul garantir, c'est uniquement à la puissance des habitudes, et non point assurément, comme l'ont avancé quelques déclamateurs, à la comparaison raisonnée des deux genres de vie, qu'il faut l'attribuer.

D'un autre côté, il est évident que les habitudes des nations, comme celles des individus, dépendent le plus souvent de la nature de leurs travaux. La grande différence qui se remarque entre les peuples chasseurs et les peuples pasteurs, entre ceux qui vivent de pêche et ceux qui cultivent la terre, entre des hordes errantes et des sociétés régulières, attachées au sol qui les nourrit, cette grande différence ne tient-elle pas essentiellement à celle de l'objet et du genre de leurs occupations? Les mœurs des nations guerrières ne peuvent être celles des nations agricoles; les navigateurs entreprenants ne ressemblent point à des artisans timides, fixés dans leurs ateliers. Quelle en est la cause? N'est-il pas sensible qu'il faut la chercher particulièrement, et l'on pourrait dire presque uniquement, dans la nature des travaux qui remplissent la vie des uns et des autres? De là dépend donc aussi la nature de leurs sentiments et de leurs idées: certaines impressions particulières, liées à ces mêmes travaux, doivent nécessairement ramener pour eux chaque jour et ces idées et ces sentiments. Le caractère pillard des peuples nomades, le caractère perfide et cruel des peuples chasseurs, enfin, le caractère plus doux des agriculteurs, des commerçants, des artisans industrieux, dont l'aisance et le bien-être sont plus assurés, se rapportent entièrement à la nature des soins respectifs auxquels ils se livrent, au genre de mouvement que ces soins exigent. S'ils se fussent adonnés aux mêmes occupations que les Spartiates, les Athéniens seraient devenus hautains et cruels; les entreprises de l'industrie et du commerce, la culture de la philosophie et des arts auraient rendu les Spartiates aimables et polis comme les Athéniens. La férocité romaine ne s'adoucit jamais qu'imparfaitement par le commerce des Grecs plus éclairés, et même par la culture des lettres, dans lesquelles les Romains furent presque leurs rivaux; et cela parce qu'elle rejeta toujours avec dédain les travaux de l'industrie manufacturière et du commerce, travaux les plus propres peut-être à civiliser rapidement une nation tout entière; qu'elle méprisa les arts où la main doit être employée, même ceux où cet organe ne fait qu'exécuter et rendre sensibles les créations du génie : aussi Rome n'a-t-elle jamais pu compter parmi ses citoyens un seul sculpteur, un seul peintre, un seul architecte digne d'être encore nommé avec éloge par la postérité.

Maintenant il ne s'agit plus que de savoir si les habitudes et les travaux, qui dépendent à différents degrés les uns des autres, sont eux-mêmes soumis à l'influence du climat; telle est, en effet, la dernière question. Mais cette question n'est-elle pas résolue d'avance? Du moins, pour écarter le petit nombre de difficultés subtiles dont on pourrait peut-être encore l'embarrasser, ne suffit-il pas de se rappeler quelques considérations sommaires, ou quelques faits généralement connus?

Les habitudes d'oisiveté, d'indolence appartiennent aux pays chauds; le climat les détermine presque impérieusement. Les habitudes d'activité, de constance dans le travail appartiennent aux pays froids ou tempérés. Dans les terrains fertiles, dont la température est douce, les sens épanouis par une nature riante, et par la facilité de satisfaire les premiers besoins, sont toujours ouverts aux impressions agréables. Les travaux assidus, les habitudes régulières, les réflexions que ces travaux exigent, semblent étrangers à leurs habitants : le goût du plaisir, les affections vives, mais peu durables, forment le fond de leur caractère; et leur légèreté même rend leur amabilité plus générale et plus habituelle. Sur un sol, au contraire, où la nature offre peu de moyens de subsistance, dont le séjour ne peut devenir habitable qu'à grands frais, les hommes sont forcés à la constance dans leurs entreprises; il faut qu'ils deviennent sobres, réfléchis, industrieux; l'art et le labeur peuvent seuls triompher des localités : les habitants ont besoin de subjuguer le climat, s'ils ne veulent pas que le climat les dévore. Les fugitifs qu'on vit aller chercher dans les lagunes du fond de l'Adriatique un asile contre les dévastations et contre la tyrannie qui, sous différents noms, désolèrent si long-temps toute l'Italie (1), devaient absolument changer la face de ces marais infects, ou périr moissonnés par les maladies pestilentielles et par la misère. Le sol de la Batavie devait imprimer à ses habitants un esprit laborieux, attentif, patient, soigneux jusqu'à l'excès; il devait faire naître en eux des habitudes d'ordre et de parcimonie, les forcer à se créer des genres d'industrie nouveaux, à s'emparer d'un grand commerce; en un mot, il fallait que la Batavie couvrît son territoire de manufactures, et les mers les plus lointaines de vaisseaux, ou qu'elle rendît à l'Océan ce même territoire que la liberté et les soins les plus attentifs et les plus laborieux ont pu seuls arracher à ses envahissements.

Mais, pour descendre à quelques faits un peu moins généraux, le caractère du sol, la nature de ses productions, la température des lieux, et leurs rapports particuliers avec tout le voisinage, n'invitent-ils pas de préférence à la culture de certains arts? ne la commandent-ils pas même en quelque sorte? n'interdisent-ils point en même temps celle de certains autres arts dont on ne peut s'y procurer qu'avec peine et à grands frais les matériaux ou les instruments? Sur les hautes montagnes, où croissent spontanément des herbages féconds, mais où la culture ne pourrait

---

(1) Ce fut lors de l'invasion de l'Italie par Attila que commença cette émigration.

obtenir aucune autre récolte aussi profitable, les hommes doivent se borner à l'éducation des troupeaux; ils deviennent pasteurs; ils préparent le beurre, ils fabriquent le fromage; et le commerce de ces produits de leur industrie, ou celui de leurs animaux eux-mêmes, est souvent le seul nœud qui les unisse aux habitants des vallons les plus voisins. Dans les plaines, où le labourage est plus facile, où les récoltes en grains, en légumes, en fruits sont plus riches et plus variées, les hommes deviennent agriculteurs. Sur le penchant des heureux coteaux, où la vigne prospère, ils deviennent vignerons. Au fond des bois ils mènent une vie grossière; et, pour ainsi dire, compagnons des bêtes farouches, ils deviennent comme elles sauvages et cruels. Les bords de la mer invitant à des pêches plus hasardeuses, en même temps que plus lucratives, exercent le courage de leurs habitants, leur fournissent plus de réflexions sur l'art de braver les flots et les orages, développent en eux le goût des voyages lointains et des aventures romanesques; enfin, et cette circonstance seule suffit pour créer un genre particulier et très-étendu de travaux, ces mêmes bords offrent de nombreux entrepôts au commerce, et des asiles aux navigateurs.

Et pour ce qui regarde spécialement le commerce, nous pouvons observer que la nature de celui dont chaque peuple s'empare est, pour l'ordinaire, déterminée par la situation géographique du territoire, par le genre de ses productions : conséquemment les effets moraux du commerce en général peuvent être souvent rapportés au climat.

Les pays qui fournissent à l'homme une nourriture facile, surtout quand la chaleur y vient encore augmenter le penchant à l'oisiveté qu'inspire l'abondance, ces pays énervent les forces corporelles. Mais, comme on y a plus de temps pour la réflexion, l'esprit se développe plus complètement, les mœurs sont plus douces et plus cultivées. Dans les pays froids, comme nous l'avons déjà dit plusieurs fois ailleurs, il faut des aliments plus abondants, et la terre est souvent plus avare; mais aussi de plus grandes forces musculaires y mettent en état de supporter les pénibles et longs travaux; ces travaux, ou de violents exercices destinés à les suppléer, y sont même nécessaires au maintien d'une santé vigoureuse. Ainsi donc, l'homme de ces pays sera supérieur à celui des pays chauds dans tous les travaux qui demandent un corps robuste; il lui sera souvent inférieur (et il le serait toujours, si les autres circonstances étaient toujours égales) dans les travaux qui tiennent à la culture de l'esprit, particulièrement dans les arts d'imagination.

La seule exploitation des mines pourrait facilement nous fournir un article étendu. Les idées, les goûts, les habitudes des mineurs, leur vie tout entière, en un mot, diffère essentiellement de celle des autres hommes. Or, il est bien évident que cette différence dépend de la nature de leurs travaux, et que ces travaux eux-mêmes ne peuvent avoir lieu que dans un sol riche en matières minérales; c'est-à-dire, qu'à leur tour, ils sont presque nécessairement déterminés par une circonstance qui fait partie du climat.

§ XV.

Mon intention n'est point de revenir ici sur l'influence morale des travaux, quoiqu'il fût très-facile d'appuyer de beaucoup de nouvelles preuves ce que j'en ai dit dans le Mémoire précédent. Mais je crois convenable d'observer encore que tous les arts ne cultivent pas également tous les organes. Cette seule différence en met déjà nécessairement beaucoup dans leurs effets sur les habitudes. Il y a très-peu de travaux manuels, par exemple, qui distribuent le mouvement d'une manière égale dans toutes les parties du corps. Pour l'ordinaire, ils exercent outre mesure celle qu'ils emploient particulièrement; ils laissent les autres dans l'inaction. Tantôt ce sont les bras, tantôt ce sont les jambes qui se fortifient : c'est tour à tour l'oreille, l'œil ou le tact qui se perfectionne. De là, dis-je, ces différences observées de tous temps dans le cours des idées, dans les goûts habituels des artistes et des artisans divers. Lorsqu'un sens devient plus juste, ou lorsqu'il recueille plus de sensations, l'esprit porte des jugements plus sûrs, ou les idées se multiplient sur les objets auxquels ce sens s'applique spécialement. Il est d'ailleurs bien certain que la plupart de nos penchants tiennent au développement de certains organes particuliers. La force des bras est loin de supposer toujours celle des jambes. Les correspondances du système font que les changements opérés dans une partie tantôt se communiquent à tout le système, tantôt uniquement à la partie la plus sympathique, soit pour augmenter, soit pour diminuer, soit enfin pour intervertir les fonctions. Si donc, par exemple, certains travaux éveillaient souvent l'attention des organes de la génération, ces travaux augmenteraient le penchant à l'amour ou le goût de ses plaisirs ; ils feraient naître en foule et prématurément les idées et les habitudes qui se rapportent à cette passion. S'il y avait, au contraire, des travaux dont l'effet constant fût de prolonger l'enfance de ces mêmes organes, ils empêcheraient long-temps de naître, et dans la suite ils pourraient affaiblir beaucoup les dispositions morales fondées sur le développement physique qu'ils auraient suspendu.

Mais ceci nous ramène plus directement encore à l'influence des climats.

En effet, certains pays hâtent évidemment, et d'autres retardent l'explosion de la puberté. Dans les pays chauds, elle prévient la terminaison de l'enfance ; dans les pays froids elle se manifeste à peine au commencement de la jeunesse; et, pour l'ordinaire, la force des organes du mouvement est alors déja consolidée avant que les premiers désirs de l'amour se fassent sentir.

Nous avons fait observer ailleurs que cette circonstance influe singulièrement sur toutes les habitudes des peuples des pays chauds. Comme les jeunes gens y sont très-souvent énervés avant que le corps ait pris tout son accroissement, les hommes languissent dans un état d'impuissance précoce; et cet état leur est d'autant plus importun, qu'autour d'eux tout respire la volupté, tout leur en retrace sans cesse les images, et va réveiller dans leur cœur éteint les dernières étincelles du désir. Mais les sens ne se raniment pas toujours au gré de l'imagination. Voilà pourquoi l'usage, et par conséquent l'abus des drogues stimulantes, est presque général dans les pays chauds. Or, cet abus achève d'user des corps radicalement affaiblis; il les livre à tous les dégoûts et à toutes les incommodités d'une vieillesse hâtive. Les maladies hypocondriaques les plus sombres, les penchants les plus bizarres et les plus égarés, l'immoralité la plus profonde, la cruauté la plus froide, en sont fréquemment la suite fatale; et l'homme tout entier se trouve dénaturé par un enchaînement d'effets successifs, qui se rapportent tous à ce simple changement introduit dans l'ordre du développement de certaines forces et de certains besoins.

Mais les résultats d'une puberté précoce sont peut-être encore plus remarquables et plus étendus chez les femmes que chez les hommes; et, par l'influence immédiate ou médiate des femmes sur la vie domestique et civile, ils prennent un nouveau degré d'importance, relativement aux hommes eux-mêmes. On peut en suivre la trace jusque dans les plus intimes éléments de l'ordre social.

Et d'abord, ces femmes qui deviennent pubères au sein de l'enfance, avant que leur éducation soit même commencée, peuvent-elles obtenir des hommes un autre genre d'affection que celui qui se fonde sur l'attrait direct et momentané du plaisir? Leur sort n'est-il pas d'être sacrifiées à des maîtres impérieux? de devenir tour à tour les esclaves de leurs caprices, et les victimes de leurs dégoûts? Pour que la femme soit la vraie compagne de l'homme, pour qu'elle puisse s'assurer ce doux empire de la famille dont la nature a voulu qu'elle regît l'intérieur, il faut que toutes ses facultés aient eu le temps de se mûrir par l'observation, par l'expérience, par la réflexion; il faut que la nature lui ait fait parcourir toute la chaîne des impressions, dont l'ensemble forme, si je puis m'exprimer ainsi, les provisions véritables du voyage de la vie. Sans cela, passant d'une adolescence prématurée à une vieillesse plus prématurée encore, il n'y a presque point d'intervalle pour elle entre l'enfance du premier âge et celle du dernier;

et, dans toutes les deux, elle reste également étrangère aux vrais biens de la vie humaine ; elle n'en connaît que les longues amertumes et les douleurs : heureuse encore lorsque l'irréflexion et l'ignorance sont assez complètes chez elle pour la dérober au sentiment de ses maux, ou pour l'aider à s'y résigner stupidement, en ne lui laissant pas même soupçonner que sa destinée puisse être plus douce dans d'autres pays.

Le retard de la puberté, lorsqu'il se prolonge trop avant dans la jeunesse, peut nuire sous quelques rapports au développement des facultés intellectuelles. Mais il développe des corps vigoureux ; il conserve aux sentiments une énergie et, pour ainsi dire, une fraîcheur particulière : or, ces avantages paraissent compenser amplement quelques inconvénients partiels et passagers.

Je ne péserai point sur ce double fait; il suffit de l'indiquer aux réflexions des penseurs. Ils n'auront pas de peine à voir quelle puissante influence le climat, par son action, sans doute très-incontestable à cet égard, peut indirectement exercer sur toutes les habitudes des individus et sur les principes même de l'ordre social.

§ XVI.

Si l'opinion de ceux qui rapportent la différence des langues à celle des climats était solidement établie, elle fortifierait beaucoup encore le résultat général des recherches et de l'examen auxquels nous venons de nous livrer. Depuis Locke, on avait soupçonné l'influence des langues sur les idées; depuis Condillac, on sait que les progrès de l'esprit humain dépendent, en grande partie, de la perfection du langage propre à chaque science, et surtout de celui qui est commun à toute une grande nation. Ce philosophe et quelques-uns de ses disciples ont même voulu ramener uniquement à des langues bien faites chaque science en particulier, et la raison humaine en général. Il est certain que les langues, plus ou moins bien faites, à raison des circonstance qui président à leur formation, et du caractère des hommes qui les créent, paraissent gouverner bientôt les hommes, et, par eux, faire naître ou subjuguer les circonstances elles-mêmes. Ce fut le langage, comme le disent des fables ingénieuses, qui jadis réunit les hommes sauvages, adoucit leur férocité, leur bâtit des villes et des remparts, les fixa dans l'enceinte de ces villes et dans l'état de société; en un mot, ce fut lui qui leur donna des lois. Le sage ne découvre des vérités nouvelles qu'en épurant son langage, en lui donnant plus de précision. Le sophiste ne déguise ses erreurs qu'en laissant ou donnant avec art aux mots qu'il emploie des sens indéterminés. Un peuple dont la langue est bien faite doit nécessairement, à la longue, se débarrasser de tous ses préjugés, porter le flambeau de la raison dans toutes les questions qui l'intéressent, compléter les sciences, agrandir les arts; il doit donner des bases solides à sa liberté, accroître journellement ses jouissances et son bonheur. Un peuple dont la langue est mal faite ne paraît guère pouvoir franchir certaines bornes dans les sciences et les arts; il reste surtout nécessairement très en arrière par rapport au perfectionnement de la société. S'il veut avancer, c'est à tâtons qu'il le fait, et presque au hasard. En s'agitant pour secouer l'erreur, il ne fait souvent que s'éloigner encore plus de la vérité. Il faut que la lumière lui vienne de ses voisins, ou que des esprits éminents la fassent luire tout à coup à ses yeux comme par une espèce de révélation; et ce n'est jamais alors sans que sa langue s'améliore considérablement, qu'il fait des progrès réels.

Voilà surtout ce qui fit des Grecs un peuple si supérieur, presque dès sa naissance, à tous les autres peuples connus de son temps. Voilà pourquoi si les Romains, en détruisant sa liberté, n'eussent bientôt fait dégénérer sa belle langue, ce même génie, qui avait inspiré tant de chefs-d'œuvre de poésie et d'éloquence, qui déja posait les véritables bases de la philosophie rationnelle et de la morale, ce même génie allait marcher rapidement à tous les résultats utiles, à toutes les vérités : il allait transformer en science, en art pratique, les sentiments profonds de ces ames, les plus libres dont puisse s'honorer l'espèce humaine; et ses efforts auraient sans doute hâté de plusieurs siècles les progrès de la véritable liberté.

Voilà aussi pourquoi les Chinois, qui, malgré cette éminente sagesse que quelques personnes leur attribuent, sont, à plusieurs égards, une nation tout-à-fait barbare, resteront éternellement soumis aux préjugés qui les gouvernent, ne feront aucune grande découverte, n'ajouteront rien peut-être à celles qui leur ont été transmises par quelque autre peuple inventeur. Car c'est surtout l'écriture qui fait prendre une forme régulière aux langues : c'est elle qui les perfectionne, en rendant plus sensibles leurs beautés et leurs défauts, en conservant à jamais leurs formes les plus heureuses et les plus belles; en élaguant par degrés tout ce qu'elles ont de défectueux. Pour apprécier une langue, il suffit donc de connaître le mécanisme des signes qui la représentent à l'œil. Nos langues d'Occident et les plus belles de l'Orient reproduisent tous les mots avec un petit nombre de lettres diversement combinées. Dans la langue chinoise, presque chaque mot a son signe propre : l'étude de l'écriture exige donc un temps infini. Le vague et l'indétermination du sens des mots, passant tour à tour du langage oral à l'écriture et de l'écriture au langage oral, produisent une confusion dont les plus savants ont toutes les peines du monde à se tirer (1). Il

---

(1) Les relations des derniers voyageurs nous apprennent

est évident qu'une pareille langue n'est bonne qu'à perpétuer l'enfance d'un peuple, en usant sans fruit les forces des esprits les plus distingués, et en obscurcissant dans leur source même les lumières de la raison.

Mais la différence des langues, qui sans doute ne saurait être rapportée à un seul ordre de causes, dépend-elle véritablement, à plusieurs égards, de l'influence des climats ? J'ai du penchant à le croire; mais j'avoue cependant que cela ne me paraît pas suffisamment prouvé. Quoique dans ces derniers temps on ait fait d'heureuses recherches sur les antiquités et sur l'origine des peuples, quoique même on soit parvenu à déterminer avec assez d'exactitude les points du globe d'où plusieurs d'entre eux sont partis lors des émigrations qui les ont amenés sur leur territoire actuel, il est impossible d'affirmer positivement que la langue grecque, par exemple, appartient au Midi plutôt qu'au Nord; l'anglo-saxonne, mère de l'allemande et de l'anglaise, à l'Europe plutôt qu'à l'Asie. Ainsi, dans un travail d'où les hypothèses doivent être bannies d'autant plus sévèrement, qu'il a pour objet d'établir des vérités d'une

---

que les lois mêmes, c'est-à-dire les ordres du gouvernement, sont sujets, dans l'exécution, à être interprétés de plusieurs manières par les différents mandarins ; et cela arrive presque toujours, sans la moindre intention, de la part de ceux-ci, de dénaturer l'ordre, ou de violer la loi.

grande importance pour la science de l'homme, je ne me permettrai point d'appuyer ces vérités d'arguments encore douteux.

Cependant il est difficile de ne pas penser que la nature des impressions habituelles a dû modifier l'instrument qui sert à les combiner et à les reproduire ; que leur caractère sombre ou riant, âpre ou doux, profond ou passager, doit se retrouver, à certain degré, dans leurs signes représentatifs. En un mot, l'homme qui vit sous un ciel heureux, sous des ombrages frais, au milieu des émanations des fleurs ; qui n'entend habituellement que le chant des oiseaux et le murmure des sources vives et limpides, ne doit ni s'exprimer par les mêmes sons, ni les appuyer du même accent et des mêmes inflexions de voix que l'homme qui vit entouré des horreurs d'une nature sauvage, qui se perd chaque jour dans de noires et profondes forêts, dans les gorges de montagnes inaccessibles, hérissées de rocs et de neiges éternelles ; qui n'entend que les mugissements d'une mer irritée, ou les torrents qui tombent dans des abîmes sans fond. Des circonstances, des images, des sensations si différentes, ne peuvent manquer d'agir sur tous les organes humains, éminemment imitateurs : et le phénomène inexplicable serait que le langage, c'est-à-dire le tableau fidèle des impressions reçues, ne s'en ressentît pas. Il est bien certain que le climat influe sur l'état habituel et sur les dispositions des organes de la voix : or, ces dispositions et cet état pourraient-ils ne pas influer à leur tour sur le choix des sons, et le choix des sons sur le caractère général du langage ?

Aussi n'a-t-on pas manqué d'observer des traits d'analogie entre les langues et le climat des nations qui les parlent : on a vu, ou l'on a cru voir que certains sons, certains accents, certaines aspirations, et les proportions différentes entre le nombre des consonnes et celui des voyelles, peuvent servir à distinguer les langues propres aux différentes latitudes, ou plutôt aux différentes circonstances physiques, prises toutes dans leur ensemble, et considérées dans les cas où leur influence doit avoir le plus d'intensité. Madame de Staël a même essayé de tracer, dans un ouvrage plein d'idées profondes et de vues neuves, la ligne de démarcation entre la littérature du Nord et celle du Midi, qu'elle regarde comme formant les deux grandes divisions de toute littérature connue ; et, quoiqu'on puisse ne pas être de son avis dans la préférence qu'elle donne à celle du Nord, il est impossible de nier qu'elle ne les ait caractérisées l'une et l'autre avec autant d'exactitude que de talent.

Mais, je le répète, nous laisserons ici de côté les preuves qui pourraient se tirer de la différence des langues sous les diverses latitudes, et de leur analogie dans les circonstances locales identiques ou ressemblantes. L'influence du climat sur les habitudes morales de l'homme est, en quelque sorte, surabondamment prouvée d'ailleurs; et l'examen que nous venons de faire, j'ose le dire, avec une entière impartialité, ne me paraît pas pouvoir laisser sur ce point le moindre doute dans les esprits (1).

On se demandera peut-être comment une vérité si simple et si frappante a pu, dans un siècle de lumières, être méconnue par des hommes qui ont eux-mêmes contribué si puissamment aux progrès de la raison. Cela ne viendrait-il pas de ce que d'autres philosophes avaient établi d'une manière trop absolue, et comme fait général, la correspondance du caractère du climat avec celui du gouvernement? Car, véritablement, aussitôt qu'on en vient aux applications particulières, de nombreux exemples prouvent qu'il n'y a rien de moins général que cette correspondance : par conséquent, la doctrine sur laquelle son auteur prétend la fonder pèche en quelque point, puis-

---

(1) Un ami très-éclairé me fait observer que l'effet du climat n'est pas le même pour le riche que pour le pauvre. Rien n'est plus vrai. Le climat agit encore très-inégalement sur les différentes classes d'artisans et d'ouvriers; son influence est même plus ou moins puissante, suivant les divers degrés de l'état social. Sur un sujet si fécond, il est impossible de dire tout. J'y reviendrai dans un autre ouvrage, dont le sujet sera le *Perfectionnement de l'homme physique* ; et je traiterai ces nouvelles questions plus en détail que je n'eusse pu le faire dans le Mémoire sur le Régime, ou dans celui-ci.

qu'un de ses principaux résultats est contredit par les faits. Mais aussi ce n'est point là la vraie doctrine d'Hippocrate. Ce médecin philosophe reconnaît que les habitudes morales d'un peuple sont le produit d'une foule de causes très-distinctes les unes des autres : il attache dans leur évaluation comparative autant d'importance aux institutions sociales que l'a pu faire Helvétius lui-même ; et nous allons en voir la preuve dans une dernière citation de son Traité *des Airs, des Eaux et des Lieux*. Mais Hippocrate pensait que l'action du climat doit être comptée pour beaucoup : il la regardait comme une de ces forces constantes de la nature dont les effets sont toujours assurés à la longue, parce que l'homme ne peut guère leur opposer que des résistances partielles et transitoires comme lui-même ; et les moyens employés pour la combattre venant à cesser d'agir, cette action reprend toute sa force, et reproduit bientôt des phénomènes qui n'étaient, pour ainsi dire, que suspendus. Cette considération, nécessaire aux médecins et aux moralistes, ne l'est pas moins aux idéologistes et aux législateurs. Ces derniers la négligeront sans doute quand il s'agira de coordonner ces lois éternelles et générales, dont les motifs, communs à tous les temps et à tous les lieux, sont placés par la nature dans l'organisation même de l'homme et dans les dispositions constante de la sensibilité : mais elle pourra leur fournir des lumières pour le choix de certaines institutions qui ne sauraient être les mêmes, ni produire les mêmes effets dans tous les pays.

Voici le passage d'Hippocrate dont je viens de parler. L'auteur, après avoir décrit le climat de l'Asie et déterminé les effets moraux qui, selon lui, ne peuvent manquer d'en résulter, poursuit en ces mots :

« Mais ici, les institutions politiques ont se-
« condé puissamment l'action des circonstances lo-
« cales ; elles en ont singulièrement aggravé les
« mauvais effets.

« La plus grande partie de l'Asie vit sous la
« domination des rois. Or, des hommes qui n'ont
« point contribué aux lois par lesquelles ils sont
« régis, qui ne s'appartiennent point à eux-mêmes,
« dont la tête est courbée sous un joug despotique,
« n'ont aucun motif de cultiver les arts militaires :
« ils ont au contraire de trop bonnes raisons de
« ne point paraître belliqueux. Rien de commun
« entre eux et leurs chefs : ni les travaux et les
« dangers que les premiers supportent seuls, ni les
« avantages et la gloire qui devraient en revenir aux
« uns comme aux autres, mais auxquels le simple
« soldat n'a presque aucune part. Lorsque ces mal-
« heureux esclaves, forcés de quitter leurs foyers,
« leurs femmes, leurs enfants et leurs amis, vont
« chercher dans les camps les fatigues et le car-
« nage, toutes les victoires obtenues par leurs ef-

« forts ne servent qu'à grossir les richesses de leurs
« maîtres avides : et pour eux, les périls, les blessures, la mort, sont les seuls fruits qu'ils en recueillent. Ainsi donc, indifférents sur les succès
« de la guerre, ils sont incapables de la soutenir ;
« ils sont même absolument inhabiles à cultiver
« un sol où nulle jouissance certaine, nulle espérance vraisemblable n'excite leur activité. De
« tels hommes laissent tomber en friche et se dépeupler à la longue la terre ingrate qu'ils habitent ; ou s'il se trouve parmi eux des ames douées
« par la nature de quelque courage et de quelque
« énergie, elles maudissent et rejettent des lois qui
« ne méritent que leur haine.

« Un autre grand fait vient à l'appui de ce que
« j'avance. Les peuples les plus belliqueux de
« l'Asie sont des Grecs ou des Barbares qui, foulant aux pieds toute espèce de pouvoir despotique, conservent encore leur indépendance
« naturelle. Comme ils ne forment que des entreprises de leur choix, ils en recueillent tous les
« fruits. S'ils affrontent les dangers, c'est pour eux-
« mêmes, c'est pour eux seuls. Ils reçoivent donc
« toujours la récompense de leur courage, et
« toujours ils portent la peine de leur lâcheté. »

Hippocrate compare encore sous ce point de vue les Européens aux Asiatiques. « Si les premiers, dit-il, ont une supériorité si marquée sur
« les derniers, c'est qu'ils ne vivent point comme

« eux sous des rois. Les peuples soumis aux vo-
« lontés arbitraires d'un seul sont nécessairement
« lâches. Des ames foulées et dégradées par la ser-
« vitude perdent bientot tout ressort et toute
« vertu. »

DIXIÈME MÉMOIRE.

Considérations touchant la vie animale, les premières déterminations de la sensibilité, l'instinct, la sympathie, le sommeil et le délire.

PREMIÈRE SECTION.

§ I.

INTRODUCTION.

En commençant ce Mémoire, je crois devoir rendre compte de quelques changements que l'exécution des premières et principales parties de mon travail m'a paru nécessiter dans celles qui restent encore à terminer. La première exposition du plan annonçait que l'instinct, la sympathie, le sommeil et le délire, seraient l'objet d'autant de Mémoires séparés, où mon intention était effectivement de développer la théorie de ces divers phénomènes. Liés par des relations nombreuses avec ceux qui constituent l'action de la pensée et la formation des penchants, ils m'avaient semblé ne pouvoir être expliqués avec trop de soin dans un ouvrage qui a pour but de rattacher ces derniers phénomènes aux lois de l'organisation et aux opérations immédiates de la vie. Mais en rassemblant les idées relatives à ces différentes questions, je n'ai pas été long-temps à m'apercevoir que pour les rendre complètes, pour en faire un corps de doctrine, il faudrait entrer dans des détails beaucoup trop étendus; que peut-être même elles exigeraient un appareil de preuves capable de faire, en quelque sorte, perdre de vue notre objet principal. C'eût été presqu'un autre ouvrage, suite naturelle, il est vrai, mais non partie nécessaire du premier. J'ai donc cru devoir resserrer ce plan, trop vaguement circonscrit, et me borner à réunir dans un seul cadre toutes les considérations par lesquelles ces différentes questions particulières se trouvent liées avec notre véritable sujet. Ce sujet n'est déja que trop vaste par lui-même. Voulant n'y laisser, s'il est possible, rien d'obscur et de vague, je me vois même forcé de revenir encore sur les premières déterminations de la sensibilité; car il faut se faire des idées complètement justes de ces opérations fondamentales, pour bien entendre une foule d'actes inaperçus et délicats dont la cause se confond avec l'organisation elle-même.

Ainsi je traiterai sommairement dans ce Mémoire de la vie animale et des premières déterminations sensitives; je reviendrai sur l'instinct et sur les sympathies; enfin, je hasarderai touchant la théorie du sommeil et du délire un petit nombre d'idées dont on trouve le premier germe dans les doctrines enseignées par les deux célèbres écoles de Montpellier et d'Édimbourg, mais dont la justesse ne me semble pouvoir être vérifiée et reconnue que dans notre manière de concevoir l'action des extrémités sentantes et du centre nerveux.

Je crois devoir aussi rappeler que dans le Mémoire qui traite de l'influence morale des tempéraments, j'avais annoncé quelques réflexions sur celle des tempéraments acquis; et je me proposais de mettre ces réflexions à la suite du Mémoire sur l'influence du régime : mais, comme les tempéraments acquis dépendent en grande partie des habitudes intellectuelles et des passions, il m'a paru plus convenable de déterminer d'abord en quoi consiste la réaction du moral sur le physique, et de fixer la véritable étendue de son influence (1), avant de parler d'une forme accidentelle de l'économie animale, qui dépend du concours de plusieurs causes réunies, parmi lesquelles il faut compter pour beaucoup l'énergie de cette même réaction.

Tel est donc l'ordre définitif des dernières parties de ce travail.

---

(1) Ce sera l'objet du Mémoire onzième.

§ II.

De la vie animale.

Les circonstances qui déterminent l'organisation de la matière sont couvertes pour nous d'épaisses ténèbres : vraisemblablement il nous est à jamais interdit de les pénétrer. Quand même nous parviendrions à lever quelques coins du voile, c'est-à-dire, à faire dépendre une partie des phénomènes propres aux corps organisés d'autres phénomènes plus généraux déjà connus, nous nous retrouverions toujours dans le même embarras relativement au fait principal, qui ne peut reconnaître pour cause que les forces actives et premières de la nature, desquelles nous n'avons ni ne pouvons avoir aucune idée exacte. Cette considération ne doit cependant pas nous empêcher de multiplier les observations et les expériences : efforçons-nous au contraire d'éclaircir, dans les mystères de l'organisation, tous les points qui peuvent être du domaine des unes et des autres. Car une science a des fondements inébranlables lorsque toutes les déductions en peuvent être rapportées à des principes simples, fixes et clairs : elle est complète, lorsque les recherches et l'analyse ont invariablement déterminé dans ces mêmes principes tout ce qui peut être soumis à nos moyens de connaître. Et même on peut être bien sûr que l'homme n'a jamais un besoin véritable de franchir les bornes prescrites à ses facultés ; ce qu'il ne peut apprendre lui est inutile: une vaine curiosité peut entraîner ses vœux au-delà de la sphère assignée à sa nature ; mais il ne lui importe sérieusement de savoir que ce que peuvent saisir ses sens et sa raison.

Quelques difficultés que présentent les recherches relatives à ces opérations secrètes par lesquelles la nature transforme les corps les uns dans les autres, il n'en est pas moins certain que le génie observateur et l'art expérimental ont déja résolu sur ce point plusieurs questions importantes ; ils ont porté leur flambeau dans des obscurités qu'on pouvait regarder comme impénétrables. Pourquoi les principes élémentaires dont se forment les corps organisés ne seraient-ils pas un jour reconnus avec la même exactitude que ceux qui, par exemple, entrent dans la composition de l'air atmosphérique et de l'eau ? Pourquoi les conditions nécessaires pour que la vie se manifeste dans les animaux ne seraient-elles pas susceptibles d'être reconnues et déterminées, aussi-bien que celles d'où résultent la foudre, la grêle, la neige, etc. ; ou que celles, plus éloignées encore peut-être de la simple observation, qui poussent différentes substances à former de rapides combinaisons chimiques, et leur font contracter, sous ces formes nouvelles, une foule de propriétés que dans leur état d'isolement ces substances ne possèdent pas (1)?

J'avoue que dans le moment actuel nous avons encore peu de lumières sur cet important objet. Cependant les considérations suivantes prouveront, je crois, que plusieurs des données du problème appartiennent à un ordre de phénomènes dont on a déja dérobé les causes à l'obscurité qui les enveloppait ; et les autres paraissent, d'après toutes les vraisemblances, devoir céder aux mêmes moyens méthodiques d'investigation.

Et d'abord nous sommes dès aujourd'hui suffisamment fondés à regarder comme chimérique cette distinction que Buffon s'est efforcé d'établir, de la matière morte et de la matière vivante, ou des corpuscules inorganiques et des corpuscules organisés. Les végétaux peuvent vivre et croître par le seul secours de l'air et de l'eau, qui ne renferment dans leur état naturel que de l'oxygène, de l'hydrogène et de l'azote. En décomposant le gaz acide carbonique qui, dans certaines circonstances, flotte à la surface de la terre, emporté par le mouvement de l'air, les végétaux s'en

---

(1) Encore une fois, la cause générale des propriétés de la matière, en vertu desquelles certaines circonstances données déterminent toujours certaines combinaisons, n'en resterait pas moins inconnue ; mais éclaircir les circonstances des phénomènes, est presque toujours ce que nous appelons les expliquer.

approprient le carbone, et laissent l'oxygène libre, comme des expériences directes l'ont montré clairement. Il paraît même qu'ils peuvent décomposer le gaz hydrogène sulfuré, quoique sa présence, surtout lorsqu'il est très-abondant, soit vraisemblablement plutôt nuisible qu'utile à plusieurs espèces de plantes : ils décomposent aussi l'hydrogène carboné, dont les funestes effets sur l'économie animale semblent particulièrement mitigés par la végétation dans les endroits où de grands et beaux arbres environnent les marais qui l'exhalent : enfin, les végétaux absorbent la lumière, ou du moins ils y puisent un élément qui doit entrer dans leur combinaison, et dont l'absence produit toujours directement une débilitation sensible de leur vie particulière et de leurs propriétés.

Ces principes constitutifs, qu'on retrouve, en quelque sorte, à découvert dans les diverses parties des végétaux, suffisent souvent pour leur donner un développement complet, et pour produire dans leurs différentes parties ces substances nouvelles qui non-seulement fournissent un aliment immédiat aux animaux, mais qui tendent encore directement elles-mêmes à s'animaliser. Car l'expérience nous apprend qu'il n'est aucune substance végétale connue qui, placée dans des circonstances convenables, ne donne naissance à des animalcules particuliers dans lesquels la simple humidité suffit pour la transformer, et presque toujours à l'instant. Ici nous voyons avec évidence la nature qu'on appelle *morte* liée par une chaîne non interrompue avec la nature vivante; nous voyons les éléments inorganiques se combiner pour produire différents corps organisés; et des produits de la végétation sortent la vie et le sentiment avec leurs principaux attributs. Ainsi donc, à moins qu'on ne suppose que la vie est répandue partout, et seulement déguisée par les circonstances extérieures des corps ou de leurs éléments (ce qui serait également contraire à l'hypothèse), il faut nécessairement avouer que, moyennant certaines conditions, la matière inanimée est capable de s'organiser, de vivre, de sentir.

Or, maintenant, quelles sont ces conditions ? Sans doute nous les connaissons encore très-mal. Mais sont-elles en effet de nature à rester toujours inconnues ? Il est difficile de le penser, lorsqu'on voit que l'art peut non-seulement reproduire les végétaux à l'aide de plusieurs de leurs parties, qui dans l'ordre naturel ne sont pas destinées à cette fonction, mais encore reconnaître les circonstances capables de seconder ou de troubler le succès; lorsqu'on voit qu'il peut dénaturer leurs espèces, en faire éclore de nouvelles, et créer des races particulières d'animaux, c'est-à-dire, par des altérations déterminées qu'il fait subir à certains corps, y développer de nouveaux principes de vitalité, et faire naître, en quelque sorte à plaisir, des êtres (1) qui n'ont point dans la nature d'analogue connu.

Mais ce que l'art produit par certains procédés, la nature le produit plus souvent encore par ses écarts. Sur les arbres malades se forment de nouvelles végétations, qu'on n'y découvre point dans l'état de santé parfaite; il s'y développe différentes espèces de petits insectes dont elles sont la demeure, et dont la formation dépend uniquement de la présence et même du caractère de la maladie. On trouve sur les quadrupèdes, sur les oiseaux, et dans différentes parties de leurs corps, des peuplades d'animalcules très-variés, que l'on peut, à juste titre, regarder comme des dégénérations de la substance même de l'individu. Chaque classe d'êtres vivants, et chaque genre d'altération dont leurs fonctions vitales sont susceptibles, amènent au jour des races inconnues, et qui semblaient ne devoir jamais exister. Plusieurs parties du corps de l'homme présentent journellement de ces générations fortuites, dues soit directement à la faiblesse des fonctions, soit indirectement à la mixtion irrégulière des humeurs. Il se forme souvent des vers dans les intestins des enfants, parce que leurs organes encore dé-

---

(1) Par exemple, les anguilles du vinaigre, les vers qui rongent les cartons et les reliures des livres, etc., etc. : toutes espèces qui se forment exclusivement dans des matières produites elles-mêmes par les seules combinaisons des arts.

biles sont ordinairement incapables de compléter les digestions, et que, chez eux, le canal alimentaire est habituellement tapissé de matières muqueuses auxquelles l'influence de la vie a déja fait subir un commencement d'animalisation. La même chose arrive aux adultes dont l'estomac est faible, et qui digèrent mal.

On peut suivre, en quelque sorte, à l'œil, les différents degrés de cette organisation, puisqu'on voit assez fréquemment, surtout après l'usage des purgatifs drastiques, sortir des lambeaux de ces vers, à peine ébauchés, traînant avec eux des portions plus ou moins considérables de glaires, dans lesquelles les parties organisées vont s'évanouir et se fondre par d'insensibles dégradations. Dans une maladie particulière, qui vraisemblablement exerce sa principale influence sur les reins et sur la vessie, les urines charrient de petits insectes noirs et cornus, visibles à l'œil non armé, lesquels sont très-certainement le produit accidentel de la maladie; car ils disparaissent bientôt, lorsque ses vrais remèdes, les balsamiques et les toniques, ont été mis en usage dans un traitement régulier. La maladie pédiculaire, qui s'observe assez souvent chez les vieillards, et même chez quelques hommes de l'âge consistant, quand les humeurs et le tissu cellulaire viennent à se décomposer, est absolument du même genre. Tous ces insectes sont évidemment le produit de certaines circonstances propres au corps humain; puisqu'ils ont (du moins pour la plupart) des caractères distinctifs qui ne se retrouvent point dans des espèces formées ailleurs, et que ceux même qu'on rencontre dans les intestins de différents poissons, comme les *fascia lata*, existent quelquefois déja tout formés dans le corps de l'enfant, avant son expulsion de la matrice. Je n'entreprendrai point, au reste, de déterminer si ces générations ont lieu spontanément, ou par le moyen des germes. On peut observer seulement que les personnes qui veulent que, sans germe, il ne puisse y avoir de génération, doivent, en même temps, établir que ceux de toutes les espèces possibles sont répandus partout dans la nature, attendant les circonstances propres à les développer : ce qui n'est, au fond, qu'une autre manière de dire que toutes les parties de la matière sont susceptibles de tous les modes d'organisation.

Mais pourquoi jugerions-nous nécessaire d'admettre l'existence de prétendus corpuscules qu'on ne peut ni saisir, ni rendre sensibles? Pourquoi regarderions-nous comme l'explication du phénomène le plus important de la nature ce mot si vague de *germe*, que les dernières expériences sur la végétation, et même sur la génération proprement dite des animaux, rendent bien plus vague encore? En effet, d'après les résultats de ces expériences, il paraît déja beaucoup moins difficile de reconnaître la nature des matériaux dont se forment immédiatement les embryons : il est même probable que les circonstances qui président à leur premier développement, dans l'ordre le plus naturel, ne sont pas toujours indispensables pour les faire éclore ; et les physiciens semblent être dans ce moment à la veille de déterminer au moins une partie des changemens qu'éprouve la matière en passant de l'état inorganique à celui d'organisation végétale, et de la vie incomplète d'un arbre, ou d'une plante, à celle des animaux les plus parfaits (1). Enfin, nous n'éprouverions plus aujourd'hui peut-être, aucun étonnement, si les expériences finissaient par prouver qu'il suffit que des portions de matière, dans un certain état déterminé, se rencontrent et se pénètrent, pour produire des êtres vivants, doués de certaines propriétés particulières : comme il suffit qu'un acide et une base alkaline ou terreuse soient mis en contact dans un état favorable à leur combinaison, pour qu'il en résulte un nouveau produit chimique dont la cristallisation suit des lois constantes, et dont les

---

(1) Je crois devoir observer que les matières végétales ne paraissent produire immédiatement que des animalcules dépourvus de nerfs et de cerveau, et que c'est dans les substances animales qu'on voit se former des corps vivants, doués d'un appareil d'organes particuliers, où les fines recherches de l'anatomie moderne ont reconnu un véritable système nerveux et cérébral.

16.

qualités n'ont plus aucun rapport avec celles de ses éléments.

Les anciens disaient que si la vie est la mère de la mort, la mort, à son tour, enfante et éternise la vie; c'est-à-dire, en écartant les métaphores, que la matière est sans cesse en mouvement, qu'elle subit des changements continuels. Il n'y a point de mort pour la nature; sa jeunesse est éternelle, comme son activité et sa fécondité: la mort est une idée relative aux êtres périssables, à ces formes fugitives sur lesquelles luit successivement le rayon de la vie; et ce sont ces transmutations non interrompues qui constituent l'ordre et la marche de l'univers.

Dans le passage de la mort à la vie, comme dans celui de la vie à la mort, il n'est pas toujours absolument impossible de suivre les opérations de la nature, ou les changements que subit la matière. Sur l'ardoise et la tuile de nos toits, nous voyons l'action de l'air et de la pluie faire éclore des moisissures, des mousses, des lichens; et de leur substance, naissent bientôt des animalcules particuliers. Les laves rejetées du sein de la terre en convulsion, ces matières minérales si diverses, mais toutes plus ou moins incomplètement réduites à l'état vitreux par la puissance des feux souterrains, se décomposent à l'air, avec le temps; leur surface se ternit, devient friable, se couvre de végétations, d'abord informes, et sans utilité directe pour les grands animaux: mais déjà dans leur sein se forment et vivent des myriades d'espèces inaperçues, dont les débris, joints à ceux de ces premières végétations, augmentent chaque jour les couches de l'humus; les générations succèdent aux générations, les races aux races; et leurs restes, entassés et décomposés par l'action de l'air atmosphérique et de l'eau, préparent le moment où la riche verdure des plantes et des arbres appellera bientôt les espèces plus développées qui nous semblent plus dignes de couvrir et d'animer le sein de la terre. C'est ainsi que la plupart des îles du grand Océan, que nous appelons improprement *mer du Sud* (1), reposent sur des noyaux ou sur des roches qui sont l'ouvrage d'autres espèces, non moins imperceptibles, d'insectes marins : et c'est encore ainsi que, sorties par degrés du sein des eaux, où ces travailleurs infatigables font incessamment végéter de si puissantes masses, elles montent, viennent éprouver à la surface les alternatives de la sécheresse et de l'humidité, l'action des gaz élémentaires dont l'air et l'eau se composent, l'influence des météores, celle du soleil et des diverses saisons; et, par des altérations graduelles, analogues à celles des laves, on les voit se couvrir successivement de toutes les races végétales et animales que la nature des matériaux

---

(1) Voyez la nouvelle division et la nouvelle nomenclature des mers, par mon confrère le citoyen Fleurieu, l'un des plus habiles géographes et navigateurs de l'Europe.

primitifs de cette terre nouvelle est capable de faire naître, et que le climat adopte sans trop d'effort (1).

Demanderait-on si l'homme et les grands animaux, que nous ne voyons plus aujourd'hui se reproduire que par voie de génération, ont pu, dans l'origine, être formés de la même manière que des plantes à peine organisées et des ébauches grossières d'animalcules? Nous l'ignorons absolument, et nous l'ignorerons toujours. Le genre humain n'a pu se procurer aucun renseignement exact touchant l'époque primitive de son

---

(1) M. Fray, commissaire des guerres à Limoges, a bien voulu me communiquer une suite d'observations et d'expériences curieuses sur les productions microscopiques. Il paraît en résulter, 1° que toutes les matières végétales et animales, même celles qui datent de la plus grande antiquité, comme les momies et les bois retirés des anciennes constructions, se résolvent dans l'eau distillée en globules doués d'un mouvement continuel; que ces globules ne sont point des animaux (comme l'a cru Muller, qui leur a donné le nom de *monades*), puisque M. Fray les a vus se réunir en nombre plus ou moins considérable pour former des animaux plus distincts; 2° que les matières végétales et animales, plongées dans l'eau distillée, ou dans un air formé de toutes pièces, et soustraites à l'influence de l'air atmosphérique, produisent constamment différents insectes, dont on a supposé jusqu'ici que les germes sont déposés sur ces matières par des insectes de la même espèce ou qu'ils y sont apportés par les oscillations continuelles de l'atmosphère, dans laquelle on imagine que, à raison de leur grande ténuité, ils peuvent flotter facile-

existence : il ne lui est pas plus donné d'avoir des notions précises relativement aux circonstances de sa formation, qu'à chaque individu en particulier de conserver le souvenir de celles de sa propre naissance; et il a bien fallu invoquer le secours d'une lumière surnaturelle pour persuader aux hommes ce qu'on devait croire à cet égard.

Il est certain que les individus de la race humaine, les autres animaux les plus parfaits, et même les végétaux d'un ordre supérieur, ne se forment plus maintenant sous nos yeux que par

---

ment; 3° que l'eau distillée la plus pure (et qu'on a même pris la précaution de faire bouillir au plus grand feu pendant plusieurs heures, avant de la placer dans la chaudière distillatoire) peut, avec la seule addition de différents gaz, tels que l'oxygène, l'azote, le carbonique, et par le concours de la lumière et de la chaleur, produire des matières minérales, des végétations et des animaux visibles à l'œil.

Les observations et les expériences d'où sont tirés de si précieux résultats ont sans doute besoin d'être revues avec soin et répétées de cent manières différentes; mais l'auteur a mis tant de persévérance et de zèle à les suivre, et il les raconte avec une naïveté si persuasive, que je n'ai pu me refuser au plaisir d'annoncer un travail qui paraît nous donner de si belles espérances. Au reste, M. Fray se propose de prendre l'Institut national pour arbitre et pour juge entre lui et les personnes qui pourraient infirmer la vérité de ses assertions; et bientôt, quel que soit le jugement définitif que cet estimable observateur provoque avec une entière confiance, il ne restera plus de doute sur cet important objet.

des moyens qui n'ont aucun rapport avec cette organisation directe de la matière inerte ; mais il ne s'ensuit point qu'ils ne puissent en effet être produits par d'autres voies, et qu'ils n'aient pu l'être originairement d'une manière analogue à celle qui, maintenant encore, amène au jour toutes ces espèces nouvelles d'animalcules ignorés. Car, une fois doués de la puissance vitale, ces derniers, du moins plusieurs d'entre eux, se reproduisent aussi par voie de génération. Dès lors la perpétuation de leurs espèces respectives est assujettie tantôt à l'un des deux modes propres aux races plus parfaites, tantôt à un troisième, qui se compose en quelque sorte des deux. Si donc on voulait leur appliquer le même raisonnement, puisqu'on les voit naître les uns des autres, ils n'auraient pu, dans l'origine, éclore du sein d'aucune matière inanimée ; or cette conclusion, démentie par le fait, porterait entièrement à faux. Et peut-être, à cet égard, des idées plus justes que nous ne le pensons étaient-elles présentes aux auteurs des Genèses que l'antique Asie nous a transmises, lorsqu'ils donnaient la terre pour mère commune à toutes les natures animées qui s'agitent et vivent sur son sein.

Enfin, il n'est point du tout prouvé que les espèces soient encore aujourd'hui telles qu'au moment de leur formation primitive. Beaucoup de faits attestent, au contraire, qu'un grand nombre des plus parfaites, c'est-à-dire de celles qui sont le plus voisines de l'homme par leur organisation, portent l'empreinte du climat qu'elles habitent, des aliments dont elles font usage, des habitudes auxquelles la domination de l'homme ou leurs rapports avec d'autres êtres vivants les assujettissent. Les faits attestent encore qu'elles peuvent éprouver certains changements fortuits dont on ne saurait assigner la cause avec une entière exactitude; et que tous ces caractères accidentels qu'elles doivent tantôt au hasard des circonstances, tantôt à l'art et aux tentatives expérimentales de l'homme, sont susceptibles de rester fixes dans les races, et de s'y perpétuer jusqu'aux dernières générations. Les débris des animaux que la terre recèle dans ses entrailles, et dont les analogues vivants n'existent plus, doivent faire penser que plusieurs espèces se sont éteintes soit par l'effet des bouleversements dont le globe offre partout des traces, soit par les imperfections relatives d'une organisation qui ne garantissait que faiblement leur durée, soit enfin par les usurpations lentes de la race humaine; car toutes les autres doivent, à la longue, céder à cette dernière tous les espaces qu'elle est en état de cultiver; et bientôt sa présence en bannit presque entièrement celles dont elle ne peut attendre que des dommages.

Mais cette belle découverte, particulièrement due aux recherches de notre savant confrère Cuvier, pourrait aussi faire soupçonner que plusieurs des races existantes ont pu, lors de leur première apparition, être fort différentes de ce qu'elles sont aujourd'hui. L'homme, comme les autres animaux, peut avoir subi de nombreuses modifications, peut-être même des transformations importantes, durant le long cours des siècles dont le passage est marqué sur le sein de la terre par d'irrécusables souvenirs. Et si l'on ne voulait accorder, pour la durée totale du genre humain, que l'espace de temps écoulé depuis la dernière grande révolution du globe, laquelle semble, en effet, ne pas remonter très-hant dans l'antiquité, il serait encore possible de noter, pour ce court intervalle, plusieurs changements essentiels survenus dans l'organisation primitive de l'homme; changements dont l'empreinte, rendue ineffaçable chez les différentes races, caractérise toutes leurs variétés. Mais cette hypothèse, qui tend à établir la nouveauté de l'espèce humaine, paraît entièrement inadmissible; on ne peut du moins l'appuyer de preuves valables, et il s'élève contre elle de grandes difficultés.

D'abord, non-seulement cette vaste convulsion du globe, mais encore plusieurs autres plus anciennes restent gravées par des traditions générales dans le souvenir des hommes : les histoires et les antiquités de presque toutes les nations en conservent des vestiges durables; les imaginations en ont été long-temps saisies d'effroi; et plusieurs religions semblent avoir eu pour but principal de consacrer les circonstances de ces terribles événements. Or, comment toutes ces notions seraient-elles généralement répandues, si l'existence des hommes en société ne se reportait à des époques fort antérieures ? car, voulût-on rejeter indistinctement tous les récits relatifs à ces mêmes époques, on n'en est pas moins forcé de reconnaître que des hommes ignorants, imbécilles, grossiers, tels qu'ils sortent des mains de la nature, n'auraient pu se faire d'idée ni d'un état de la terre différent de celui qu'elle offrait à leurs yeux, ni surtout de la catastrophe à laquelle ce changement était dû ; puisque, suivant l'hypothèse, il aurait précédé leur naissance. Mais, en outre, la difficulté de concevoir la première formation de l'homme et des autres animaux les plus parfaits est d'autant plus grande qu'on la place dans des temps plus voisins de nous, qu'on suppose l'état de la terre plus semblable alors à celui qu'elle présente de nos jours, et qu'enfin l'on ne veut tenir aucun compte des variations que peuvent avoir subies les races qui paraissent maintenant les plus fixes. Mais n'est-on pas forcé d'admettre la grande antiquité des animaux, attestée par leurs débris fossiles qui se rencontrent à des profondeurs considérables de la terre ? pourrait-on nier la possibilité des variations que le cours des âges et les violentes convulsions de la nature ont pu leur faire éprouver ? variations dont nous avons encore de frappants exemples sous nos yeux, malgré l'état du globe, bien plus stable de nos jours, et malgré le jeu paisible des éléments? Ces bouleversements réitérés, dont l'aspect géologique de la terre démontre l'antiquité, l'étendue et l'importance, peuvent-ils maintenant être révoqués en doute? et ne faut-il pas enfin tenir compte des changements plus étendus, et plus importants encore peut-être, qu'ils ont nécessairement produits à sa surface? Or, si l'on se fait une juste idée de cette suite de circonstances auxquelles les races vivantes, échappées à la destruction, ont dû successivement se plier et se conformer, et d'où vraisemblablement, dans chaque circonstance particulière, sont nées d'autres races toutes nouvelles, mieux appropriées à l'ordre nouveau des choses; si l'on part de ces données, les unes certaines, les autres infiniment probables, il ne paraît plus si rigoureusement impossible de rapprocher la première production des grands animaux de celle des animalcules microscopiques. Ces derniers êtres, productions ultérieures et singulières, qui n'appartiennent pas moins, en quelque sorte, à l'art qu'à la nature, ne semblent-ils pas en effet destinés à nos expériences et à notre instruction, puisqu'on peut les tirer à volonté du sein du néant, en changeant les simples dispositions physiques ou chimiques des matières qui doivent les former? et sans lever entièrement par là le voile de la nature, ne peut-on pas du moins porter un commencement de clarté dans ces ténèbres, que les préjugés et le charlatanisme peuvent seuls vouloir s'efforcer d'épaissir (1)?

§ III.

Si nous voyons la matière passer successivement par tous les degrés d'organisation et d'animalisation, nous pouvons la voir aussi parcourir, en redescendant vers l'état de mort le plus absolu, la chaîne qu'elle a parcourue en s'élevant à l'état de vie le plus parfait. Les matières animales, dans leur décomposition, laissent échapper des gaz dont les végétaux s'emparent avec avidité, et qui leur procurent un développement plus rapide, une fructification plus abondante; car ces gaz sont les mêmes que nous avons dit entrer directement dans leur organisation, et ils n'ont, en quelque sorte, besoin que d'une circonstance favorable pour devenir arbres ou plantes, fleurs et fruits (2).

---

(1) Tous les phénomènes de l'univers ont été, sont, et seront toujours la conséquence des propriétés de la matière, ou des lois qui régissent tous les êtres; c'est par ces propriétés et par ces lois que la cause première se manifeste à nous : aussi Vanhelmont les appelait-il, dans son style poétique, *l'ordre de Dieu*.

(2) Nous avons plusieurs fois entendu raconter à Franklin qu'il avait observé dans les forêts de l'Amérique septentrionale une espèce d'oiseau qui, de même que le kamichi, ou les vanneaux armés, porte deux tubercules cornus aux coudes

Les charpentes osseuses de tous les quadrupèdes, de tous les oiseaux, et surtout celles des différentes espèces de poissons et de coquillages entassées par épaisses et vastes couches dans le sein de la terre, y forment des bancs de diverses terres calcaires ; et leur accumulation finirait peut-être par dessécher le globe à cause de la grande quantité d'eau qui entre dans cette nouvelle combinaison, si la nature ne savait l'en retirer par l'action des feux souterrains, ou par d'autres procédés plus lents. Or, sans aucune élaboration préparatoire, ces mêmes terres sont pour la plupart très-propres à hâter et à perfectionner la végétation ; et cet effet, elles le produisent soit en livrant les gaz de leur eau décomposée, soit en laissant échapper plus immédiatement des quantités considérables de gaz acide carbonique, soit encore en favorisant, dans les terres auxquelles on les associe, une plus prompte ou plus abondante absorption de l'oxygène de l'air (1).

---

des ailes. Ces deux tubercules deviennent, disait-il, à la mort de l'oiseau, les germes de deux tiges végétales, qui croissent d'abord en pompant les sucs de son cadavre, et qui s'attachent ensuite à la terre, pour y vivre à la manière des plantes et des arbres. Plusieurs autres savants naturalistes, et entre autres mon illustre collègue Lacépède, à qui j'ai parlé de ce fait, l'ignorent absolument ; ainsi, malgré la grande véracité de Franklin, je ne le cite qu'avec beaucoup de réserve, et je n'en tire aucune conclusion.

(1) M. Humbolt a reconnu, par des expériences qui pa-

Si l'on réduit en poudre grossière, et qu'on abandonne à leur décomposition spontanée des matières végétales riches en mucilage, comme, par exemple, des amandes, dans lesquelles cette substance sert d'intermède à la mixtion de l'huile, au bout d'un temps plus ou moins long on s'aperçoit que ces matières se réduisent d'elles-mêmes en poudre plus fine, et que leur volume diminue graduellement d'abord : l'œil nu n'y remarque du reste aucun autre changement, si ce n'est celui de la couleur qui paraît un peu plus sombre et plus foncée. Mais, à l'aide d'un bon microscope, on trouve dès lors presque toute la substance oléo-muqueuse transformée en des myriades d'animalcules d'une ou de deux espèces différentes qui s'agitent avec vivacité, s'emparent des débris d'amandes altérées, se dévorent mutuellement, pullulent tant qu'ils trouvent quelque chose à dévorer, périssent lorsque les moyens de subsistance leur manquent, et dont les cadavres paraissent produire d'autres animalcules plus petits, lesquels en laissent eux-mêmes à leur tour d'autres encore après eux ; et, vraisemblablement, ces destructions et reproductions se succèdent ainsi pendant beaucoup plus de temps que je n'ai pu l'observer. Mais le moment vient où les plus fortes lentilles des microscopes ne découvrent plus au-

---

raissent concluantes, que cette dernière circonstance influe efficacement sur la végétation.

cune trace de mouvement, où tout semble rentré dans l'état de repos et d'insensibilité le plus absolu. Alors la poudre des amandes est d'une extrême ténuité; elle a perdu les cinq sixièmes au moins de son volume; et l'on n'y reconnaît que quelques restes d'écorces préservées par leur amertume et par leur qualité résineuse de la décomposition et de la dent vorace des animalcules. Ici, vous voyez encore la matière passer de l'état végétal à la vie, et de la vie à la mort.

Ainsi, quand d'ailleurs les découvertes des naturalistes ne diminueraient point chaque jour, par degrés, les intervalles qui séparent les différents règnes; quand, de l'animal au végétal, et du végétal au minéral, ils n'auraient pas déja reconnu cette multitude d'échelons intermédiaires qui rapprochent les existences les plus éloignées, la simple observation des phénomènes journaliers produits par le mouvement éternel de la matière nous la ferait voir subissant toutes sortes de transformations; elle suffirait à prouver que les lois qui y président se rapportent immédiatement aux circonstances physiques ou chimiques dans lesquelles ses particules se rencontrent et sont mises en contact immédiat. Les sels cristallisables ne se comportent point dans le rapprochement de leurs molécules élémentaires comme les corps bruts soumis aux seules lois de l'attraction, ni comme les fluides, dont les lois de l'équilibre, qui ne sont que l'attraction elle-même considérée sous un point de vue particulier, règlent tous les mouvements. La végétation successive de quelques filons minéraux et leurs digitations rameuses sembleraient, d'autre part, les rapprocher, en quelque sorte, des plantes les plus imparfaites, du moins par le mode de leur accroissement, et par leur tendance à prendre certaines directions conformes à la nature des terres qui les environnent. Entre le système végétal et le système animal sont placés les zoophytes proprement dits, et peut-être aussi quelques plantes irritables dont les mouvements, à l'exemple de ceux des organes musculaires vivants, correspondent à des excitations particulières; et, comme pour rendre l'analogie plus complète, ces excitations ne s'appliquent pas toujours directement aux parties elles-mêmes qu'elles font contracter. Enfin, dans l'immense variété des animaux, l'organisation et les facultés présentent, suivant les races, tous les degrés possibles de développement, depuis les plus stupides mollusques, qui semblent n'exister que pour la conservation de leurs espèces respectives, jusqu'à l'être éminent dont la sensibilité s'applique à tous les objets de l'univers, qui, par la supériorité de sa nature, et non par le hasard des circonstances, comme ont semblé le soupçonner quelques philosophes, a fait son domaine de la terre; dont le génie a su se créer des forces nouvelles, capables d'augmenter chaque jour de plus en plus son pouvoir, et de multiplier ses jouissances et son bonheur.

SECONDE SECTION.

Des premières déterminations de la sensibilité.

§ I.

Les médecins les plus éclairés ont, avec raison, banni de la science des êtres vivants toutes ces applications précipitées qu'on a tenté d'y faire plus d'une fois, des théories purement mécaniques, physiques ou chimiques; ils n'ont pas eu de peine à prouver combien les résultats en sont vagues, incertains, insuffisants, opposés les uns aux autres, et même le plus souvent contraires aux faits les mieux reconnus; et leurs recherches, dirigées par une méthode philosophique sûre, les ont mis en état de faire voir avec le dernier degré d'évidence, que l'économie animale n'est soumise aux lois des autres corps que sous quelques points de vue de peu d'importance; qu'elle se régit par des lois qui lui sont propres, et qu'elle ne peut être étudiée avec fruit que dans les phénomènes offerts directement par elle-même à l'observation.

Mais, quoique cette conclusion soit incontestable, quoique la sensibilité développe dans les corps des propriétés qui ne ressemblent en aucune manière à celles qui caractérisaient leurs éléments avant qu'elle leur eût fait éprouver son influence vivifiante, il faut cependant se garder de croire que la tendance à l'organisation, la sensibilité que l'organisation détermine, la vie, qui n'est que l'exercice ou l'emploi régulier de l'une et de l'autre, ne dérivent pas elles-mêmes des lois générales qui gouvernent la matière. On se jetterait dans un abîme de chimères et d'erreurs si l'on s'imaginait avoir besoin de chercher la cause de ces phénomènes ailleurs que dans le caractère de certaines circonstances, au milieu desquelles les principes élémentaires, en vertu de leurs affinités respectives, se pénètrent, s'organisent, et, par cette nouvelle combinaison, acquièrent des qualités qu'ils n'avaient point antérieurement.

Nous ignorons pourquoi les parties de la matière tendent sans cesse à se rapprocher les unes des autres; mais le fait est constant. Les lois de la pesanteur, celles de l'équilibre, celles qui déterminent la route des projectiles, en un mot, presque toutes les lois mécaniques, dépendent directement de ce premier fait : l'observation et le calcul y ramènent tous les mouvements des grandes masses de l'univers; et l'immobilité des corps engourdis dans le repos le plus absolu n'atteste pas moins cette tendance, que ne peut le faire la rapidité des globes célestes lancés dans des orbites que l'imagination s'effraie à mesurer.

Mais, entre les substances qui jouissent d'une action chimique réciproque, l'attraction ne s'exerce plus au hasard; les molécules de la matière se recherchent, se rapprochent, se mêlent avec une avidité très-inégale; les combinaisons déjà faites peuvent subir une désunion de leurs principes par la présence de différentes substances nouvelles vers qui l'un d'eux se trouve plus fortement entraîné; il peut même s'opérer alors entre deux ou plusieurs combinaisons, mises dans les rapports et dans la situation convenables, un tel échange de principes, que d'autres combinaisons entièrement étrangères à celles qui se détruisent, soient à l'instant même formées de leurs débris. Ici, l'attraction ne paraît plus une force aveugle, indifférente dans les tendances qu'elle affecte; elle commence à manifester une sorte de volonté; elle fait des choix; et voilà pourquoi, considérée dans cet ordre d'effets particuliers, elle a reçu d'un habile chimiste le nom d'*attraction élective*.

§ II.

Si, nous élevant par degrés d'un ordre de phénomènes à l'autre, nous suivons l'attraction dans les affinités végétales, nous la trouvons jouissant d'une propriété d'élection bien plus étendue, et, si je puis m'exprimer ainsi, d'une sagacité d'instinct bien plus éclairée. Dans les affinités animales, la sphère de sa puissance s'agrandit encore : ses choix deviennent plus fins, plus variables, plus sages, ou quelquefois plus capricieux. De ces deux genres d'organisation, déterminés par le caractère des circonstances dans lesquelles l'attraction réciproque des principes élémentaires s'est exercée, résultent certaines propriétés et certains phénomènes qui restent toujours soumis à son empire : et, vraisemblablement, cette affinité devient capable de les produire seule, en vertu des lois nouvelles auxquelles son action est elle-même assujettie par la nature de chaque combinaison particulière.

En effet, qu'arrive-t-il dans la formation d'un végétal ou d'un animal ? ou du moins que doiton raisonnablement conclure des circonstances de ce phénomène qui ont pu être soumises à l'observation ? Ne voit-on pas avec évidence dans tous les cas, soit que les matériaux épars de l'embryon aient besoin de se chercher et de se réunir, soit qu'ils existent déjà combinés, ou simplement mis en contact, dans les substances qui lui servent de matrice ou de berceau, et qu'il ne s'agisse plus que de leur imprimer le mouvement pour y faire naître l'organisation et la vie; dans tous ces cas divers, ne voit-on pas se former un centre de gravité, vers lequel les principes analogues se portent avec choix, autour duquel ils s'arrangent et se disposent dans un ordre déterminé par leur nature et par leurs rapports mutuels ?

La tendance des principes est une suite des lois générales de la matière : leur attraction élective, ou leur disposition à se combiner avec préférence réciproque, est une suite des caractères qu'elle a contractés dans ses transformations antérieures, et des circonstances dans lesquelles ses molécules ont été entraînées les unes vers les autres : enfin, les propriétés nouvelles que la combinaison développe résultent de l'ordre et de la disposition dans lesquels les principes se réunissent et s'arrangent; en d'autres termes, elles résultent de l'organisation.

§ III.

Nous disons qu'il se forme alors un centre de gravité, que l'attraction qui s'y exerce choisit parmi les principes environnants ceux qui sont analogues à ce noyau, qu'elle détermine immédiatement les lois de cette première réunion, et devient la cause médiate d'une suite de phénomènes ultérieurs, propres à chaque circonstance; car ces phénomènes naissent et se développent en conformité du phénomène primitif. Il n'est guère plus, en effet, possible maintenant d'admettre cette hypothèse purement métaphysique, de germes éternels emboîtés les uns dans les autres, contenant chacun des nombres infinis d'embryons; ni cette autre hypothèse subséquente, plus physique, et, par cela même, plus susceptible d'examen, qui suppose des parties déja toutes formées dans les germes, et qui veut que l'impulsion de la vie et ses développements successifs ne fassent qu'en changer le volume et les proportions.

La tige et les fleurs d'un végétal ne sont point dans sa racine; sa racine n'est point dans son écorce. C'est en isolant les portions de l'une et de l'autre capables de reproduire le corps organisé dont elles sont parties intégrantes, et qui, par une force centrale, les retient liées et subordonnées à lui; c'est en leur donnant une existence à part, qu'on les met en état de devenir, à leur tour, centres de mouvement, de donner naissance à toutes les parties qui leur manquent alors, et de se transformer en un végétal de la même espèce, à l'intégrité duquel il ne manque absolument rien.

Quand on coupe un polype en morceaux, la tête peut reproduire l'estomac et ses extrémités, les extrémités reproduire l'estomac et la tête, et ainsi de toutes les autres parties : il n'en est aucune qui, du moment qu'elle se trouve séparée de l'animal, ne soit capable de le reproduire tout entier, avec la somme de vie et l'ensemble des propriétés qui le caractérisent.

Mais ce qu'on doit regarder comme plus direct encore, c'est que les observations de Harvée, de Malpighi, de Haller, et de quelques autres, ont prouvé que, dans la formation de certains animaux beaucoup plus parfaits, comme les oiseaux, les organes se forment successivement ; qu'ils n'ont point entre eux, dès l'origine, les mêmes rapports de volume et de situation ; que certains organes très-essentiels se forment à diverses reprises, et par portions séparées ; que celles-ci se réunissent en vertu d'une attraction particulière très-puissante, et se confondent dans une organisation qui devient alors commune. Ainsi, par exemple, les deux ventricules du cœur restent d'abord isolés, avec leurs oreillettes respectives. Ils flottent de la sorte pendant quelque temps dans le fluide dont ils sont formés, ou duquel se sont dégagés leurs principes constitutifs : mais, entraînés bientôt l'un vers l'autre, ils avancent, semblent se pressentir et s'appeler par de vives oscillations ; enfin, dans une dernière secousse, la plus vive de toutes, ils s'approchent et se collent pour ne plus se séparer tant que dure la vie de l'individu.

Les observations ci-dessus sembleraient nous conduire à soupçonner quelque analogie entre la sensibilité animale, l'instinct des plantes, les affinités électives, et la simple attraction gravitante qui s'exerce en tout temps entre toutes les parties de la matière. Il est certain que, malgré les différences essentielles que l'observation nous y fait découvrir, ces trois ordres de phénomènes présentent également une tendance directe des corps les uns vers les autres ; que seulement cette tendance agit d'après des lois plus ou moins variées et compliquées, à raison de l'état où se

DE LA SENSIBILITÉ.

trouvent les éléments isolés, et des circonstances dans lesquelles ils se rencontrent; qu'enfin de là résultent toutes les propriétés nouvelles qui se manifestent dans les différentes combinaisons.

Mais est-il permis de pousser plus loin les conséquences? Les affinités végétales, les attractions chimiques, cette tendance elle-même, en apparence si aveugle, de toute matière vers le centre d'attraction dans le domaine duquel elle se trouve placée ; ces diverses propriétés, ou ces actes divers, ont-ils lieu par une espèce d'instinct universel, inhérent à toutes les parties de la matière? Cet instinct, plus vague dans le dernier degré, développe-t-il, en remontant vers celui qui le suit, un commencement de volonté par des choix constants? et l'observateur peut-il se permettre d'oser entrevoir déjà dans un degré plus élevé une suite d'affections véritables? En effet, certaines impressions ne produisent-elles pas des déterminations analogues dans quelques végétaux, ainsi que dans les corps animés eux-mêmes? Enfin, cet instinct, en se développant de plus en plus, dans ces derniers corps, et parcourant tous les différents degrés d'organisation, ne peut-il pas s'élever jusqu'aux merveilles les plus admirées de l'intelligence et du sentiment? Est-ce par la sensibilité qu'on expliquera les autres attractions, ou par la gravitation qu'on expliquera la sensibilité et les tendances intermédiaires entre ces deux termes? Voilà ce que, dans l'état présent de nos connaissances, il nous est impossible de prévoir. Mais, si des recherches et des expériences ultérieures nous mettent un jour en état de ramener le système entier des phénomènes physiques à une seule cause commune déterminée, il est vraisemblable qu'on y sera conduit plutôt par l'étude des résultats les plus complets, les plus parfaits, les plus frappants, que par celle des plus bornés et des plus obscurs. Car, ce n'est pas ici le lieu de commencer par le simple, pour aller au composé, puisque le *composé* devient nécessairement un sujet journalier d'observation, et qu'il offre dans ses variétés beaucoup de termes de comparaison avec les autres faits analogues ou contraires : tandis que le *simple* nous laisse indifférents, échappe même à nos regards, en se confondant avec l'existence des choses; et que, par cette raison même, il paraît ne pouvoir être comparé à rien. N'est-il pas, d'ailleurs, naturel de penser que les opérations dont nous pouvons observer en nous-mêmes le caractère et l'enchaînement sont plus propres à jeter du jour sur celles qui s'exécutent loin de nous, que ces dernières à nous faire mieux analyser ce que nous faisons et sentons à chaque instant? Quoi qu'il en soit, je n'entreprendrai point de traiter ici cette question ; nos moyens de connaître, ou plutôt nos connaissances actuelles, ne nous laissant espérer aucun résultat satisfaisant de son examen.

J'observerai seulement que plus les phénomènes quelconques d'attraction sont simples et bornés, plus aussi la combinaison dans laquelle ils ont lieu demeure fixe ; que plus, au contraire, les phénomènes et la combinaison elle-même sont compliqués et variés, plus cette dernière est fugitive ou facile à être détruite. Il est aisé de voir que cette règle s'applique très-directement aux grandes masses de la matière, dont l'état ne peut changer que par le bouleversement de notre univers. Quant aux cristallisations, elles reparaissent toujours sous les mêmes formes et avec les mêmes propriétés, après avoir été décomposées cent et cent fois, pourvu seulement que leurs principes soient remis dans un contact convenable. Enfin, les combinaisons végétales, du moment qu'elles sont dissoutes, ne peuvent plus être réorganisées par art ; mais elles résistent beaucoup plus puissamment aux causes de destruction que les êtres vivants et sensibles. Cette règle semble prendre surtout un haut degré de force et d'évidence quand on l'applique aux divers produits des attractions animales. La vie des polypes paraît capable de braver presque tous les chocs extérieurs : elle résiste au morcellement de l'individu par le scalpel. Différents insectes infusoires, dépourvus de système cérébral aussi-bien que les polypes, supportent facilement des froids très-rigoureux, qui paraissent n'avoir sur eux d'autre effet que de les engourdir passagèrement dans les liquides glacés qui les contiennent. Quelques-uns peuvent éprouver, pendant plusieurs heures consécutives, des degrés très-forts de chaleur sans en paraître aucunement affectés (1). Les rotateurs de l'eau des toits peuvent rester pendant long-temps desséchés et réduits en une sorte de poussière. Dans cet état, ils bravent également le froid et le chaud: mais, quoique assimilés à la matière la plus inerte, ils n'en conservent pas moins encore la faculté de reprendre la vie et le mouvement; pour les ressusciter, il suffit de les arroser d'une certaine quantité d'eau.

J'ajouterai que les animaux tout à la fois les plus vivaces et les plus imparfaits par leur organisation sont ceux chez qui la vie est, pour ainsi dire, vaguement répandue dans tout le corps; dont toutes les fonctions semblent pouvoir être indifféremment exercées dans toutes les parties; qui sentent, se meuvent, respirent, digèrent, etc. par les mêmes organes. Lorsque le système nerveux et le système musculaire sont bien distincts, l'animal a des facultés supérieures, mais moins de ténacité de vie. Si les facultés se multiplient et se perfectionnent, la vie est exposée à plus de dangers encore. Les causes de destruction deviennent plus nombreuses ou plus menaçantes à mesure que le système digestif, le système vasculaire, l'appareil respiratoire, etc., deviennent plus distincts,

---

(1) Ils supportent plus facilement encore la chaleur que le froid.

qu'ils exercent un empire plus étendu les uns sur les autres, que tous sont unis par un lien commun plus étroit.

Ainsi donc, si l'intelligence plus grande des animaux plus parfaits ne leur fournissait des moyens de conservation croissants à peu près dans le même rapport, et à mesure que le mécanisme de leur organisation se complique, ces espèces auraient les premières disparu de la surface du globe : au lieu d'exercer l'empire que la supériorité de leur existence leur assignait, elles auraient été les jouets et les victimes de tous les corps environnants, de tous les phénomènes de la nature. Aussi l'homme, quand il se trouve réduit aux ressources bornées et précaires de la vie sauvage, quoiqu'il ait, dans cet état, tiré déjà de son cerveau beaucoup de moyens de conservation et de bien-être qui seront éternellement refusés aux autres animaux les plus intelligents, l'homme, dans cette vie incertaine, est toujours accablé de maux de toute espèce, et tourmenté de sentiments cruels et dangereux, résultat nécessaire d'un malheur habituel : et la population reste presque nulle dans ces pays infortunés où la civilisation n'a point encore porté ses arts protecteurs et consolateurs.

§ IV.

Nous reconnaissons que dans les animaux les plus parfaits, les organes auxquels sont confiés les différentes fonctions principales se divisent et se groupent en systèmes distincts; mais que ces divers systèmes, unis par de nombreux rapports, et destinés à remplir un but commun, restent subordonnés les uns aux autres suivant certaines lois particulières; et que leurs opérations se coordonnent, ou qu'ils sont tous entraînés par un mouvement général. Telle paraît être la perfection de l'organisation vivante.

Nous avons aussi vu plus haut que les parties du fœtus ne se forment point toutes au même moment; elles viennent successivement, et dans l'ordre de leur importance respective, s'arranger et s'organiser autour d'un centre de gravité. A chaque addition ou combinaison nouvelle, les affinités changent ou s'étendent; et chaque combinaison, ou mouvement ultérieur, se conforme et s'enchaîne au précédent. Voilà donc encore une donnée de plus touchant l'état primitif des corps animés.

Ajoutons que si les organes ne sont pas tous formés en même temps, les diverses époques où leur action commence sont encore bien plus distinctes. Il ne suffit pas qu'une partie existe pour que les fonctions qui lui sont assignées s'exécutent : toutes, à peu près, sauf celles qui sont exclusivement propres à l'enfance, et qui doivent disparaître dans un âge plus avancé, ont besoin de croître et de se développer pour atteindre au terme de leur perfection relative : quelques-unes même doivent rester engourdies dans une espèce de sommeil qui les empêche de croître proportionnellement aux autres parties du corps ; celles-ci n'acquièrent leur volume naturel qu'à l'approche de la première époque où leurs fonctions commencent, et souvent même elles l'acquièrent beaucoup plus tard.

Enfin, nous n'aurons pas de peine à concevoir que ces affinités particulières, qui déterminent la formation et le développement primitif de l'animal, ne peuvent manquer de présider à ses développements ultérieurs : et nous avons entrevu, d'un côté, que ses appétits, et par conséquent ses besoins et ses passions, qui ne sont que ses appétits considérés sous un certain point de vue; de l'autre, que ses facultés, qui ne sont, à leur tour, que l'aptitude à recevoir certaines impressions et à exécuter certains mouvements; en un mot, que tous les penchants et tous les actes qui constituent sa vie propre, demeurent constamment soumis à ces mêmes affinités, modifiées suivant les divers états par lesquels peut passer la combinaison sentante, ou l'animal.

Ces premières considérations nous font déjà voir sous un jour plus vrai les opérations de l'économie vivante. Nous allons encore, pour écarter, autant du moins qu'il est possible, les nuages qui couvrent les fonctions sensitives, revenir un moment sur les propriétés du système nerveux.

Les recherches les plus attentives de l'anatomie moderne n'ont pu faire découvrir de nerfs ni d'appareil cérébral dans quelques animaux imparfaits, tels que les polypes et les insectes infusoires : cependant ces animaux sentent et vivent; ils reçoivent des impressions qui déterminent en eux une suite analogue et régulière de mouvements. Les adversaires de Haller, parmi lesquels on distingue l'illustre école de Montpellier, ont fait voir que, même dans les animaux dont le système nerveux est très-distinct, plusieurs parties qui n'en reçoivent aucun rameau manifestent habituellement, ou peuvent, dans quelques circonstances particulières, acquérir une vive sensibilité : et comme ces mêmes parties auxquelles se rapportent leurs expériences ou leurs observations avaient été reconnues par Haller et par ses disciples pour être dépourvues de nerfs, et qu'ils les avaient déclarées en conséquence absolument insensibles, ils ont été contraints de recourir à beaucoup de vaines subtilités, en voulant repousser un argument si pressant et si direct.

Cependant il n'en est pas moins certain, comme nous l'avons dit ailleurs, que chez les animaux vertébrés, dont le système nerveux exerce une influence étendue et circonstanciée sur tous les organes, les opérations de la sensibilité lui restent constamment soumises, qu'elles ne s'exécutent régulièrement que moyennant l'intégrité de cette influence : enfin, leur cause ne peut se reproduire qu'autant que le centre cérébral conserve son action propre et la liberté de ses relations avec quelques autres systèmes particuliers. Ainsi donc, pour bien connaître les lois de la vie dans ces animaux, il faut surtout étudier celles qui régissent l'organe nerveux; car c'est de là que la sensibilité rayonne, en quelque sorte, et va se répandre sur toutes les parties. Or, la supériorité de l'organisation des nerfs et du cerveau dans l'homme, et l'empire qu'ils acquièrent journellement par l'exercice même de leurs plus nobles facultés, ou par la production des idées et des sentiments, font que chez lui la vie semble tenir moins que chez tout autre animal à l'état mécanique et matériel des organes; que chez lui on peut observer, plus distinctement que chez tout autre, les empreintes fixes ou variables de ce moule interne auquel se rapportent toutes les formes et tous les actes extérieurs.

Plusieurs philosophes, et même plusieurs physiologistes, ne reconnaissent de sensibilité que là où se manifeste nettement la conscience des impressions; cette conscience est à leurs yeux le caractère exclusif et distinctif de la sensibilité. Cependant on peut l'affirmer sans hésitation, rien n'est plus contraire aux faits physiologiques bien appréciés, rien n'est plus insuffisant pour l'explication des phénomènes idéologiques.

Quoiqu'il soit très-avéré, sans doute, que la conscience des impressions suppose toujours l'existence et l'action de la sensibilité, la sensibilité n'en est pas moins vivante dans plusieurs parties où le *moi* n'aperçoit nullement sa présence; elle n'en détermine pas moins un grand nombre de fonctions importantes et régulières, sans que le *moi* reçoive aucun avertissement de son action. Les mêmes nerfs qui portent le sentiment dans les organes, y portent aussi ou y reçoivent les impressions d'où résultent toutes ces fonctions inaperçues; les causes par lesquelles ils sont privés de leur faculté de sentir, paralysent en même temps les mouvements qui se passent sans le concours, quelquefois même contre l'expresse volonté de l'individu. Quoique la ligature ou l'amputation des nerfs ait isolé totalement un membre du reste du système, on peut encore, au moyen de divers stimulants appliqués au-dessous du point de séparation, ranimer l'action des muscles auxquels ces nerfs portent la vie. Lors même que la mort a détruit le lien qui tenait unies toutes les parties du système animal, et qui, par le concert de leurs fonctions, en reproduisait incessamment le principe, les restes de puissance sensitive qui subsistent encore dans les nerfs peuvent être artificiellement réveillés pendant un temps plus ou moins long; et l'on voit renaître à la fois et indistinctement les déterminations soit involontaires, soit volontaires, par l'irritation des mêmes nerfs qui les excitent et les dirigent chez l'individu vivant. Mais ces efforts ne produisent guère que des mouvements anomals. De tels mouvements n'ont aucun point d'appui ni dans l'ensemble du système, ni dans les organes correspondants; et leur cause, faute d'être renouvelée par le jeu de toute l'économie animale, s'épuise bientôt, et livre des parties devenues cadavéreuses aux nouvelles affinités de la putréfaction.

D'autre part, si l'on ne néglige aucune des circonstances d'où résultent les opérations de l'intelligence et la formation des penchants, il n'est pas difficile de reconnaître que parmi les fonctions des organes qui se dérobent le plus absolument à la connaissance, comme à la direction du *moi*, il en est plusieurs dont l'influence concourt immédiatement et puissamment à ces opérations plus relevées. La manière dont la circulation marche, dont la digestion se fait, dont la bile se filtre, dont les muscles agissent, dont l'absorption des petits vaisseaux se conduit; tous ces mouvements, auxquels la conscience et la volonté de l'individu ne prennent aucune part, et qui s'exécutent sans qu'il en soit informé, modifient cependant d'une manière très-sensible et très-prompte tout son être moral, ou l'ensemble de ses idées et de ses affections. Nous en avons vu des preuves nombreuses dans les Mémoires précédents; il peut s'en présenter encore une foule de nouvelles à l'esprit de chaque lecteur. Et quoique une longue habitude puisse rendre les fonctions du système nerveux et du cerveau presqne indépendantes de quelques organes d'un ordre inférieur, peut-être dans l'état le plus naturel et le plus régulier n'est-il aucun de ces organes qui ne concoure plus ou moins à toutes: il est même de fait que ceux qui tiennent le premier rang, ceux précisément dont les déterminations paraissent avoir été soigneusement soustraites à l'empire du *moi,* sont encore ceux-là mêmes qui ne cessent pas un seul instant d'agir avec force sur le centre cérébral (1).

---

(1) Après avoir lu cet article, un ami très-versé dans les matières philosophiques, m'a dit : Vous établissez donc qu'il peut y avoir *sensibilité sans sensation,* c'est-à-dire, sans *impressions perçues?*—Oui, sans doute : c'est même un point fondamental dans l'histoire de la sensibilité physique. — Mais ce que vous croyez pouvoir appeler dans ce cas *sensibilité* n'est-il pas ce que les physiologistes désignent sous le nom d'*irritabilité?* — Non; et voici la différence. L'irritabilité est la faculté de contraction qui paraît inhérente à la fibre musculaire, et que le muscle conserve même après la mort, ou après qu'il a été séparé des centres nerveux de réaction. La fibre, excitée par divers stimulants, se fronce et s'allonge alternativement, et voilà tout. Mais, dans les mouvements organiques coordonnés, il y a plus que cela; tout le monde en convient. Or, outre ceux de ces mouvements qui sont déterminés par des impressions perçues, il en est plusieurs qui sont

§ V.

Ainsi, beaucoup de mouvements s'opèrent dans l'économie animale à l'insu du *moi*, mais cependant par l'influence de l'organe sensitif. Il faut donc considérer les nerfs comme pouvant recevoir les impressions qui déterminent certains mouvements, sans que le point du centre cérébral où se forment les idées et les déterminations volontaires aperçoive ces mouvements et ces impressions. Il y a plus : quelques animaux non vertébrés survivent à la destruction de leur cerveau : dans toutes les espèces, les parties musculaires isolées du centre sensitif exécutent encore, pendant un temps plus ou moins long, des mouvements que la sensibilité seule maintient par son influence, en quelque sorte, posthume : on observe enfin, comme nous l'avons dit ailleurs, certaines

---

déterminés par des impressions dont l'individu n'a nullement la conscience, et qui, le plus souvent, se dérobent eux-mêmes à son observation ; et cependant, comme les premiers, ils cessent avec la vie, ils cessent quand l'organe n'a plus de communication avec les centres sensibles, ils cessent, en un mot, avec la sensibilité ; ils sont suspendus et renaissent avec elle. La sensibilité est donc la condition fondamentale sans laquelle les impressions dont ils dépendent ne produisent aucun effet, sans laquelle même elles n'ont point d'existence, puisqu'elles ne nous sont connues que par eux. Ainsi, comme nous n'appelons *sensation* que l'*impression perçue*, il y a bien véritablement *sensibilité sans sensation*. Cette même question doit se reproduire encore ci-après.

organisations informes qui sont produites, se développent et vivent d'une véritable vie animale, sans éprouver l'*irradiation* (1) du cerveau, ni même celle de la moelle épinière, et sans que le jeu concordant des autres organes, qui n'existent pas alors, puisse y renouveler les causes de la vie.

Il faut donc encore considérer le système nerveux comme susceptible de se diviser en plusieurs systèmes partiels inférieurs, qui tous ont leur centre de gravité, leur point de réaction particulière où les impressions vont aboutir, et d'où partent des déterminations de mouvements. Or, ces systèmes sont plus ou moins nombreux, suivant la nature des espèces, l'organisation propre des individus, et diverses autres circonstances qui ne paraissent pas pouvoir être assignées avec assez d'exactitude. Peut-être, comme l'imaginait Vanhelmont au sujet des divers organes, se forme-t-il dans chaque système et dans chaque centre une espèce de *moi* partiel, relatif aux impressions dont ce centre est le rendez-vous, et aux mouvements que son système détermine et dirige. Les analogies paraissent indiquer qu'il se passe en effet quelque chose de semblable. Mais nous ne pouvons nous faire aucune idée nette et précise de ces volontés partielles, puisque toutes nos sensations de *moi* se rapportent exclusivement au

---

(1) Je me sers ici d'un mot consacré par l'école de Montpellier.

centre général, et que nos moyens d'acquérir des notions exactes touchant les phénomènes qui se passent en nous se bornent, comme pour tous les autres phénomènes de l'univers, à saisir leurs circonstances apparentes, et à les suivre eux-mêmes dans leur enchaînement.

Quoi qu'il en soit de cette manière de voir, qui, pour le dire en passant, pourrait nous conduire à considérer tout centre de réaction quelconque comme une sorte de *moi véritable*, il est certain que dans l'organisation animale, le *moi*, tel que nous le concevons, réside au centre commun; que là se rendent en foule, de toutes les parties du corps, notamment des extrémités sentantes externes, les sensations dont résultent ses jugements; que de là partent, pour les organes soumis à la volonté, les réactions motrices que ces mêmes jugements déterminent. Mais si le *moi* n'existe que dans le centre commun, et par des impressions qui y sont transmises, il s'en faut beaucoup que toutes celles qui arrivent à cette destination lui deviennent percevables; il en est, au contraire, un grand nombre qui lui restent toujours entièrement étrangères. Le centre commun partage en cela le sort de tous les autres organes : parmi ses affections et ses opérations, les unes sont aperçues de l'individu, les autres ne le sont pas; et même plusieurs physiologistes font émaner des points les plus intimes de ce centre l'impulsion qui anime les parties les plus indépendantes de la conscience et de la volonté (1).

A ces différentes propriétés que l'observation fait reconnaître dans le système nerveux, il faut en ajouter encore une dernière qui peut être regardée comme fondamentale. Toutes les parties de ce système communiquent entre elles par l'entremise de la moelle épinière et du cerveau : toutes agissent et réagissent les unes sur les autres; et le centre commun, les centres partiels et les extrémités sont liés entre eux par de constantes et mutuelles relations.

Il peut même s'établir, à chaque instant, des relations nouvelles, aussi-bien que de nouveaux centres. Or, de là dépendent les sympathies accidentelles, plus ou moins passagères, par lesquelles des organes étrangers l'un à l'autre peuvent quelquefois modifier réciproquement avec tant de puissance leurs fonctions respectives, et même leur manière de sentir; et ces actions et réactions, variables à l'infini, donnent naissance, en se compliquant, à tous ces phénomènes bizarres qu'on observe particulièrement chez les individus doués d'une vive sensibilité.

Ainsi, l'organe nerveux, susceptible de sentir par tous les points de sa substance et par toutes ses ramifications, est dans une activité continuelle que le sommeil lui-même ne peut interrompre :

---

(1) Comme, par exemple, celle qui met en jeu les organes de la génération.

les impressions et les déterminations flottent et se croisent en tout sens dans son sein, comme les rayons de la lumière dans l'espace. Tantôt les extrémités gouvernent le centre, tantôt le centre domine les extrémités. Ajoutons encore que la moelle épinière et le cerveau reçoivent un nombre considérable de vaisseaux de toute espèce et d'expansions de l'organe cellulaire. Ainsi, les mouvements toniques qui peuvent se propager de chaque point à tous les autres points de ce dernier organe, et les divers changements qui peuvent survenir dans le cours des fluides, sont une source féconde d'impressions auxquelles les extrémités sentantes n'ont, au moins directement, aucune part. C'est même là vraisemblablement qu'il faut chercher la cause de la plupart de ces rapports vagues qui associent le cerveau et les nerfs à l'état de certains organes (dans lesquels l'attention la plus minutieuse de l'individu ne peut cependant alors saisir aucune sensation), et celle de ces déterminations sans motif et sans but aperçus, qu'on a si souvent occasion d'observer dans les maladies organiques indolentes, particulièrement dans celles des viscères abdominaux.

§ VI.

Quant à la manière dont les diverses parties du système nerveux communiquent entre elles, agissent sur les organes, et déterminent leurs fonctions, elle est encore aujourd'hui couverte d'un voile épais. Les hypothèses mécaniques, physiques ou chimiques, sont toutes insuffisantes pour expliquer ces premières opérations de la vie; il faut du moins que ce soit une chimie, une physique, une mécanique animales qui fournissent les explications. Ce sont les corps vivants qu'il faut observer; c'est sur eux que doivent porter directement les expériences; et ce ne sera que par la considération des faits puisés à cette source qu'on pourra se procurer des notions exactes touchant la force dont ils sont les produits.

Il est sans doute très-difficile d'arracher, sur ce point, son secret à la nature : on ne doit pourtant pas désespérer d'y parvenir. La cause même de la sensibilité, se confondant avec les causes premières, ne saurait être pour nous un objet de recherches; mais la manière dont les organes entrent en action, et dont les impressions reçues se communiquent de l'une à l'autre, peut devenir manifeste par l'étude plus circonstanciée des phénomènes, soit qu'ils aient lieu suivant l'ordre établi, soit que la nature, interrogée par l'art, les reproduise au gré de l'observateur. Les dernières expériences de l'École de Médecine de Paris, celles qui depuis encore ont été faites en Angleterre, et surtout celles de l'illustre Volta sur le galvanisme, paraissent démontrer, sans réplique, l'identité parfaite du fluide auquel on a donné ce nom avec celui qui produit les phénomènes de l'électricité. J'ai toujours été, je l'avoue, très-porté à penser que l'électricité, modifiée par l'action vitale, est l'agent invisible qui, parcourant sans cesse le système nerveux, porte les impressions des extrémités sensibles aux divers centres, et de là rapporte vers les parties motrices l'impulsion qui doit y déterminer les mouvements. Il est infiniment vraisemblable, du moins à mes yeux, que plus on poursuivra les expériences du même genre, plus aussi cette identité deviendra manifeste. Il semble qu'on ne peut manquer par là de reconnaître, avec exactitude, la nature et l'étendue des modifications que l'électricité subit dans sa combinaison animale; et peut-être cela seul est-il capable de dissiper tous les doutes que l'incertitude de quelques observations et les conjectures de quelques savants laissent encore dans certains esprits. Il est même possible qu'après avoir sagement circonscrit les faits relatifs à l'influence du magnétisme sur l'économie vivante, on parvienne, en les comparant avec ceux du galvanisme et de l'électricité proprement dite, à déterminer avec précision le degré d'analogie qui rapproche ces deux fluides, ou de dissemblance qui peut les faire considérer encore comme essentiellement distincts dans l'univers.

§ VII.

Nous avons dit que les parties du corps ne se forment point toutes à la fois : toutes surtout ne se développent pas en même temps. Leurs fonctions commencent à différentes époques ; elles ont différents degrés d'importance : leur retour est plus ou moins fréquent ; et le temps de leur exercice respectif, plus ou moins long.

Tout semble prouver que le système nerveux et le système sanguin se forment d'abord et au même moment. En effet, aussitôt que le point pulsatile, qui marque le premier linéament du cœur, commence à devenir sensible, le microscope distingue également à côté de lui ce filament blanchâtre dont le développement produit tout l'appareil cérébral.

Comme dans ces premiers instants la nutrition s'opère par la succion directe des vaisseaux sanguins, on voit que les organes de la digestion, le système chylifère, le système absorbant dont il fait partie, et le foie, la rate, le pancréas, etc., qui, concourant à leurs opérations, ont avec eux des rapports de dépendance ou de sympathie plus ou moins étendus; on voit, dis-je, que ces différents organes et systèmes doivent se développer postérieurement, et dans un ordre successif, à raison de l'époque où l'action de chacun d'eux devient nécessaire aux mouvements conservateurs.

Les organes de la respiration qui, dans la suite,

joueront un si grand rôle soit pour la préparation, soit pour la circulation du sang, ne sont, dans les premiers moments de la vie, qu'un appendice presque inutile du système sanguin. Mais ils existent déja tout formés; ils semblent même déja capables, à un certain point, de remplir leurs fonctions; car, s'ils ont absolument besoin de l'action de l'air pour recevoir et communiquer à toute l'économie animale les impressions dont elles sont accompagnées, il paraît démontré par les faits qu'ils seraient en état de supporter cette action long-temps avant l'époque ordinaire où le fœtus doit respirer.

A mesure que les membres croissent dans l'enveloppe primitive qui les renferme, les fibres musculaires se marquent et se raffermissent de plus en plus. Douées d'une propriété qui paraît inhérente à leur nature, déja leurs contractions et leurs extensions successives produisent des mouvements dont la vivacité et la fréquence sont d'autant plus grandes, que l'animal est plus près de sortir de la matrice ou de l'œuf.

Enfin, les organes des sens proprement dits ont sans doute acquis, à cette époque, presque tout leur développement matériel; mais ceux mêmes d'entre eux qui peuvent avoir déja reçu quelques impressions sont encore dans un état d'engourdissement; les autres ont besoin de l'action des objets extérieurs qui leur sont analogues pour perfectionner et compléter leur organisation.

§ VIII.

L'ordre dans lequel nous disons que les parties s'organisent et que les fonctions s'établissent, appartient seulement aux espèces chez lesquelles la vie suit à peu près les mêmes lois que dans l'homme. Il est d'ailleurs des classes entières d'animaux moins parfaits dont la formation, le développement et les fonctions primitives ne s'opèrent point dans le même ordre, dont les différents organes et les opérations que ces organes exécutent n'ont point les mêmes rapports d'importance et d'influence mutuelles. Mais c'est de l'homme qu'il est ici particulièrement question; et, lorsque nous jetons les yeux sur des faits relatifs à d'autres modes d'existence, c'est uniquement pour mieux éclaircir ceux dont on ne peut pas observer assez distinctement chez lui toutes les circonstances, ni déterminer, avec assez d'exactitude, la liaison avec les autres faits antérieurs ou subséquents.

Dans l'homme, et dans les animaux qui se rapprochent de lui, le centre cérébral, qu'on peut regarder comme la racine et l'aboutissant du système nerveux, et le centre de la circulation sanguine, ou le cœur, d'où sortent toutes les artères, et où viennent se rendre toutes les veines, sont donc les premières parties organisées : ce sont les premières qui reçoivent les impressions vitales, qui exécutent des fonctions, ou dans lesquelles les impressions engendrent des déterminations analogues à la nature et au degré de leur sensibilité naissante. Ainsi les impressions et les déterminations qui leur sont propres, ou leurs fonctions, s'identifient avec l'existence elle-même; elles commencent avec la vie, et restent pendant toute sa durée étroitement liées à sa conservation.

Nous avons dit plus haut que les circonstances d'où l'organisation résulte forcent les matériaux qui doivent former les parties à s'unir suivant certaines lois d'affinités. Or, ces lois se rapportent à chaque ordre de circonstances; et du moment que la matière est organisée, des affinités nouvelles y produisent une nouvelle série de mouvements.

Les parties vivantes ne sont telles que parce qu'elles reçoivent des impressions, et que ces impressions occasionent des mouvements qui leur sont relatifs, parce qu'elles sentent et qu'elles exécutent des fonctions. Sentir, et, par suite, être déterminé à tel ou tel genre de mouvements, est donc un état essentiel à tout organe empreint de vie : c'est un besoin primitif que l'habitude et la répétition des actes rend à chaque instant plus impérieux; un besoin dont l'impulsion est d'autant plus capable de reproduire et de perpétuer ces mêmes actes, qu'ils ont eu lieu déjà plus longtemps, plus souvent, ou d'une manière plus énergique, plus régulière et plus complète.

Cela posé, les impressions et les déterminations propres au système nerveux et à celui de la circulation, conditions nécessaires et, en quelque sorte, base de la vie; ces impressions et ces déterminations, qui ne paraissent jamais, en effet, pouvoir être entièrement interrompues, sans que la vie elle-même cesse à l'instant, doivent engendrer bientôt, par leur répétition continuelle, la première, la plus constante et la plus forte des habitudes de l'instinct, celle de la *conservation*. Tel est, en effet, le résultat connu de l'organisation vivante; résultat qui précède tout ce que nous entendons par réflexion et jugement : et cette habitude ne s'ensuit pas moins directement et moins nécessairement des lois de la combinaison animale, que les premières et les plus simples tendances de la vitalité.

Dans les premiers temps de la gestation, l'estomac et les autres organes du fœtus, qui doivent concourir à la digestion des aliments, paraissent réduits à l'inaction la plus entière. La nutrition s'opère par la veine ombilicale : le sang qu'elle a amené vers le cœur va de là se distribuer à toutes les parties du fœtus; il y porte les principes de leur développement et les matériaux de toutes les sécrétions. Le surplus, ou le résidu de ce fluide nourricier, revient au placenta par le canal des deux artères correspondantes, qui remplissent, en quelque sorte, les fonctions d'artères pulmonaires : car c'est dans cette masse spongieuse, qu'après avoir parcouru le cercle entier de la circulation, le sang, en se remêlant avec celui de la mère, reprend une portion d'oxygène et les qualités sans lesquelles il ne saurait servir à la nutrition. Pendant tout ce temps, l'estomac demeure replié sur lui-même, il n'éprouve guère d'autres mouvements que ceux qu'exige son développement organique. Les intestins paraissent ne contenir que quelques restes de fluides, versés dans leur sein par les vaisseaux exhalants. Le foie s'organise, et prend un volume considérable; mais il n'envoie point encore de véritable bile dans le duodenum. On peut en dire autant de tous les autres organes qui secondent les fonctions du canal alimentaire : ils sont d'abord plongés dans une espèce de sommeil.

Bientôt cependant l'estomac et les intestins présentent des traces d'excitations : ils reçoivent dans leurs cavités des fluides gélatineux, apportés par les vaisseaux, filtrés par les follicules, ou simplement extraits des eaux de l'amnios, que rien ne paraît empêcher d'entrer librement dans la bouche, et d'enfiler le canal de l'œsophage (1). En même temps, le foie commence à préparer

---

(1) Cet effet ne peut avoir lieu par une véritable succion, qui suppose la pression de l'air extérieur sur le fluide aspiré, ou sur le réservoir qui le contient, et le vide opéré dans celui qui doit le recevoir, l'extension de ses parois demeurant toujours la même; mais la communication entre la cavité de

une bile imparfaite, il est vrai, mais déjà stimulante ; la rate, à se mettre en rapport avec lui; le pancréas et les autres glandes sécrétoires, à verser leurs sucs. Excités par la présence de ces diverses humeurs, l'estomac et les intestins ébauchent des simulacres de digestion dont les résidus, lentement accumulés, forment cette matière noirâtre et tenace dont les enfants nouveau-nés ont le canal alimentaire plus ou moins farci, et dont le mouvement du diaphragme, mis en jeu par la respiration, suffit quelquefois lui seul pour les débarrasser.

Dans la digestion, comme dans toutes les fonctions de l'économie animale, on observe une série distincte d'impressions et de mouvements qu'elles déterminent. L'habitude et le besoin des unes et des autres produisent un nouvel ordre de tendances ou d'affinités. De là les appétits qui se rapportent aux aliments, ou l'*instinct de nutrition*: et cet instinct acquiert rapidement une grande puissance par le caractère des impressions agréables qu'il cherche, et des impressions pénibles qu'il a pour objet de faire cesser. Il se fortifie encore beaucoup par ses rapports directs et

---

l'amnios et l'estomac est assez libre pour que les eaux de l'un pénètrent dans l'autre par le canal de l'œsophage. Il ne faut pour cela nul effort distinct de la part du fœtus : il suffit que la bouche s'ouvre, et que l'estomac élargisse accidentellement sa cavité.

constants d'influence réciproque avec l'*instinct de conservation*. Enfin, la sympathie de tous les viscères du bas-ventre avec les organes du goût et de l'odorat fait qu'un certain degré d'excitation de ces derniers est inséparable de la série d'impressions et de mouvements dont nous avons dit que la digestion se compose. Or, cette circonstance doit rendre, et rend, en effet, *l'instinct de nutrition* plus énergique; elle en rend surtout les appétits plus distincts et plus éclairés; et l'on observe qu'ils le sont d'autant plus, que le goût et l'odorat ont un plus grand degré de perfection.

§ IX.

Il paraît de l'essence de toute matière vivante organisée d'exécuter des mouvements toniques oscillatoires; de passer successivement, pendant toute la durée de la vie, de l'état de contraction à celui d'extension. Mais ces alternatives ne sont que faiblement marquées dans les membranes cellulaires; elles le sont plus faiblement encore dans les sucs muqueux et dans le sang, où des expériences ingénieuses les ont cependant fait reconnaître (1). C'est la fibre motrice et musculaire qui

---

(1) On a vu, même hors des vaisseaux vivants, le sang se contracter et se dilater par mouvements alternatifs. Sont-ce les matériaux directs des fibres musculaires qui, flottant dans son sein, lui communiquent cette propriété? et n'entre-t-elle pas pour quelque chose dans la pulsation des artères? Voyez

nous les montre dans un haut degré d'énergie et d'intensité ; c'est aussi par elle que s'opèrent tous les mouvements destinés à vaincre des résistances considérables ; car les muscles qui composent la vraie puissance active des animaux ne sont que des faisceaux plus ou moins volumineux de ces mêmes fibres, dont la contraction ou l'extension produit tous les mouvements que les membres peuvent exécuter. Je crois devoir observer ici que je me sers du mot d'*extension* au lieu de celui de *relâchement* employé par l'école de Haller, parce qu'il est maintenant bien prouvé que l'état des fibres, alternatif et opposé à celui de contraction, n'est pas toujours, à beaucoup près, un état passif, et que les fonctions de plusieurs organes importants s'exécutent par un véritable épanouissement actif de leurs faisceaux musculaires.

La tendance à la contraction et à l'extension, qui forme la propriété fondamentale de ces fibres, est donc parfaitement analogue à toutes les autres affinités animales ; elle s'ensuit directement et nécessairement du caractère de l'organisation. C'est encore, dans le sens propre du mot, un véritable besoin, dont l'énergie, la durée, le retour et les nuances se modifient suivant la nature des fonc-

---

les Éléments de Physiologie de Dumas, professeur de Montpellier, ouvrage qui ajoute beaucoup à la gloire de son auteur, et dont tous les amis de la science attendent impatiemment les dernières parties.

tions et l'état actuel des organes auxquels appartiennent les fibres ou leurs faisceaux : et cette tendance, fortifiée par la plus facile reproduction des mouvements qu'amène l'habitude, constitue les déterminations *instinctives*, propres au système musculaire en général, et à chaque muscle, ou même à chaque fibre motrice, en particulier.

Voilà donc encore un nouvel *instinct*, celui de mouvement : voilà de nouvelles séries d'appétits dont la nature nous montre avec une égale évidence les motifs, et dont elle nous laisse entrevoir l'artifice, et pressentir les résultats. A mesure que cet *instinct* se développe, il contracte des liaisons étroites, d'une part, avec celui de *conservation*, parce que, sous plusieurs rapports, il dépend lui-même de l'influence nerveuse et du jeu de la circulation sanguine; de l'autre, avec celui de *nutrition*, parce que la réparation des forces motrices est bien plus l'ouvrage de la sympathie des muscles avec les organes de la digestion alimentaire, que du renouvellement et de l'application des sucs nutritifs, et, qu'en outre, la solidité du point d'appui qui soutient à l'épigastre tous les efforts musculaires dépend de l'état de l'estomac, du diaphragme et de tous les viscères adjacents. Ainsi, la tendance à l'action motrice et le caractère de chaque mouvement particulier sont subordonnés, en plusieurs points, aux déterminations *conservatrices* et aux appétits de *nu-*

trition; ils sont même, dans une infinité de cas, produits immédiatement par eux; ils les secondent, ou plutôt les réalisent et les manifestent au-dehors; ils suivent enfin des directions d'autant plus justes et plus sûres, ils sont d'autant mieux appropriés à l'utilité de l'animal, qu'ils ont des rapports de dépendance plus étendus avec les deux autres instincts primitifs, et que ces derniers sont eux-mêmes plus parfaits et plus distincts. De là, ces différences si remarquables dans les déterminations motrices des différentes espèces d'animaux; de là, ces phénomènes si singuliers dont quelques philosophes ont nié l'existence, faute de pouvoir s'en rendre compte, mais dont en même temps beaucoup de visionnaires ont voulu se servir pour appuyer leurs rêves: phénomènes et différences qui se rapportent également aux lois communes de l'organisation vivante, en général, et aux modifications que ces lois subissent dans chaque espèce ou même dans chaque animal en particulier.

§ X.

Le citoyen Tracy, mon collègue au Sénat, et mon confrère à l'Institut national (1), prouve, avec beaucoup de sagacité, que toute idée de

---

(2) Voyez ses Mémoires, dans la Collection de l'Institut, deuxième classe; voyez aussi ses *Éléments d'idéologie.*

corps extérieurs suppose des impressions de résistance, et que les impressions de résistance ne deviennent distinctes que par le sentiment du mouvement. Il prouve, de plus, que ce même sentiment du mouvement tient à celui de la volonté qui l'exécute, ou qui s'efforce de l'exécuter; qu'il n'existe véritablement que par elle; qu'en conséquence, l'impression ou la conscience du *moi* senti, du *moi* reconnu distinct des autres existences, ne peut s'acquérir que par la conscience d'un effort voulu; que, en un mot, le *moi* réside exclusivement dans la volonté.

D'après cela, nous voyons que le fœtus a déja reçu les premières impressions dont se composent l'idée de résistance et celle de corps étrangers, et la conscience du *moi :* car, il exécute des mouvements qui sont bornés et contraints par les membranes dans lesquelles il est renfermé; il a le besoin et le désir, c'est-à-dire la volonté d'exécuter ces mouvements; et, quant à la conscience du *moi*, on peut croire qu'il lui suffirait, pour l'acquérir, d'éprouver des impressions de bien-être et de malaise, et de tenter, pour prolonger les unes et faire cesser les autres, des efforts voulus, quelque mal conçus et vagues qu'on puisse d'ailleurs les supposer. J'ajoute que, pour recevoir la sensation de résistance, la présence des corps extérieurs ne paraît pas indispensable, puisque le poids de nos propres membres et la force des muscles nécessaire pour les mouvoir, qui sont l'un et l'autre très-variables, ne peuvent manquer de mettre le *moi* dans cette même situation d'où l'on sait maintenant que résulte pour lui l'idée des autres corps.

Ainsi, lorsqu'il arrive à la lumière, le fœtus porte déja dans son cerveau les premières traces des notions fondamentales que ses rapports avec tout l'univers sensible, et l'action des objets sur les extrémités nerveuses, doivent successivement y développer. Déja cet organe central, où vont aboutir les impressions, et d'où partent les déterminations; cet organe, qui ne diffère des autres centres nerveux partiels que parce que la volonté générale y réside ou s'y produit à chaque instant, a reçu plusieurs modifications qui commencent à le faire sortir des simples appétits de l'instinct. Ce n'est plus cette table rase que çe sont figurée plusieurs idéologistes : le cerveau de l'enfant a déja perçu et voulu; il a donc quelques faibles idées ; et leur retour ou leur habitude a produit en lui des penchants. Tel est le point d'où il faut partir, si l'on veut, en faisant l'analyse des opérations intellectuelles, les prendre véritablement à leur premiere origine. Nous allons voir, dans un instant, que pour bien concevoir leur mécanisme il est encore d'autres données premières qu'on ne peut négliger impunément.

Je ne parlerai point, au reste, ici des impressions qui se rapportent à l'action du système absorbant, quoiqu'elles puissent être moins obscures dans le fœtus qu'elles ne le deviennent par la suite dans l'adulte, toujours distrait de ses affections internes par la présence des objets extérieurs. Il est pourtant assez probable que leur effet se réduit, chez l'un comme chez l'autre, au simple sentiment de bien-être ou de malaise; et dans les cas où l'absorption des cavités viscérales et du tissu cellulaire languit, à l'état de torpeur et d'engourdisssement nerveux dont cette circonstance est toujours accompagnée.

Je ne parlerai même pas des affections sympathiques, engendrées dans le fœtus par ses intimes rapports avec la mère. Il me suffit de faire observer que la mère exerce en effet sur lui l'influence la plus étendue, non-seulement à raison de la nature du fluide nourricier qu'elle lui transmet, mais encore par l'espèce d'incubation nerveuse à laquelle il demeure constamment soumis dans la matrice, dont l'exquise sensibilité est assez connue. De là cet accord, cette union dans la manière d'être et de sentir de l'enfant et de la mère; de là cette transmission des maladies, des dispositions morales, de certaines habitudes, de certains appétits de la mère à l'enfant : phénomènes qu'on observe surtout dans les cas où l'une est très-sensible, et l'autre, d'une organisation primitivement faible. Ce sujet mériterait sans doute un plus long examen; mais pour l'exercer complètement, il faudrait entrer dans des détails que ce Mémoire ne comporte pas.

Il est pourtant nécessaire de faire observer encore, que le fœtus peut n'être déja plus entièrement étranger à deux genres de sensations dont cependant les organes propres ne sont dans une pleine activité qu'après la naissance : je veux parler des sensations de la lumière et du son. Beaucoup de faits physiologiques et pathologiques démontrent que l'action de la lumière extérieure n'est point indispensable pour que le centre cérébral et même l'organe immédiat de la vue reçoivent des impressions lumineuses. L'expérience nous apprend aussi que certaines pressions exercées sur les yeux entièrement clos leur font apercevoir des faisceaux enflammés, ou des étincelles nombreuses, dont l'éclat peut devenir fatigant. Les coups reçus sur la voûte du crâne peuvent produire le même effet; et, dans plusieurs maladies des nerfs et du cerveau, dans l'hypocondriasie, dans la manie, en un mot, dans différents délires aigus ou chroniques, le malade, au sein de l'obscurité la plus profonde, voit souvent des clartés vives, des feux permanents ou fugitifs, des objets fortement éclairés et peints de riches couleurs. Ces impressions ont même quelquefois lieu dans les cas de goutte sereine, où l'œil est incapable de recevoir directement aucune sensation de lumière. Ainsi, peut-être va-t-on plus loin que la vérité, quand on établit, sans modification, que l'aveugle de naissance ne peut recevoir et n'a jamais reçu d'impression lumineuse : l'assertion est plus hasardée encore quand elle s'applique au fœtus pourvu de deux yeux sains, et dont les nerfs optiques jouissent du genre et du degré de sensibilité qu'exigent leurs fonctions. Mais il ne s'ensuit pas que l'aveugle-né ni même le fœtus puissent avoir aucune idée de la lumière du jour, et des couleurs que ses rayons et son action simultanée sur l'œil et sur les objets externes apprennent seuls à comparer et à distinguer : cela, sans doute, est absolument impossible.

Quant à l'organe de l'ouïe, tout le monde sait qu'il peut être affecté de différentes espèces de sons, relatives à l'état du cerveau ou des nerfs en général, et notamment de ceux des viscères du bas-ventre. Il est aussi reconnu que des frottements ou de simples applications mécaniques sur l'oreille externe sont capables de faire entendre des sons et des bruits plus ou moins distincts. Enfin, beaucoup d'expériences, parmi lesquelles je prends pour exemple celles faites sous la cloche du plongeur, ont prouvé que les sons peuvent se transmettre à travers les fluides aqueux; ce qui, pour le dire en passant, paraît lever tous les doutes touchant l'élasticité de ces fluides, longtemps méconnue et formellement niée par les physiciens. Or, les humeurs séreuses, lymphatiques, gélatineuses, muqueuses que les membranes du fœtus renferment, qui baignent les cavités et parcourent les téguments du bas-ventre de la mère, jouissent d'une élasticité bien plus grande à cause des matières animalisées qu'elles tiennent en dissolution, sans même parler de la faculté contractile directe que plusieurs physiologistes admettent dans ces humeurs. Ainsi donc, le fœtus peut avoir reçu des impressions de *son*; il peut avoir du moins entendu des bruits confus. Il paraît même assez difficile de concevoir que ces impressions ne se soient pas fréquemment renouvelées pendant le temps de la gestation. Nous n'en conclurons cependant point que l'éducation de l'oreille soit alors fort avancée; mais, en affirmant qu'à la naissance de l'enfant, les bruits extérieurs lui font éprouver des ébranlements entièrement nouveaux, on s'appuie de notions physiologiques incomplètes, et l'on s'expose à mal commencer l'histoire analytique des sensations, des idées et des penchants.

Tel est à peu près l'état idéologique du fœtus, au moment qu'il arrive à la lumière.

Cet état est commun en plusieurs points à des classes entières d'animaux : mais on sent qu'il ne peut manquer d'être modifié dans les espèces par les différences générales de l'organisation; et dans les individus, par certaines particularités dépendantes des dispositions du père et de la mère, et des impressions qui, de celle-ci, sont transmises incessamment au fœtus renfermé dans la matrice. Manière de sentir, jugements naissants, appétits, habitudes, tout enfin se rapporte alors, comme tout se rapportera dans la suite, aux lois de la combinaison animale actuelle, au genre de fonctions qu'elle détermine, à la manière dont ces fonctions s'exécutent, ou dont tous les mouvements, en prenant ce mot dans son sens le plus étendu, se coordonnent avec le caractère et les opérations de la sensibilité.

En ramenant la formation des corps organisés, et les phénomènes qui leur sont propres, à des affinités spéciales, que certaines circonstances, la plupart encore indéterminées pour nous, développent et manifestent dans toute portion de matière, nous n'avons point voulu diminuer le juste étonnement et l'admiration qu'inspire plus particulièrement le spectacle de la nature végétale et de la nature vivante. Les lois secrètes et primitives qui produisent ces tendances n'en seront pas moins un sujet d'éternelle méditation pour le sage. Mais nous avons essayé de resserrer un peu, s'il est possible, le champ des chimères et des visions; de nous rapprocher de plus en plus des causes premières, sur lesquelles nous reconnaissons d'ailleurs qu'on ne peut acquérir aucune notion satisfaisante. Nous avons voulu rapporter à un principe unique, dont l'action ne peut être contestée, des faits très-merveilleux sans doute, mais que des hommes doués de plus d'imagination que de jugement se plaisent trop à nous montrer comme une suite de miracles, et qui, par cette manière vague et superstitieuse de les considérer, sont devenus indirectement l'appui de beaucoup d'erreurs ridicules et dangereuses. Ces imaginations faibles ou prévenues, et surtout les charlatans dont elles sont le jouet, manquent rarement de crier à l'impiété quand les sciences physiques viennent leur enlever quelque nouveau retranchement de causes finales. Mais Newton était-il un impie lorsqu'il soumettait à une seule loi tous les mouvements des corps célestes, et par conséquent tous les phénomènes généraux qui résultent pour nous de la succession des jours et des nuits, et de la marche des saisons? quand Franklin prouvait l'identité du fluide électrique et de la matière fulminante, était-il un impie? Non, sans doute. Ceux qui s'abstiennent de vouloir pénétrer les causes premières, qui les proclament inaccessibles à nos recherches, incompréhensibles, ineffables, ne méritent point d'être taxés d'impiété. Ce reproche s'appliquerait, sans doute, avec plus de fondement, à ces hommes qui veulent faire agir la force motrice de l'univers d'après leurs vues étroites, l'asservir à leurs rêves, à leurs passions, à leurs caprices; qui, non contents de déterminer et de circonscrire ses attributs, veulent encore se rendre les interprètes de ses intentions; et loin d'interroger les lois de la nature, par lesquelles seules cette cause communique avec nous, veulent qu'on foule, pour ainsi dire, ces mêmes lois aux pieds, et vous somment, avec menaces, de préférer leur propre témoignage à la voix de l'univers.

Mais ces hommes eux-mêmes ne sont pas toujours des impies, puisqu'il en est qui sont de bonne foi.

§ XI.

Ce fut une entreprise digne de la philosophie du dix-huitième siècle, de décomposer l'esprit humain, et d'en ramener les opérations à un petit nombre de chefs élémentaires; ce fut un véritable trait de génie, de considérer séparément chacune des sources extérieures de nos idées, ou de prendre chaque sens l'un après l'autre; de chercher à déterminer ce que des impressions simples ou multiples, analogues ou dissemblables, doivent produire sur l'organe pensant; enfin, de voir comment les perceptions comparées et combinées engendrent les jugements et les désirs.

Jusqu'à cette époque on avait pu faire d'utiles recherches sur l'art du raisonnement, indiquer les routes générales de la vérité, fixer les caractères auxquels on peut la reconnaître, et tracer les meilleurs moyens de la faire pénétrer dans les esprits; mais on n'avait encore, et peut-être on ne pouvait avoir aucune notion précise ni de la manière dont nous commerçons avec le monde extérieur, ni de la nature des matériaux de nos idées, ni de la série d'opérations par lesquelles les organes des sens et le cerveau reçoivent les impressions des objets, les transforment en sensations ou impressions perçues, et de ces dernières composent tout le système intellectuel et moral. Il faut pourtant l'avouer, cette analyse, qui a fait faire un si grand pas à l'idéologie, est cependant encore incomplète; elle laisse même dans les esprits plusieurs idées fausses sur le caractère des fonctions du système sensitif et cérébral, sur le genre d'influence qu'elles éprouvent de la part des autres fonctions organiques, sur les rapports nécessaires qui lient entre eux tous les mouvements vitaux, et les font résulter également, dans chaque espèce et dans chaque individu, de l'organisation primitive et de l'état actuel des diverses parties du corps. Les Mémoires précédents me paraissent avoir au moins préparé l'examen de ces diverses questions. Ils peuvent, je pense, suggérer des idées plus justes de l'homme, considéré sous les deux points de vue du *physique* et du *moral*, dont tous les phénomènes se trouvent ainsi ramenés à un principe unique. Pour achever d'écarter les nuages, il me reste quelques observations à faire sur les belles analyses de Buffon, de Bonnet et de Condillac, ou plutôt sur une certaine fausse direction qu'elles pourraient faire prendre à l'idéologie, et (le dirai-je sans détour?) sur les obstacles qu'elles sont peut-être capables d'opposer à ses progrès.

Rien, sans doute, ne ressemble moins à l'homme, tel qu'il est en effet, que ces statues qu'on suppose douées tout à coup de la faculté d'éprouver distinctement les impressions attribuées à chaque sens en particulier; qui portent sur elles des jugements, et forment en conséquence des déterminations. Comment ces diverses opérations pourraient-elles s'exécuter, sans que les organes dont l'action spéciale ou le concours est indispensable à la production de l'acte sensitif le plus simple, de la combinaison intellectuelle et du désir le plus vague, se soient développés par degrés; sans que déja, par cette suite de mouvements que la vie naissante leur imprime, ils aient acquis l'espèce d'instruction progressive qui seule les met en état de remplir leurs fonctions propres, et d'associer leurs efforts, en les dirigeant vers le but commun?

Rien ne ressemble moins encore à la manière dont les sensations se perçoivent, dont les idées et les désirs se forment réellement, que ces opérations partielles d'un sens qu'on fait agir dans un isolement absolu du système, qu'on prive même de son influence vitale, sans laquelle il ne saurait y avoir de sensation. Rien, surtout, n'est plus chimérique que ces opérations de l'organe pensant qu'on ne balance point à faire agir comme une force indépendante; qu'on sépare, sans scrupule, pour le mettre en action, de cette foule d'organes sympathiques dont l'influence sur lui n'est pas seulement très-étendue, mais dont les nerfs lui transmettent une grande partie des matériaux de la pensée, ou des mouvements qui contribuent à sa production.

Nous savons qu'avant de voir le jour, le fœtus a déjà reçu, dans le ventre de la mère, beaucoup d'impressions diverses, d'où sont résultées en lui de longues suites de déterminations; qu'il a déjà contracté des habitudes, qu'il éprouve des appétits, et qu'il a des penchants. Ces impressions et ces déterminations ne se trouvent point renfermées dans le cercle étroit d'un seul ou de quelques organes; elles n'appartiennent point à quelqu'un de ces foyers partiels de réaction, destinés à diriger des mouvements de peu d'importance. Après s'être graduellement formées dans certains systèmes généraux d'organes, elles sont devenues communes au système total. C'est d'elles que dérivent ces habitudes, ces appétits, ces penchants, dont la production ne peut être due qu'à l'action de tout l'organe nerveux, et dont l'ensemble constitue l'instinct primitif (1).

Au moment de la naissance, le centre cérébral a donc reçu et combiné déjà beaucoup d'impressions : il n'est point *table rase*, si l'on donne au sens de ce mot toute son étendue. Ces impressions sont, à la vérité, presque toutes internes; et, sans doute, il est *table rase* relativement à l'univers extérieur : car la connaissance qu'il en acquiert ne

---

(1) On verra plus bas pourquoi je l'appelle *instinct primitif*. En effet, à des époques postérieures de la vie, on voit éclore de nouveaux penchants qui doivent être également rapportés à l'instinct.

peut être que le fruit des tâtonnements réitérés et simultanés de tous les sens; et l'organe pensant n'est véritablement comme tel en relation avec cet univers, que lorsque les objets et les diverses sensations qu'ils occasionent deviennent pour le *moi* déterminés et distincts.

Mais il s'en faut beaucoup que les sensations, les déterminations et les jugements qui n'ont lieu qu'après la naissance, soient étrangers à l'état antérieur du fœtus. Un petit nombre de réflexions suffit pour faire sentir que cela n'est pas possible: 1° le caractère et le genre même des sensations tiennent à l'état général du système nerveux; car cet état est surtout ce qui différencie les espèces et les individus. 2° Les habitudes particulières des différents organes, ou systèmes d'organes, liés par une étroite sympathie avec le cerveau, ne peuvent manquer d'influer sur ses fonctions; le genre d'action qu'il éprouve de la part de ces organes, se rapportant toujours à leur manière de sentir et à celle d'exécuter les mouvements qui leur sont attribués par la nature. 3° La direction des idées, et même leur nature, sont toujours, jusqu'à certain point, subordonnées aux penchants antérieurs; et des classes nombreuses de jugements dépendent uniquement des appétits.

En un mot, les opérations de l'organe pensant sont toutes nécessairement modifiées par les déterminations et les habitudes générales ou particulières de l'instinct.

Et comment serait-il possible, en effet, que les penchants, même les plus automatiques de l'*instinct conservateur*, n'influassent pas sur notre manière de considérer les objets, sur la direction de nos recherches à leur égard, sur les jugements que nous en portons ? Comment les appétits et les répugnances relatifs aux aliments n'auraient-ils aucune part, soit à la production, soit à la tournure d'une classe d'idées qui, surtout dans le premier âge, a certainement un degré remarquable d'importance ? Comment n'agiraient-ils pas encore sur l'ensemble des fonctions intellectuelles, en changeant, comme il est démontré qu'ils le font presque toujours, les rapports d'influence de l'estomac sur le cerveau ? Enfin, comment les habitudes de tout le système sensitif, celles des viscères ou des autres organes principaux, et le caractère de leurs sympathies avec le centre cérébral, demeureraient-ils étrangers à cette chaîne de mouvements coordonnés et délicats qui s'opèrent dans son sein pour la formation de la pensée ? Je n'entre point dans le développement de ces diverses considérations, ni de quelques autres qui s'y lient intimement : pour faire voir combien les unes et les autres sont concluantes, je crois suffisant de les indiquer. L'analyse détaillée et complète de l'état idéologique de l'enfant, avant que tous ses sens aient été mis simultanément en jeu par les objets extérieurs, n'est pas un de ces sujets qu'on traite en passant : ce serait celui d'un ouvrage qui manque, et qui, d'après les données ci-dessus, présente peut-être maintenant moins de difficultés.

Passons à la seconde proposition, sur laquelle je dois encore quelques éclaircissements : je veux parler de l'impossibilité positive que jamais l'organe particulier d'un sens entre isolément en action, ou que les impressions qui lui sont propres aient lieu, sans que d'autres impressions s'y mêlent, et que les organes sympathiques y concourent. En voici la preuve en peu de mots.

Il est certain d'abord que le sens du tact, le type ou la source commune de tous les autres, prend toujours part, jusqu'à certain point, à leurs opérations; qu'il serait impossible, par exemple, de séparer entièrement les impressions que l'œil reçoit comme organe de la vue, de celles dont il est affecté comme partie pourvue d'extrémités sentantes fort nombreuses. L'œil, le nez, l'oreille, indépendamment des sensations délicates qui leur sont particulièrement attribuées, jouissent d'une merveilleuse sensibilité de tact : et quelques observations faites sur des aveugles-nés, à qui la lumière a tout à coup été rendue, portent à croire que, dans l'origine, son action sur l'œil diffère peu de celle d'un corps résistant, par lequel la rétine se sentirait touchée dans tous les points de son expansion.

On sait que les sons résultent des vibrations de l'air; et ces vibrations, dans certains cas, peuvent devenir perceptibles pour les extrémités nerveuses de toute la superficie du corps. On sait également (et chacun peut l'avoir observé cent fois sur soi-même) que certaines odeurs fortes affectent la membrane pituitaire comme si leurs particules étaient armées de pointes aiguës, qu'elles y causent une véritable douleur. Et quant aux organes du goût, je crois tout-à-fait superflu de vouloir faire sentir qu'ils fournissent une nouvelle preuve : les impressions savoureuses sont toutes, en effet, évidemment tactiles, c'est-à-dire toutes liées à l'action physique et directe des aliments ou des boissons, qui s'appliquent aux papilles de la langue et du palais.

Mais, outre ce lien général qui entretient des correspondances continuelles entre tous les sens, leurs organes peuvent se trouver unis par des relations plus particulières et plus intimes; conséquemment leurs fonctions respectives peuvent devenir plus spécialement dépendantes les unes des autres. Le voisinage, les communications immédiates, les connexions anatomiques des organes du goût et de ceux de l'odorat, ne sont pas les seuls rapports qui rapprochent ces deux sens et les confondent, en quelque sorte, dans les considérations physiologiques les plus triviales : d'autres rapports moins matériels unissent encore les sensations qui leur sont propres, bien que très-différentes par la nature de leurs causes, et très-distinctes par leurs caractères ou par les effets qu'elles produisent sur tout le système. D'ailleurs, ces sensations se mêlent d'une manière remarquable; elles se dirigent, s'éclairent, se modifient, et peuvent même se dénaturer mutuellement. L'odorat semble être le guide et la sentinelle du goût; le goût, à son tour, exerce une puissante influence sur l'odorat. L'odorat peut isoler ses fonctions de celles du goût; ce qui plaît à l'un ne plaît pas toujours également à l'autre : mais comme les aliments et les boissons ne peuvent guère passer par la bouche sans agir plus ou moins sur le nez, toutes les fois qu'ils sont désagréables au goût, ils le sont bientôt à l'odorat; et ceux que l'odorat avait d'abord le plus fortement repoussés finissent par vaincre toutes ses répugnances, quand le goût les désire vivement.

Pour ne pas multiplier les exemples du même genre qui se présentent en foule, je me borne à une seule observation, la plus importante par sa généralité. Ce n'est pas sans doute la même chose pour un sens en particulier de recevoir isolément les impressions des corps qui viennent agir sur lui, ou de les recevoir de concert avec un ou plusieurs des autres sens, c'est-à-dire, simultanément avec les impressions que ces mêmes corps peuvent leur faire éprouver. Par exemple, lorsque Condillac fait sentir une rose à sa statue, dans l'hypothèse donnée, la sensation se borne à l'odorat; elle n'est accompagnée d'aucune impression étrangère : il peut donc dire avec vérité que la statue *devient*, par rapport à elle-même, *odeur de rose*, et rien de plus ; et cette expression, non moins exacte qu'ingénieuse, rend parfaitement la modification simple que le cerveau doit subir dans ce moment. Mais si, au lieu de cet isolement parfait où l'on place ici l'odorat, nous le considérons agissant, comme il agit presque toujours dans la réalité, de concert avec l'ensemble, ou du moins avec plusieurs des autres sens ; si tandis qu'il reçoit l'impression de l'odeur de la rose, la vue reçoit celle de ses couleurs, de sa forme agréable, de celle de la main qui l'approche ; si l'oreille entend les pas ou la voix de l'homme qui tient la fleur, croit-on que la perception et le jugement du cerveau se borneront à ce que Condillac suppose ? Et puisqu'il est reconnu que le jugement altère ou rectifie les sensations, pense-t-on que celle de l'odeur de rose n'ait pas acquis un nouveau caractère par le concours des autres sensations simultanées ? Enfin, si le désir rappelle la fleur qui s'éloigne, et qu'elle ne revienne pas ; si, lorsque le désir n'existe plus, elle reparaît, et que ces alternatives se répètent assez fréquemment pour laisser des traces bien nettes dans le cerveau, ne voilà-t-il pas un ensemble de données d'où paraît devoir résulter la connaissance ou l'idée des corps extérieurs (1) ? Et quoique la ré-

---

(1) Quoique j'aie quelque penchant à croire que les choses se passent ainsi, je n'ose prononcer définitivement sur cette

sistance au désir ne soit pas ici la résistance physique au mouvement voulu, n'est-elle pas suffisante, surtout se trouvant jointe à plusieurs sensations collatérales de différents genres, pour que le *moi* s'en forme les deux idées distinctes, de lui-même et de quelque chose qui n'est pas lui?

A coup sûr, la statue, même en ne la considérant de cette manière que sous le seul rapport des sensations reçues par l'odorat, n'est plus dans le réel ce qu'elle doit être dans la supposition de Condillac, *simple odeur de rose*. Ainsi, par cela seul que les sens ne reçoivent point des impressions isolées, et qu'ils n'agissent point séparément les uns des autres, ils sont dans une dépendance réciproque continuelle; leurs fonctions se compliquent et se modifient, et les produits des sensations propres à chacun d'eux prennent un caractère résultant de la nature et du degré proportionnel de cette influence, à laquelle ils sont respectivement soumis.

Mais il y a plus. Des sympathies particulières lient les organes de chaque sens avec divers autres organes dont ils partagent les affections, et dont l'état influe sur le caractère des sensations qui leur sont propres. Plusieurs maladies du système nerveux, quelques-unes même qui portent unique-

---

importante question; mon collègue, le sénateur Tracy, est d'une opinion contraire, et son autorité est du plus grand poids à mes yeux.

ment sur l'estomac et sur le diaphragme, sont capables de dénaturer les fonctions de l'ouïe jusqu'au point d'altérer tous les sons, d'en faire entendre qui n'ont aucune réalité, ou de produire une surdité complète. Les viscères abdominaux influent aussi très-puissamment sur les opérations de la vue. Un grand nombre de maladies des yeux dépendent de matières nuisibles introduites ou accumulées dans le canal alimentaire : quelques affections hypocondriaques, et différents désordres de la matrice et des ovaires, paralysent momentanément le nerf optique, et causent une cécité passagère. Nous avons fait remarquer ailleurs que l'odorat et les organes de la génération ont entre eux des rapports sympathiques particuliers : mais entre le canal intestinal et l'odorat les rapports ne sont ni moins étroits, ni moins étendus; et si divers états maladifs des organes de la digestion peuvent dénaturer les impressions des odeurs, plusieurs maladies du bas-ventre abolissent entièrement la faculté de les recevoir. Quant au goût, personne n'ignore que sa manière de sentir est entièrement subordonnée à la conscience de bien-être ou de malaise général, surtout au sentiment qui résulte de l'état de l'estomac et des autres parties directement employées à la digestion; état qui le dirige ordinairement avec sûreté pour le choix et la quantité des aliments, pourvu que l'imagination ne vienne pas égarer cet heureux instinct.

Observons encore que chaque sens, ne pouvant entrer en action qu'en vertu de l'action préalable de tous les systèmes généraux d'organes, et s'y maintenir qu'en vertu de leur action simultanée, il se ressent toujours nécessairement de leurs habitudes, et partage plus ou moins leurs affections les plus ordinaires. Ainsi, le degré de sensibilité du système sensitif, et ses rapports de balancement avec le système moteur, influent beaucoup sur le caractère des impressions reçues par chaque sens en particulier. C'est par cette circonstance, autant et plus peut-être qu'à raison de l'état direct de l'organe mis en jeu, qu'elles sont fortes ou faibles, vives ou languissantes, durables ou fugitives. Ainsi, la marche de la circulation et les habitudes du système sanguin impriment aux sensations différents caractères, dont on chercherait en vain la cause dans les dispositions particulières du sens auquel elles appartiennent : une légère différence dans la simple vitesse du cours des humeurs suffit pour éclaircir ou troubler, aviver ou émousser toutes les sensations à la fois.

Observons enfin que tous les organes des sens n'exercent leurs fonctions spéciales que par des relations directes et continuelles avec le cerveau; qu'ils se ressentent les premiers des changements qui peuvent survenir dans ses dispositions, et que son état est la circonstance la plus capable de modifier et même d'intervertir entièrement l'ordre et le caractère des sensations.

Je ne vais pas plus loin : des preuves nouvelles ajouteraient peu de force à ce qui vient d'être dit. Nous pouvons donc conclure avec toute assurance que la bonne analyse ne peut isoler les opérations d'aucun sens en particulier de celles de tous les autres ; qu'ils agissent quelquefois nécessairement, et presque toujours occasionellement, de concert ; que leurs fonctions restent constamment soumises à l'influence de différents organes ou viscères, et qu'elles sont déterminées et dirigées par l'action plus directe et plus puissante encore des systèmes généraux, et notamment du centre cérébral.

Ces considérations ouvrent pour l'étude de l'homme des routes entièrement nouvelles ; elles indiquent avec plus d'exactitude les sources d'où naissent et la manière dont se produisent les premières déterminations, les premières idées, les premiers penchants : en un mot, toutes les observations ci-dessus forment, réunies, le programme et comme le résumé d'un nouveau *traité des sensations*, qui, s'il était exécuté dans le même esprit avec tous les développements nécessaires, ne serait peut-être pas moins utile dans ce moment aux progrès de l'idéologie que le fut dans son temps celui de Condillac.

De l'Instinct.

§ I.

Les détails dans lesquels je suis entré précédemment touchant les appétits instinctifs qui se développent avant que le fœtus ait éprouvé l'action de l'univers extérieur, me permettent de glisser rapidement sur ce qui me reste encore à dire de l'instinct en général.

Nous avons vu que les éléments ou les matériaux dont les substances animales se composent, ne sont eux-mêmes que des combinaisons particulières produites par la tendance continuelle de toutes les parties de la matière les unes vers les autres. Nous avons vu, par suite, que l'organisation résulte des tendances nouvelles que ces matériaux acquièrent en se formant; et qu'à mesure que les combinaisons se multiplient, ils suivent d'autres lois d'arrangement, ils acquièrent d'autres propriétés; enfin, qu'il se manifeste d'autres affinités particulières, d'où naissent, à leur tour, de nouvelles séries de phénomènes qui paraissent n'avoir plus aucun rapport avec ceux des combinaisons élémentaires antérieures. C'est ainsi que la tendance vive de l'acide nitrique vers la potasse ne se montre ni dans l'azote, ni dans l'oxygène, et que les propriétés des différents éthers n'existent ni dans l'alcool, ni dans leurs acides respectifs.

La nature de toute combinaison dépend sans doute de celle de ses éléments ; mais elle dépend aussi de leur proportion réciproque et des circonstances dans lesquelles ils se sont confondus. Ces circonstances suffisent même assez souvent pour dénaturer entièrement les résultats. Si, par exemple, le soufre incomplètement saturé d'oxygène développe un acide odorant et volatil, le même soufre et le même oxygène, unis à parfaite saturation, forment un acide pesant, fixe, et presque sans odeur. Par exemple encore, certaines circonstances particulières et différentes dans lesquelles l'oxygène et l'azote se combinent suffisent pour leur faire produire tantôt de l'acide nitrique, ou nitreux, tantôt de l'air atmosphérique pur.

Nous avions reconnu déjà par nos recherches sur la physiologie des sensations, et nous venons d'établir sur de nouvelles preuves, que l'action du système nerveux, comme organe de la sensibilité et comme source des mouvements vitaux, consiste en ce que les impressions reçues par les extrémités sentantes se réunissent dans un point central, et que de là, par une véritable réaction, partent les déterminations analogues et subséquentes qui doivent mettre en jeu toutes les parties que ce même point central retient dans sa sphère d'activité. Nous avons constaté, de plus, que, dans le système animal, il peut exister primitivement, ou se former par l'effet des habitudes postérieures de la vie, un nombre plus ou moins grand de ces centres nerveux qui, quoique liés et subordonnés au centre commun, ont leur manière de sentir propre, exercent leur genre d'influence, et restent souvent isolés dans leurs domaines respectifs, soit par rapport aux impressions reçues, soit par rapport aux mouvements exécutés : et nous avons en même temps vu que dans le centre commun la réaction prend le caractère de la volonté; que là, par conséquent, réside le *moi;* que si tous les organes peuvent agir sur lui suivant leur degré d'importance, les déterminations qui se forment dans son sein les embrassent tous, et se rapportent à leurs diverses fonctions et à leur état particulier. Enfin, après avoir observé que les différents systèmes d'organes et les besoins qui leur sont relatifs ne se développent pas tous à la fois, mais d'une manière successive et graduelle, que les appétits, nés de ces besoins, ou qui ne sont que ces mêmes besoins en action, se forment nécessairement dans un ordre successif; nous avons vu naître et se confirmer chaque tendance instinctive avec le système d'organes auquel elle appartient plus particulièrement, d'abord celle de *conservation*, ensuite celle de *nutrition*, qui s'y lie de la manière la plus étroite, et, en dernier lieu, celle de *mouvement*, qui se coordonne bientôt avec les deux autres : et, comme nous avons rapporté tous les besoins, qui ne peuvent être pour nous distincts des facultés, aux affinités animales que chaque combinaison (1) nouvelle fait éclore, nous avons pu, sans sortir des faits physiologiques les plus certains, et des analogies directes que nous offrent les lois communes à toutes les parties de la matière, nous faire une idée claire et simple de l'animal vivant, sentant et voulant, tel qu'au sortir de l'œuf ou du ventre de sa mère il arrive à la lumière du jour. Or, c'est de la même manière, c'est exactement par la même série d'opérations que se forment, dans la suite, ses jugements touchant les divers objets de l'univers extérieur, les appétits ou les passions que ces jugements font naître en lui, et les déterminations qu'il conçoit en vertu de ces passions ou de ces appétits ; je veux dire que les impressions reçues par les extrémités nerveuses dont se composent les organes directs des sens, transmises au centre cérébral, y produisent des réactions et des déterminations conformes à leur nature, de la même manière que les impressions qui viennent des extrémités internes, et qui jusqu'alors ont été presque les seules qu'aient reçues les centres partiels et le cerveau (2).

---

(1) Il ne faut pas croire que ces combinaisons n'aient lieu que pendant la formation de l'animal, ou dans les premiers temps de la vie : il peut s'en faire chaque jour de nouvelles, jusqu'à la mort définitive.

(2) Je crois inutile d'ajouter que les impressions reçues par les sens se conforment elles-mêmes aux habitudes instinctives

Il y a cependant ici, quant aux résultats, une différence sensible à observer. Comme le *moi* réside dans le centre commun, toutes les opérations qui ne sortent point du domaine des centres partiels ne peuvent produire ni jugement aperçu, ni volonté sentie : et, comme les impressions qui viennent au cerveau des extrémités nerveuses internes sont loin d'être aussi distinctes, et de pouvoir être rangées et classées aussi méthodiquement, que celles qui lui sont transmises par les organes des sens proprement dits, les premières et tous leurs produits ont toujours, et l'on sent bien qu'elles doivent avoir en effet, quelque chose de plus confus et de plus indéterminé.

Les premières tendances et les premières habitudes instinctives sont donc une suite des lois de la formation et du développement des organes : elles appartiennent particulièrement aux impressions internes et aux déterminations que ces dernières occasionent dans tout le système animal. Celles qui se forment aux époques subséquentes de la vie se ressentent beaucoup plus du mélange et de l'influence des impressions relatives à l'univers extérieur, lesquelles sont recueillies par les sens; mais c'est toujours à l'état des ramifications nerveuses distribuées dans le sein des viscères et des organes principaux, c'est quelquefois aux dispo-

---

antérieures, et qu'elles sont encore modifiées par les impressions internes actuelles.

sitions intimes du système cérébral lui-même, qu'elles doivent leur naissance : et toujours elles conservent quelque empreinte de ce caractère vague qui montre qu'elles sont peu dépendantes du jugement et de sa volonté.

§ II.

Dans la première classe de ces habitudes ou de ces déterminations, il faut évidemment ranger celles qui se manifestent au moment même où l'animal voit le jour. Ainsi le cailleteau ou le perdreau qui, traînant encore l'œuf dont il vient de sortir, court après les grains et les insectes; le chat et le chien, qui cherchent, les yeux encore fermés, la mamelle de leur mère; le canneton, qui s'achemine vers l'eau sitôt qu'il la sent, et qui s'y jette sitôt qu'il l'aperçoit, malgré les cris d'une mère adoptive, d'espèce différente, qui l'avertit avec anxiété du danger qu'elle y croit voir pour lui; la petite tortue, toute humide encore des fluides de l'œuf dont elle s'échappe à peine, qui se dirige sur-le-champ vers la mer, en prend le chemin, le suit sans détour, le reprend vingt fois, même à de grandes distances, et de quelque côté qu'on lui tourne la tête : tous ces phénomènes appartiennent aux déterminations primitives; ils découlent des lois de l'organisation et de l'ordre de son développement. Peut-être faut-il aussi ranger dans la même classe certains autres appétits ou penchants particuliers, qui n'acquièrent cependant toute leur force que beaucoup plus tard, et lorsque le corps a pris à peu près tout son accroissement ; comme, par exemple, l'instinct du chien de chasse, qui, suivant la race à laquelle il appartient, poursuit de préférence tel ou tel gibier, et se sert naturellement, sans aucune instruction préalable, de différents moyens pour le saisir ; la rage du tigre que rien ne fléchit, ni les bons ni les mauvais traitements, et qui, gorgé de sang et de chairs, n'en est que plus ardent à déchirer tout ce qui lui présente l'image de la vie ; la haine du furet pour le lapin, dont la vue et l'odeur, même assez lointaine, le font aussitôt entrer en fureur, et qu'il reconnaît dès l'instant pour son ennemi, pour l'objet d'un invincible penchant de destruction, sans l'avoir jamais vu, sans avoir dans son souvenir aucune trace relative à ce faible et paisible animal.

En effet, toutes ces tendances de l'instinct tiennent essentiellement à la nature intime de l'organisation : les premiers traits, sans doute, en sont gravés dans le système cérébral au moment même de la formation du fœtus ; et si elles ne développent toute leur énergie que chez l'animal à peu près adulte, c'est qu'elles ont besoin, pour pouvoir s'exercer, d'un degré considérable de force dans les membres. Quoi qu'il en soit, nous rapporterons à la seconde classe d'habitudes et de déterminations instinctives, c'est-à-dire, à celles que présentent des époques postérieures, plus ou moins éloignées de la naissance, les penchants produits par le développement de certains organes particuliers : par exemple, ceux qu'amène la maturité des organes de la génération ; les appétits ou les répugnances (1) pour certains aliments, ou pour certains remèdes, qu'on observe dans un grand nombre de maladies ; l'instinct et même les passions, étrangers à l'espèce, qui caractérisent quelques affections singulières du système nerveux.

Il suffit, au reste, de rappeler ici ce que nous avons dit ailleurs de ces divers phénomènes : et, sans entrer dans de nouveaux détails, il demeure bien prouvé que les tendances instinctives qui surviennent dans le cours de la vie résultent, comme celles que l'animal manifeste en naissant, d'impressions internes absolument indépendantes, à leur origine, de celles que reçoivent les organes des sens proprement dits, quoique bientôt elles se mêlent à toutes les sensations, et puissent être modifiées jusqu'à un certain point par le jugement et par la volonté.

D'après les observations exposées dans ce Mé-

---

(1) Nous verrons ci-après que les appétits et les répugnances dépendent du même genre de causes : c'est ainsi que dans les fluides électrique et magnétique qui manifestent des altérations et des répulsions, ce double phénomène est soumis ou se rapporte aux mêmes lois.

moire, et d'après celles que nous avons déja recueillies dans l'histoire physiologique des sensations, il ne peut plus rester le moindre doute ni sur l'existence d'un système de penchants et de déterminations formés par des impressions à peu près étrangères à celles de l'univers extérieur, ni sur les caractères qui distinguent ces déterminations et ces penchants des volontés résultantes de jugements plus ou moins nettement sentis, mais réellement portés par le *moi;* ni même sur les circonstances qui combinent ou mêlent presque toujours, et confondent quelquefois, ces deux genres de déterminations. J'ose croire que toutes ces observations rapprochées jettent un jour nouveau sur l'étude de l'homme; j'ose croire aussi que si le professeur Draparnaud (1) exécute le beau plan d'expériences qu'il a proposé pour déterminer le degré respectif d'intelligence ou de sensibilité propre aux différentes races, et former, pour ainsi dire, leur échelle idéologique, il ne lui sera pas inutile de partir du point où nous sommes parvenus dans cet examen. Peut-être même pensera-t-il que ses recherches doivent être dirigées dans le même sens; et peut-être encore ne hasarderait-on pas trop en prédisant qu'il trouvera toujours l'instinct

---

(1) Le citoyen Draparnaud, professeur de grammaire générale à l'école centrale de Montpellier, naturaliste et philosophe, est également recommandable à ces deux titres.

d'autant plus direct et d'autant plus fixe, que les besoins de conservation et de nutrition sont plus simples, où que l'organisation est plus simple elle-même; qu'il le trouvera d'autant plus éclairé, plus étendu, plus vif, que la sensibilité des organes internes est plus exquise, et qu'ils exercent plus d'influence sur le centre cérébral; enfin, que pour évaluer le degré d'intelligence de chaque espèce, il lui suffira presque toujours de connaître les dangers dont elle est menacée, les difficultés qu'elle éprouve à se procurer sa subsistance, et la quantité d'impressions qu'elle est forcée de recevoir de la part des objets extérieurs, surtout de la part des autres êtres animés, soit qu'elle vive dans une espèce d'état social, soit que des guerres acharnées et continuelles l'arment habituellement contre eux.

De la Sympathie.

§ I.

Par une loi générale et qui ne souffre aucune exception, les parties de la matière tendent les unes vers les autres. A mesure que ces parties, supposées d'abord le plus simple et le plus élémentaires, viennent à se rapprocher, à se confondre, à se combiner, elles acquièrent de nouvelles tendances. Mais ces dernières attractions ne s'exercent plus au hasard : c'est dès lors avec choix que les corps se recherchent, c'est avec préférence qu'ils s'unissent ; et plus les combinaisons s'éloignent de la simplicité de l'élément, plus aussi, pour l'ordinaire, elle soffrent, dans leurs nouvelles affinités, de ce caractère d'élection dont les lois paraissent constituer l'ordre fondamental de l'univers.

Les matières organisées, et notamment les matières vivantes, produites originairement par les mêmes moyens et en vertu des mêmes lois, y demeurent assujetties dans tous leurs développements postérieurs, dans toutes ces combinaisons successives qu'elles aspirent sans cesse à former, jusqu'au moment de leur dissolution finale. De là résultent immédiatement tous les phénomènes directs par lesquels se manifeste la spontanéité de la vie, toutes les opérations internes qui développent les membres de l'animal, tous les mouvements primitifs qui dévoilent et caractérisent en lui des appétits et de vrais penchants.

Dans tout système organique, la ressemblance ou l'analogie des matières les fait tendre particulièrement les unes vers les autres : il paraît même que, en se confondant, elles deviennent toujours de plus en plus semblables. C'est ainsi que les parties animées prennent leur accroissement progressif, et réparent les pertes éprouvées journellement ; c'est ainsi que l'organisation se perfectionne, et que se rectifient les erreurs inévitables dans le choix ou dans l'emploi des aliments, et les désordres plus ou moins graves également inséparables des fonctions multipliées qui concourent à leur digestion.

Les matières vivantes ont une affinité mutuelle d'autant plus forte, elles tendent à se coorganiser d'une manière d'autant plus directe, qu'elles sont déjà plus complètement animalisées. Ainsi, par exemple, quand la gélatine et la fibrine se rencontrent hors du torrent de la circulation, qui les tient séparées et distinctes, la fibrine, douée d'un caractère d'animalisation plus avancé, saisit la gélatine, l'entraîne, pour ainsi dire, dans sa sphère d'activité, et, lui communiquant une partie de sa tendance à la concrétion, l'organise en membranes qui contractent différentes dispositions, et vivent à différents degrés, suivant la forme, les fonctions et la sensibilité des parties qui les avoisinent.

Allons plus loin : nous verrons ces épanchements muqueux, composés de lymphe, de fibrine et de gélatine, qui se forment souvent dans le cours des maladies inflammatoires sur les viscères particulièrement affectés, s'organiser avec d'autant plus de promptitude, se rapprocher d'autant plus de l'état des parties vivantes, que ces viscères sont plus sensibles ou plus actifs : et, pour peu que les circonstances favorisent leur coalition réciproque, bientôt les nerfs et les vaisseaux des derniers s'étendent et s'abouchent avec des nerfs et des vaisseaux correspondants, dont l'œil peut suivre la formation accidentelle dans cette espèce d'enduit organisé dont ils sont recouverts. C'est encore absolument de la même manière que se forment les cicatrices dont les matériaux, bien connus aujourd'hui, ne sont que les humeurs muqueuses habituellement flottantes dans le tissu cellulaire : en effet, ces humeurs se mêlant à la partie fibreuse, appelée par la suppuration dans les organes enflammés, se concrètent en tissu solide, et présentent bientôt tous les phénomènes d'une vie véritable, mouvement tonique, circulation, sensibilité (1). Enfin, les parties complètement organisées, mises en contact, sans qu'un épiderme épais ou des humeurs aqueuses empêchent leur réunion, se collent comme les arbres dans la greffe en approche : leurs nerfs et leurs vaisseaux respectifs, s'abouchant et s'allongeant de l'une à l'autre, y pénètrent par une vive impulsion; de sorte qu'elles ne forment plus qu'une seule partie, vivent d'une vie commune; et tous les mouvements isolés et propres que chacune d'elles exécute correspondent à des impressions qu'elles se renvoient et se communiquent réciproquement. C'est là ce qui fournit à Tagliacoti, chirurgien du seizième siècle, une idée bizarre mais ingénieuse, pour restaurer certaines parties du visage, comme le nez, les lèvres, etc., quand des maladies ou des

---

(1) On sait que Cruickshanck, et après lui Fontana, ont vu les nerfs se régénérer.

blessures les ont détruites. Il y faisait une incision qui mettait le vif à découvert ; il y collait un lambeau convenablement disposé, de la peau et du tissu cellulaire de quelque membre, par exemple, du bras, et ne séparait les deux parties que lorsqu'il était assuré que la greffe avait pris dans tous ses points. Tous les livres de chirurgie parlent de cette méthode ou plutôt de cette indication ; car il paraît qu'elle fut très-rarement employée, même du temps de l'auteur ; et depuis l'époque de son invention, les grandes difficultés dont est accompagnée son exécution l'ont fait abandonner entièrement.

Tout ce que nous venons de dire doit s'entendre des matières animales douées de vie : c'est uniquement dans cet état, qui dépend lui-même, comme on l'a vu ci-dessus, des circonstances de leur formation primitive, et de leur persistance dans les mêmes dispositions, qu'elles manifestent ces affinités puissantes de coorganisation mutuelle. Sitôt, en effet, que la mort les a saisies, plus la tendance de leurs éléments à former des combinaisons nouvelles est énergique, plus aussi elle hâte leur séparation, et par conséquent la destruction des corps, qui ne sont que leur agrégat régulier.

§. II.

Comme tendance d'un être vivant vers d'autres êtres de même ou de différente espèce, la sympathie rentre dans le domaine de l'instinct ; elle est, en quelque sorte, l'instinct lui-même, si l'on veut la considérer sous son point de vue le plus étendu. Comme nous l'avons déja fait remarquer, les attractions et les répulsions animales tiennent au même ordre de causes, aux besoins de l'animal, à son organisation. Or, celle-ci dépend évidemment des circonstances qui président à la première formation du centre de gravité vivante. Accru, modifié, dénaturé par les besoins, cet instinct suit toutes les directions, prend tous les caractères, parcourt tous les degrés et toutes les nuances, depuis le doux et vif penchant social de l'homme, de l'abeille, de la fourmi, jusqu'à l'isolement volontaire et farouche du sanglier, jusqu'à l'insatiable fureur du tigre ; et, par la raison que ses besoins sont relatifs aux espèces, toutes les déterminations instinctives étant, à leur tour, relatives aux besoins, celles-ci se trouvent nécessairement coordonnées avec tous les degrés et avec tous les modes d'animalisation.

Voilà, par exemple, pourquoi les déterminations qui ont pour objet la conservation de l'animal forcent une race timide à fuir à l'aspect de tous les serpents ; tandis que d'autres, poussées par l'instinct de nutrition, les attaquent avec courage, les déchirent et les dévorent. Toutes les espèces de serpents à sonnette répandent au loin la terreur par le seul frémissement des écailles de leur queue et par l'odeur empestée qu'ils exhalent ; ils glacent et stupéfient les animaux faibles, qui n'entreprennent seulement pas, le plus souvent, de fuir devant eux; ils étonnent quelquefois les oiseaux eux-mêmes, que les chemins de l'air sembleraient cependant pouvoir toujours dérober à leur dent meurtrière. Mais des animaux plus hardis, tels que les tapirs, et même les cochons transportés d'Europe en Amérique, ne craignent pas de les saisir, de les mettre en lambeaux, et d'engloutir ces lambeaux tout vivants.

Le lion jouit d'une force si puissante, il est armé de dents et de griffes si redoutables, que presque tous les animaux le fuient avec un profond sentiment d'effroi. Suivant le rapport des voyageurs qui n'ont pas craint de parcourir les déserts embrasés, où ses muscles vigoureux et son naturel dominateur peuvent acquérir un entier développement, les chiens, les chevaux, les bœufs perdent tout courage à son aspect; ils frémissent et reculent à sa voix la plus lointaine; ils tressaillent, leur poil se hérisse, la sueur ruisselle de tout leur corps quand il rôde dans le voisinage, quoique souvent alors nul signe sensible pour l'homme n'ait encore annoncé sa présence (1): et ces terreurs secrètes de leur instinct ont été plus d'une fois d'utiles avertissements pour les voyageurs égarés avec eux dans les forêts.

---

(1) Voyez les différents Voyages en Afrique, en particulier ceux de Levaillant, de Sparmann, de Paterson, etc.

Malgré tout cela, le besoin de nourriture et l'intérêt commun rapprochent du lion le jackal, espèce douée d'un odorat plus fin, pleine de sagacité pour découvrir la proie, d'adresse et d'ardeur pour la suivre, et qui consent à chasser au compte de son maître; c'est-à-dire, à faire tomber le gibier sous sa griffe, à condition d'en avoir sa part. C'est encore ainsi que les chiens de la Nouvelle-Hollande (1), qui tiennent à la race du jackal et du renard, montrent pour toute espèce de volaille une avidité furieuse, qui résiste aux plus sévères corrections : et cependant ces animaux sont d'ailleurs fort dociles. Enfin, pour ne pas accumuler les faits du même genre, on voit l'instinct social et celui de famille céder, dans le père et la mère du jeune aiglon, au besoin personnel de subsistance : ils n'hésitent pas à le chasser, faible encore, de leur aire, et à le bannir à jamais du territoire sur lequel ils se sont arrogé un empire exclusif (2).

Je m'arrête ici plus particulièrement sur les antipathies, parce que les exemples de la sympathie s'offrent en foule dans toutes les espèces

---

(1) Voyez Collins, sur l'établissemeut de Botany-Bay (Appendix).

(2) Les orfraies qui peuplent les îles des grands lacs de l'Amérique septentrionale, y vivent par bandes et très-paisiblement, à cause de la grande abondance de poisson qui leur fournit une subsistance ample et facile.

sociales, et parce qu'elle est, en quelque sorte, la loi générale de la nature vivante. Il est aisé de voir que les exceptions dépendent toujours ou d'un état hostile nécessité par les besoins, ou de certaines dispositions particulières des corps déterminées par le caractère physique de leurs éléments. Pour que deux êtres animés tendent sympathiquement l'un vers l'autre, il suffira que, dans l'origine, les besoins n'aient pas forcé leurs espèces respectives à se fuir, à s'attaquer, à se dévorer; que des impressions transmises de race en race n'aient point transformé ces premières déterminations en instinct constant; ou que certaines habitudes du système, certaines associations d'idées, de souvenirs, et même de très-vagues affections, n'aient pas produit en eux un instinct factice; ou peut-être, enfin, que leurs dispositions réciproques, relatives soit au fluide électrique animal, soit à tout autre principe vivant, susceptible de s'exhaler de leurs corps, et de former une atmosphère répulsive autour d'eux, ne les place point dans un état réciproque et nécessaire de repoussement.

Tout ce qui précède est particulièrement applicable aux déterminations sympathiques de l'instinct, qui se forment et naissent avec l'animal. Celles qui se développent aux époques postérieures de la vie présentent des phénomènes très-analogues; elles n'en diffèrent même que par le moment qui les voit naître, par le caractère des habitudes auxquelles tout le système est alors plié, par la nature des organes dont l'état ou les affections les produisent immédiatement ; et, comme dans les maladies il se manifeste, d'une part, divers appétits relatifs aux objets de nos besoins physiques, et divers penchants qui se dirigent vers certains êtres déterminés ; de l'autre, des dégoûts, des répugnances, des aversions particulières : de même les deux tendances, les deux impulsions de nature le plus fortement sympathiques, l'amour et la tendresse maternelle, considérés comme simples déterminations animales, ne se marquent pas toujours par les attractions physiques qui les caractérisent spécialement ; elles sont très-souvent modifiées, quelquefois dénaturées par des répulsions prédominantes, qui ne tiennent pas toutes uniquement au seul besoin contrarié. Il est même assez remarquable que ce soit, en général, dans des races et chez des individus d'une excessive sensibilité nerveuse que s'observent les plus grands écarts de la sympathie ; et que, tantôt par l'effet des résistances qu'elle rencontre, tantôt par la perversion totale de son instinct, on retrouve précisément chez eux, à côté d'elle, ou même par son effet immédiat, les répugnances les plus singulières, les aversions automatiques les plus invincibles, et jusqu'aux égarements de la plus aveugle fureur (1).

---

(1) Plusieurs individus des espèces les plus intelligentes,

Ce phénomène idéologique et moral tient encore à des causes physiques directes; il dépend d'un autre phénomène physiologique que nous avons déja noté plus d'une fois; je veux dire que les êtres les plus sensibles sont aussi les plus sujets aux maladies convulsives et aux différents désordres de la sensibilité.

§ III.

La sympathie, en général, dérive du sentiment du *moi*, de la conscience, au moins vague, de la volonté; elle est même nécessairement inséparable de cette conscience et de ce sentiment. Nous ne pouvons partager les affections d'un être quelconque, qu'autant que nous lui supposons la faculté de sentir comme nous. En effet, sans cela, comment concevoir des affections? Pour supposer qu'il *sent*, il faut nécessairement lui prêter un *moi*. Quand les poètes veulent nous intéresser plus vivement aux fleurs, aux plantes, aux forêts, ils les douent d'instinct et de vie; quand ils veulent peupler une solitude d'objets qui parlent de plus près à nos cœurs, ils animent les fleuves, les montagnes et les grottes de leurs rochers.

---

comme le chat, et des plus tendres dans leur maternité, comme la poule, détruisent quelquefois et dévorent leurs petits. Il ne faut pas confondre cet égarement de l'instinct, avec l'aveugle gloutonnerie des espèces stupides, par exemple, du cochon, chez lequel on peut souvent observer le même fait.

Du moment que nous supposons dans un être des sensations, des penchants, un *moi*, pour peu que cet être excite notre attention, il ne peut plus nous rester indifférent. Ou la sympathie nous attire vers lui, ou l'antipathie nous en écarte; ou nous nous associons à son existence, ou elle devient pour nous un sujet d'effroi, de repoussement, de haine et de colère. Il est aussi naturel, pour tout être sensible, de tendre vers ceux qu'il suppose sentir comme lui, de s'identifier avec eux, ou de fuir leur présence et de haïr leur idée, que de rechercher les sensations de plaisir et d'éviter celles de douleur.

Sans doute, ces dispositions, aussitôt qu'elles commencent à s'élever au-dessus du pur instinct, c'est-à-dire, aussitôt qu'elles cessent d'être de simples attractions animales, ou des déterminations relatives à la conservation de l'individu, à sa nutrition, au développement et à l'emploi de ses organes naissants; ces dispositions se rapportent dès lors aux avantages que nous pouvons retirer des autres êtres, aux actes que nous devons en attendre, ou en redouter, aux intentions que nous leur supposons à notre égard, à l'action que nous espérons ou n'espérons pas d'exercer sur leur volonté. Mais dans ces derniers sentiments il entre une foule de jugements inaperçus. Ce puissant besoin d'agir sur les volontés d'autrui, de les associer à la sienne propre, d'où l'on peut faire dériver une grande partie des phénomènes de la sympathie morale, devient, dans le cours de la vie, un sentiment très-réfléchi: à peine se rapporte-t-il, pendant quelques instants, aux déterminations primitives de l'instinct; mais il ne leur est jamais complètement étranger.

Il en est de la sympathie comme des autres tendances instinctives primordiales : quoique formée d'habitudes du système qui précédent la naissance de l'individu, elle s'exerce par les divers organes des sens, aux fonctions desquels les lois de l'organisation l'ont liée d'avance; elle s'associe à leurs impressions, elle s'éclaire et se dirige par eux. La vue, l'odorat, l'ouïe, le tact deviennent tour à tour, et quelquefois de concert, les instruments extérieurs de la sympathie. La vue, en faisant connaître la forme et la position des objets, donne une foule d'utiles et prompts avertissements. Ses impressions vives, brillantes, éthérées, en quelque sorte, comme l'élément qui les transmet, ne sont pas seulement la source de beaucoup d'idées et de connaissances; elles produisent encore, ou du moins elles occasionent une foule de déterminations affectives qui ne peuvent être entièrement rapportées à la réflexion. Les sensations que l'œil reçoit des êtres vivants ont un autre caractère que celles qui lui représentent les corps inanimés. Leurs formes, leurs couleurs, leurs rapports de situation avec les autres corps de la nature, les avantages même que l'individu peut en attendre, ou les inconvénients qu'il peut en redouter, ne suffisent pas pour expliquer le genre particulier d'émotion intérieure qu'ils font naître. L'aspect du mouvement volontaire nous avertit qu'ils renferment un *moi* pareil à celui qui sert de lien à toute notre existence. Dès ce moment, il s'établit d'autres relations entre eux et nous; et peut-être, indépendamment des affections et des idées que leurs actes extérieurs ou les mouvements de leur physionomie manifestent, les rayons lumineux émanés de leurs corps, surtout ceux que lancent leurs regards, ont-ils certains caractères physiques, différents de ceux qui viennent des corps privés de la vie et du sentiment.

Chez les oiseaux, dont la vue est le sens prédominant, c'est aux fonctions de ses organes que sont particulièrement liées la plupart des déterminations de l'instinct. En fendant les airs, leurs regards perçants embrassent un vaste horizon : des plus hautes régions de l'atmosphère, ils plongent dans les profondeurs des vallées, dans le sein des bois. C'est par cette étendue et cette puissance de vision, qu'ils découvrent et reconnaissent au loin les objets de leurs amours; qu'en allant à de grandes distances chercher la nourriture de leurs petits, ils peuvent veiller encore sur eux, être avertis du moindre danger, et se trouver toujours prêts à revoler vers leurs nids au premier besoin. C'est aussi par cette même faculté qu'ils épient leur proie, la poursuivent et tombent sur elle comme l'éclair, en jugeant les intervalles avec la plus grande sûreté d'appréciation, et les parcourant avec la plus grande justesse de vol; ou qu'ils aperçoivent, et se mettent en état de déconcerter tous les desseins de l'ennemi, quel qu'il soit, qui les guette et les poursuit.

§ IV.

Chez les animaux, dont les yeux et les oreilles ne s'appliquent pas à beaucoup d'objets divers, et surtout n'ont pas l'habitude d'y considérer beaucoup de rapports, il paraît que le principal organe de l'instinct est l'odorat; il est aussi par conséquent alors celui de la sympathie. Plusieurs espèces sont évidemment dirigées vers les êtres de la même, ou d'une autre espèce, par des émanations odorantes qui leur en indiquent la trace, et leur en font reconnaître la présence long-temps avant que leurs oreilles aient pu les entendre, ou leurs yeux les apercevoir. Chez les quadrupèdes qui naissent et restent quelque temps encore après leur naissance les yeux fermés, l'odorat et le tact paraissent être les seuls guides de l'instinct primitif; tandis que le jeune poulet, le perdreau, le cailleteau, à peine sortis de la coque, se servent avec beaucoup de précision de leur vue, et que, en courant après les insectes, ils approprient exactement aux distances les efforts des muscles de leurs cuisses, et dirigent ceux qui meuvent la tête et le cou de manière à faire tomber leur bec débile juste sur leur petite proie. Les chats et les chiens, attirés par la douce et moite chaleur de leur mère, par l'odeur particulière de son corps et de ses mamelles gonflées de lait, se tournent vers elle, la cherchent, et vont s'emparer de ces réservoirs où leur premier aliment se trouve déja tout préparé par la nature. Dans le temps des amours, les mâles et les femelles se pressentent et se reconnaissent de loin, par l'intermède des esprits exhalés de leurs corps, qu'anime, durant cette époque, une plus grande vitalité.

Il n'est pas douteux que chaque espèce, et même chaque individu, ne répande une odeur particulière; il se forme autour de lui comme une atmosphère de vapeurs animales, toujours renouvelée par le jeu de la vie (1); et quand cet individu se déplace, il laisse toujours sur son passage des particules qui le font suivre avec sûreté par les animaux de son espèce, ou d'espèce différente, doués d'un odorat fin. C'est ainsi que le chien distingue la piste du lièvre de celle du renard, celle du cerf de celle du daim; que parmi plusieurs cerfs il démêle, à la trace, celui sur lequel il a d'abord été lancé, sans se laisser égarer

---

(1) Chez les races, ou chez les individus faibles, cette odeur est moins marquée : elle l'est plus fortement dans les espèces très-animalisées, dans les corps très-vigoureux.

par les ruses que l'animal poursuivi s'efforce d'opposer à cet instinct si sûr et si dangereux pour lui.

En général, les émanations des animaux jeunes et vigoureux sont salutaires ; conséquemment elles produisent des impressions agréables, plus ou moins distinctement aperçues. De là naît cet attrait d'instinct par lequel on est attiré vers eux, et qui fait éprouver un certain plaisir organique à leur vue, à leur approche, avant même qu'il s'y mêle l'idée d'aucun rapport d'affection ou d'utilité. L'air des étables qui renferment des vaches et des chevaux proprement tenus est également agréable et sain : on croit même, et cette opinion n'est pas dénuée de tout fondement, que dans certaines maladies cet air peut être employé comme remède, et contribuer à leur guérison. Montaigne raconte qu'un médecin de Toulouse l'ayant rencontré chez un vieillard cacochyme, dont il soignait la santé, frappé de l'air de force et de fraîcheur du jeune homme (car le philosophe avait alors à peine vingt ans), engagea son malade à s'entourer de personnes de cet âge, qu'il regardait comme non moins propres à le ranimer qu'à le réjouir. Les anciens savaient déjà combien il peut être utile pour des vieillards languissants, et pour des malades épuisés par les plaisirs de l'amour, de vivre dans une atmosphère remplie de ces émanations restaurantes qu'exhalent des corps jeunes et pleins de vigueur. Nous voyons dans le troisième livre des Rois que David couchait avec de jolies filles pour se réchauffer et se redonner un peu de force. Au rapport de Galien (1), les médecins grecs avaient, depuis long-temps, reconnu dans le traitement de différentes consomptions l'avantage de faire téter une nourrice jeune et saine; et l'expérience leur avait appris que l'effet n'est pas le même, lorsqu'on se borne à faire prendre le lait au malade, après l'avoir reçu dans un vase. Cappivaccius conserva l'héritier d'une grande maison d'Italie, tombé dans le marasme, en le faisant coucher entre deux filles jeunes et fortes. Forestus rapporte qu'un jeune Bolonais fut retiré du même état, en passant les jours et les nuits auprès d'une nourrice de vingt ans; et l'effet du remède fut si prompt, que bientôt on eut à craindre de voir le convalescent perdre de nouveau ses forces avec la personne qui les lui avait rendues. Enfin, pour terminer sur ce sujet, Boerhaave racontait à ses disciples, qu'il avait vu guérir un prince allemand par le même moyen, employé de la même manière qui réussit jadis si bien à Cappivaccius.

Si les déterminations instinctives qui appartiennent à la sympathie sont très-souvent excitées et dirigées par l'odorat, celles qu'on a caractérisées par la dénomination d'*antipathies* ne sont pas moins souvent liées aux fonctions des organes du même sens. C'est par eux que les animaux

---

(1) *Methodus medendi*, lib. V, cap. 12.

d'un ordre inférieur sont avertis de l'approche du lion. Les différentes espèces de serpents crotales, et notamment le boïquira, répandent, comme on l'a vu ci-dessus, une odeur que les quadrupèdes et les oiseaux, dont ils font leur proie, savent reconnaître d'assez loin, et qui les frappe d'une profonde terreur. Il en est de même de plusieurs espèces de boa, particulièrement du devin, ce monstrueux reptile dont les replis étouffent les chèvres, les gazelles, les génisses, et jusqu'aux taureaux les plus vigoureux; il en est de même enfin de presque toutes ces races dévastatrices qui n'existent que par la guerre, le sang et la destruction. Ce sont les émanations propres à chacune d'elles qui, laissées sur leurs traces, ou même les devançant partout, deviennent souvent la sauvegarde de leurs tristes victimes, et les écartent au loin; mais qui souvent aussi les livrent plus sûrement à sa rage, et les mettent hors d'état de fuir, en les glaçant de stupeur.

§ V.

L'oreille transmet au cerveau beaucoup d'impressions extérieures, et lui fournit les matériaux de beaucoup de connaissances; c'est peut-être pour cela même qu'elle prend moins de part aux déterminations de l'instinct, et ne s'associe que plus faiblement aux circonstances qui les occasionent, ou qui les manifestent. Toutes les fa-

cultés sentantes de l'ouïe, d'ailleurs si vives, si
délicates, si étendues, semblent être absorbées
par cette nombreuse classe d'impressions qui sont
presque uniquement destinées à provoquer des
opérations intellectuelles, à faire naître des jugements aperçus, à déterminer des désirs distinctement reconnus et motivés. Cependant la puissance,
en quelque sorte générale, de la musique sur la
nature vivante, prouve que les émotions propres
à l'oreille sont loin de pouvoir être toutes ramenées à des sensations perçues et comparées par
l'organe pensant; il y a dans ces émotions quelque
chose de plus direct. Les hommes dépourvus de
toute culture ne sont pas moins avides de chants
que ceux dont la vie sociale a rendu les organes
plus sensibles et le goût plus fin. Sans parler de
ce chantre ailé dont le gosier brillant est sans
doute, à cet égard, le chef-d'œuvre de la nature,
un grand nombre d'espèces d'oiseaux remplissent
l'air d'une agréable harmonie : plusieurs animaux
domestiques, et quelques races encore insoumises,
paraissent entendre avec plaisir les chants de
l'homme et les voix artificielles des instruments
qui résonnent sous ses mains. Il est des associations particulières de sons, et même de simples
accents, qui s'emparent de toutes les facultés sensibles; qui, par l'action la plus immédiate, font naître
à l'instant dans l'ame certains sentiments que les
lois primitives de l'organisation paraissent leur
avoir subordonnés. La tendresse, la mélancolie,

la douleur sombre, la vive gaieté, la joie folâtre, l'ardeur martiale, la fureur peuvent être tantôt réveillées, tantôt calmées par des chants d'une simplicité remarquable; elles le seront même d'autant plus sûrement, que ces chants sont plus simples, et les phrases qui les composent plus courtes et plus faciles à saisir. Dans la voix parlée il est également des intonations qui semblent ébranler tout l'être sentant : il est des accents qui, sans le secours d'aucune parole, et même quelquefois malgré le sens ridicule ou trivial de celles dont on les accompagne, vont toujours droit au cœur, et le remplissent de puissantes émotions. Ce sont les cris menaçants ou pathétiques des missionnaires, qui saisissent un grossier auditoire, bien plutôt que leurs discours, et surtout que les raisonnements par lesquels ils tâchent de le subjuguer. Il ne leur est pas du tout nécessaire pour réussir que les personnes qui les écoutent puissent suivre ces raisonnements, entendre ces discours : et l'on sait que les conversions opérées par eux ont souvent été d'autant plus nombreuses et plus faciles, qu'ils prêchaient dans un pays dont ils ignoraient absolument la langue (1). Quand les tons de leur voix sont justes,

---

(1) Saint Bernard prêchait, en latin, la croisade aux paysans allemands; et l'on sait de quelle fureur ces bonnes gens étaient agités à ces sermons, dont ils n'entendaient pas un seul mot.

imposants, touchants, il importe très-peu que leurs paroles soient dépourvues de sens et de raison.

Tous ces effets rentrent évidemment dans le domaine de la sympathie; et l'organe pensant n'y prend une part réelle que comme centre général de la sensibilité.

§ VI.

Pour ce qui regarde le tact, la justesse en quelque sorte mécanique de ses opérations, ou plutôt le caractère plus précis des rapports qu'il s'occupe à déterminer, l'empêchent de jouer un grand rôle dans certaines classes d'affections et de penchants qui, par leur nature, sont nécessairement un peu vagues. Son action sympathique ne paraît guère pouvoir s'exercer que par le moyen de la chaleur vivante. Cette chaleur, dont les effets ne doivent point être confondus avec ceux de toute autre chaleur quelconque, sert incontestablement, dans plusieurs cas, de guide à l'instinct; et sa douce influence produit des attractions affectives, qu'on est forcé de rapporter au simple mécanisme animal. Plusieurs phénomènes de ce genre peuvent s'offrir chaque jour à tous les yeux : mais les observations n'en ont pas encore été recueillies et classées avec assez de choix et de soin; il resterait même à faire sur ce sujet différentes expériences dont je ne pense pas que personne ait encore eu l'idée. Ainsi donc, je me borne, dans ce moment, au plus simple résultat de beaucoup de faits bien constants et généralement connus.

Quoique les sens extérieurs restent quelque temps inactifs dans le fœtus humain et dans celui des espèces qui se rapprochent de l'homme par le caractère de leur sensibilité, cependant, comme les lois primitives de l'organisation lient entre elles toutes les parties du système, comme elles subordonnent les fonctions des unes à celles des autres par différents rapports secrets que le sommeil, plus ou moins prolongé, de certains organes n'empêche point de s'établir, il est aisé de concevoir qu'au moment même de la naissance les organes des sensations proprement dites peuvent déjà concourir aux déterminations de l'instinct, et qu'ils doivent y prendre plus ou moins de part, suivant la nature des besoins et les facultés de l'animal.

Mais ce n'est pas tout.

Nous avons vu que ces déterminations s'associent bientôt aux opérations de l'intelligence; qu'elles les modifient, et qu'elles en sont modifiées à leur tour : et, pour le dire en passant, l'on ne peut douter que l'erreur des philosophes, qui successivement ont attribué trop, ou trop peu, soit au jugement, soit à l'instinct, ne tienne à cette circonstance. Or, il est aujourd'hui bien reconnu que les organes directs des sensations sont, en cette qualité, les instruments principaux de l'organe pensant. Leurs fonctions influent donc primitivement, comme cause génératrice de la pensée, sur toutes les opérations auxquelles et la pensée et les désirs qu'elle fait naître concourent ou sont enchaînés.

Ainsi d'autres rapports très-multipliés, quoique moins immédiats, établissent un nouveau genre de subordination mutuelle entre les opérations des sens et les tendances sympathiques : ces rapports sont même d'autant plus étendus, et cette subordination d'autant plus frappante dans les animaux, que les individus appartiennent à des espèces douées de plus d'intelligence, et dans l'homme, qu'il a reçu plus de culture, qu'il vit sous un régime social plus avancé ; de sorte que bientôt on ne peut plus séparer ce qui n'est que simplement organique dans la sympathie, de ce que viennent y mêler sans cesse les relations de l'individu avec ses semblables et avec tous les êtres de l'univers.

Considérées sous ce point de vue, et dans leurs combinaisons avec les opérations intellectuelles, les tendances sympathiques sont déjà bien loin des attractions animales primitives qui leur servent de base ; elles conservent même peu de ressemblance avec le pur instinct. Dès lors, ce sont des sentiments plus ou moins nettement aperçus, des affections plus ou moins raisonnées : les uns et les autres semblent, à l'égard de l'instinct, être ce que la pensée et le désir réfléchi sont à l'égard de la sensation; comme l'instinct semble, à son tour, être, par rapport aux attractions animales primitives, ce qu'est la sensation par rapport à l'impression la plus simple, à celle que reçoivent les extrémités nerveuses dépendantes d'un centre partiel isolé. Parvenues à ce terme, les tendances sympathiques ont pu tromper facilement les observateurs les plus attentifs et les plus exacts. La grande difficulté d'en rapporter les effets à leur véritable cause, a pu faire penser que des facultés inconnues étaient nécessaires pour faire concevoir de tels phénomènes. Ces tendances sont en effet, alors, ce qu'on entend par la *sympathie morale* : principe célèbre dans les écrits des philosophes écossais, dont Huttchesson avait reconnu la grande puissance sur la production des sentiments; dont Smith a fait une analyse pleine de sagacité, mais cependant incomplète, faute d'avoir pu le rapporter à des lois physiques; et que madame Condorcet, par de simples considérations rationnelles, a su tirer en grande partie du vague où le laissait encore la *Théorie des sentiments moraux*.

La *sympathie morale* consiste dans la faculté de partager les idées et les affections des autres; dans le désir de leur faire partager ses propres idées et ses affections; dans le besoin d'agir sur leur volonté.

Sitôt qu'on observe, ou simplement qu'on imagine dans un être la conscience de la vie, on lui prête nécessairement des perceptions, des jugements, des désirs, et l'on cherche à les deviner. Sitôt qu'on les a reconnus, ou qu'on se le persuade, on veut y prendre part en vertu de la même tendance animale directe par laquelle on est entraîné vers lui; et, pour ces deux actes, la tendance suit à peu près les mêmes lois; elle reste soumise aux mêmes limitations, c'est-à-dire qu'elle n'est jamais suspendue dans son action que par la crainte ou le doute, et qu'elle n'agit en sens contraire que lorsqu'on regarde cet être comme un ennemi véritable, et qu'on lui suppose des qualités nuisibles ou d'hostiles intentions. Il y a seulement quelque chose de plus dans cette opération de la sympathie morale : c'est que déjà la faculté d'imitation qui caractérise toute nature sensible, et particulièrement la nature humaine, commence à s'y faire remarquer. En effet, quand on s'associe aux affections morales d'un homme, on répète, au moins sommairement, les opérations intellectuelles qui leur ont donné naissance; on l'imite : aussi les personnes chez qui l'on reconnaît au plus haut degré le talent d'imitation, sont-elles en même temps celles que leur imagination met le plus promptement, le plus facilement et le plus complètement à la place des autres; ce sont elles qui tracent, avec le plus de force et de talent, ces peintures des passions, et même tous ces tableaux de la nature inerte, qui ne frappent et saisissent nos regards qu'autant qu'une sorte de sympathie les a dictés.

Cette faculté d'imitation relative aux opérations du centre sensitif et pensant, est absolument la même que celle qui se rapporte aux mouvements des parties musculaires extérieures ; seulement ce sont d'autres organes qui sont imités et d'autres qui les imitent : au reste tout est semblable dans cette reproduction d'actes d'ailleurs si différents ; tout, dans les actes originaux eux-mêmes, et dans le caractère des moyens par lesquels ils sont reproduits, tout est soumis encore aux mêmes principes et s'exécute suivant les mêmes lois.

Que si l'on remonte plus haut, on trouvera que la faculté d'imiter *autrui* tient à celle de s'imiter *soi-même* : c'est l'aptitude à reproduire, sans avoir besoin du même degré de force et d'attention, tous les mouvements que les divers organes ont exécutés une fois ; aptitude toujours croissante avec la répétition des actes. Or, cette faculté est inséparable et caractéristique de toute existence animale : et quand on s'est fait un tableau fidèle de la manière dont la vie par son action sur toutes les parties du système en détermine toutes les fonctions, on conçoit facilement que cela doit être ainsi. En effet, la fibre musculaire, que nous allons prendre pour exemple, triomphe en agissant de tous les obstacles qui s'opposent à sa contraction. Ceux de ces obstacles qui ne dépendent pas immédiatement des poids qu'elle est destinée à soulever ou à mouvoir, ne peuvent manquer de s'affaiblir à chaque contraction nouvelle : et comme elle acquiert elle-même, par cet exercice, pourvu que l'effort n'en soit point excessif, ou prolongé trop longtemps, une vigueur qu'elle n'avait pas dans l'origine; comme, d'autre part, les puissances vitales ne persévèrent pas seulement dans leur action motrice avec le même degré d'énergie et de promptitude, mais qu'elles croissent encore graduellement et proportionnellement elles-mêmes par l'effet immédiat de cette répétition ménagée et de ce perfectionnement des fonctions, il est clair que la force radicale, et surtout la facilité des mouvements, doivent augmenter à mesure qu'ils se réitèrent, en supposant toutefois qu'ils soient toujours exécutés de la manière dont ils l'ont été précédemment.

Ce qui se passe dans l'action musculaire se passe également dans les autres fonctions : seulement ce sont d'autres organes, d'autres genres de mouvements, et par conséquent ce sont aussi d'autres résultats. Au reste, la physique nous offre, dans des machines inanimées, deux exemples de l'accroissement de force et d'aptitude occasioné par la prolongation ou par le retour assidu des mêmes opérations. Les appareils électriques produisent, toutes choses égales d'ailleurs, d'autant plus d'effet qu'on s'en sert plus habituellement; et les aimants artificiels sont susceptibles d'acquérir, par la simple continuité d'action, une force très-supérieure à celle qu'ils avaient reçue d'abord.

Si l'on avait une fois déterminé la nature du stimulant interne qui fait entrer en action l'organe cérébral, et qui lui sert d'intermède pour correspondre, par ses extrémités, avec tous les autres organes, peut-être ne serait-il pas absolument impossible de lier le double phénomène dont nous parlons avec ceux qui sont en droit de nous étonner le plus dans le système animal.

§ VII.

La sympathie morale exerce son action par les regards, par la physionomie, par les mouvements extérieurs, par le langage articulé, par les accents de la voix; en un mot, par tous les signes : son action peut être éprouvée par tous les sens. L'effet des regards, de la physionomie, et même des gestes, n'est pas uniquement moral; il y reste encore, s'il m'est permis de parler ainsi, un mélange d'influence organique directe qui semble indépendante de la réflexion. Mais on ne peut nier que la partie la plus importante de l'art des signes ne soit soumise à la culture; que ses progrès ne soient proportionnels aux efforts et à la capacité de l'intelligence; qu'enfin, les sentiments sympathiques moraux ne soient presque toujours une suite de jugements inaperçus.

Nous ne pousserons pas plus loin cette analyse. Au point où nous la laissons, elle rentre dans le domaine de l'idéologie et de la morale : c'est à ces sciences qu'il appartient de la terminer.

Je n'ajoute plus qu'une réflexion ; c'est que la faculté d'imitation qui caractérise toute nature sensible, et notamment la nature humaine, est le principal moyen d'éducation soit pour les individus, soit pour les sociétés; qu'on la trouve, en quelque sorte, confondue à sa source avec les tendances sympathiques, sur lesquelles l'instinct social et presque tous les sentiments moraux sont fondés ; et que cette tendance et cette faculté font également partie des propriétés essentielles à la matière vivante réunie en système. Ainsi, les causes qui développent toutes les facultés intellectuelles et morales sont indissolublement liées à celles qui produisent, conservent et mettent en jeu l'organisation ; et c'est dans l'organisation même de la race humaine qu'est placé le principe de son perfectionnement.

Du Sommeil et du Délire.

§ I.

Ce fut Cullen qui le premier reconnut des rapports constants et déterminés entre les songes et le délire; ce fut surtout lui qui, le premier, fit voir qu'au début, et pendant toute la durée du sommeil, les divers organes peuvent ne s'assoupir que successivement, ou d'une manière très-inégale, et que l'excitation partielle des points du cerveau qui leur correspondent, en troublant l'harmonie de ses fonctions, doit alors produire des images irrégulières et confuses, qui n'ont aucun fondement dans la réalité des objets. Or, tel est, sans doute, le caractère du délire, proprement dit. Mais, faute d'un examen plus détaillé des sensations, ou de la manière dont elles se forment, et de l'influence qu'ont les diverses impressions internes sur celles qui nous arrivent du dehors, l'idée de Cullen est restée extrêmement incomplète : quoique juste au fond, elle ne pourrait être défendue contre une longue suite de faits qui prouvent que souvent le délire et les songes tiennent à des causes très-différentes de celles qu'il assigne : en un mot, cette idée n'est qu'un simple aperçu. Nos recherches nous ont mis en état d'aller plus loin ; et nous pouvons, j'ose le dire, non-seulement exposer avec plus d'exactitude ce qu'elle renferme de vrai, mais surtout la ramener à des vues plus générales, seules capables de lui donner un solide appui.

En effet, nous connaissons les différentes sources de nos idées et de nos affections morales : nous avons déterminé les diverses circonstances qui concourent à leur formation. La sensibilité ne s'exerce pas uniquement par les extrémités externes du système nerveux ; les impressions reçues par les sens proprement dits ne sont pas les seules qui mettent en jeu l'organe pensant; et l'on ne peut rapporter exclusivement à l'action des objets placés hors de nous ni la production des jugements, ni celle des désirs. On a vu dans le second et le troisième Mémoire que la sensibilité s'exerce concurremment avec les organes des sens par les extrémités nerveuses internes qui tapissent les diverses parties, et que les impressions qu'elles reçoivent dans les différents états de la machine vivante lient étroitement toutes les opérations des organes principaux avec celles du centre cérébral. On a vu de plus dans ces deux Mémoires que le système nerveux, pris dans son ensemble, et le centre pensant, en particulier, sont susceptibles d'agir en vertu d'impressions plus intérieures encore, dont les causes s'exercent au sein même de la pulpe médullaire. Enfin, l'on vient de voir ici que les déterminations instinctives, et les penchants directs qui en découlent, se combinent avec les perceptions arrivées par la route des sens; qu'elles les modifient, en sont modifiées, tantôt les dominent, et tantôt se trouvent subjuguées par elles. Ainsi donc, l'on n'a plus besoin de recourir à deux principes d'action dans l'homme pour concevoir la formation des mouvements affectifs, pour expliquer cet état de balancement, ou de prépondérance alternative, qui souvent les confond avec les opérations du jugement, qui souvent aussi les en distingue, et quelquefois les met en parfaite opposition avec elles. Et même, dans notre manière de voir, le phénomène ne présentera plus rien d'extraordinaire, si l'on veut bien se souvenir que les diverses impressions internes fournissent, en quelque sorte, presque tous les matériaux des combinaisons de l'instinct, et qu'elles exercent sur ses opérations une influence bien plus étendue que sur celles de la pensée.

Toutes les circonstances ci-dessus peuvent donc concourir, et concourent en effet, pour l'ordinaire, à la production des jugements et des désirs réfléchis. Ainsi, pour embrasser dans une analyse complète toutes les causes capables d'altérer les opérations du jugement et de la volonté, il faut tenir compte de chacune de ces circonstances; et, quoique leur puissance, à cet égard, ne soit pas égale, sans doute, il n'en est aucune dont les effets ne méritent d'être appréciés avec attention.

Je me résume en peu de mots.

Les désordres du jugement et de la volonté peuvent tenir à ceux,

1° Des sensations proprement dites;

2° Des impressions dont la cause agit dans le sein même du système nerveux;

3° De celles qui sont reçues par les extrémités sentantes internes;

4° Des déterminations instinctives et des désirs, ou des appétits qui s'y rapportent immédiatement.

§ II.

Les sensations proprement dites sont altérées par les maladies de l'organe qui les transmet au cerveau; par les sympathies qui peuvent lier ses opérations avec celles d'autres organes malades; par certaines affections du système nerveux, qui ne se manifestent qu'à ses extrémités sentantes.

Dans les inflammations de l'œil ou de l'oreille, que je prends pour exemple du premier cas, souvent les sensations de la vue ou de l'ouïe ne se rapportent point aux causes qui les produisent dans l'ordre naturel : quelquefois même elles deviennent très-distinctes et très-fortes, sans dépendre d'aucune cause extérieure véritable. Un mouvement extraordinaire du sang dans les artères de la face et des parties adjacentes peut suffire pour présenter aux yeux des images qui n'ont point d'objet réel. Un fébricitant croyait voir ramper sur son lit un serpent rouge : Galien, qui le traitait conjointement avec plusieurs autres médecins, considère son visage enflammé, le battement des artères temporales, l'ardeur des yeux; il ne craint pas de prédire une hémorragie nasale prochaine, et l'événement justifie presque aussitôt son pronostic. Certaines affections catarrhales, et plusieurs espèces de maux de gorge, dont l'effet se communique à la membrane interne du nez, dénaturent entièrement les fonctions de l'odorat. Tantôt elles se bornent à le priver de toute sensibilité, tantôt elles lui font éprouver des impressions singulières qui n'ont de cause que dans l'état maladif de l'organe. Mais ordinairement les erreurs isolées, du genre dont nous parlons ici, sont facilement corrigées par les sensations plus justes que les autres sens reçoivent, surtout par l'accord de ces sensations : il n'en résulte point alors de délire positif.

L'action sympathique de certains viscères malades sur le goût, la vue, l'ouïe, l'odorat, et sur le tact lui-même, est beaucoup plus étendue. Dans plusieurs affections du canal intestinal, ou des organes de la génération, chaque sens en particulier peut se ressentir de leurs désordres : lors même que tous les partagent simultanément, il paraît que cet effet peut avoir lieu sans que le centre sensitif en soit directement affecté; du moins les erreurs sont-elles alors quelquefois évidemment produites par celles de ses extrémités extérieures.

On sait que les maladies des différents organes de la digestion altèrent presque toujours plus ou moins le goût et l'odorat. Les pâles-couleurs, qui dépendent ou de l'inertie, ou de l'action irrégulière et convulsive des ovaires, inspirent souvent aux jeunes filles les plus invincibles appétits pour des aliments dégoûtants, pour des odeurs fétides. Il n'est pas rare d'observer alors chez elles un désordre d'idées directement causé par ces appétits eux-mêmes. Certaines substances vénéneuses, en tombant dans l'estomac, portent de préférence leur action sur tel ou tel organe des sens en particulier, sans affecter sensiblement le cerveau. La jusquiame, par exemple, trouble immédiatement la vue : le napel et l'extrait de chanvre peuvent dénaturer entièrement les sensations de la vue et du tact, et cependant laisser encore au jugement assez de liberté pour apprécier cet effet extraordinaire, et le rapporter à sa véritable cause. Plusieurs observations m'ont fait voir que l'état de spasme des intestins en particulier, soit qu'il résulte de quelque affection nerveuse chronique, soit qu'il ait été produit par l'application accidentelle de quelque matière âcre, irritante, corrosive, agit spécialement sur l'odorat et sur l'ouïe; et que, suivant l'intensité de l'affection, tantôt le malade devient tout-à-fait insensible aux odeurs, ou croit en sentir de singulières, et qui lui sont même inconnues, tantôt il est fatigué de sons discordants, de tintements pénibles, ou croit entendre une douce mélodie et des chants très-harmonieux.

Dans d'autres désordres sensitifs dont nous avons ailleurs cité quelques exemples, le malade se sent tour à tour grandir et rapetisser; ou bien il se croit doué d'une légèreté singulière qui lui permet de s'envoler dans les airs, mais aussi qui le livre à la merci du premier coup de vent; ou les objets se dérobent sous ses mains, perdent pour lui leur forme, leur consistance, leur température; ou, enfin, la vue s'éteint momentanément (1). Dans tous ces cas, le système cérébral ne paraît affecté qu'à ses extrémités sentantes; car chez les hommes dont l'organe pensant a contracté des habitudes de justesse fortes et profondes, ces impressions erronées, qui frappent rarement, il est vrai, sur tous les sens à la fois, peuvent être corrigées par le jugement. Il n'en est pas, à beaucoup près, toujours de même chez les femmes. Leur imagination vive et mobile ne résiste point à des sensations présentes; elles ne supportent même pas facilement qu'on doute de celles qui sont le plus chimériques; et leur esprit ne commence à former quelques soupçons sur leur exactitude, que lorsqu'elles ont cessé de les éprouver. On en voit qui croient fermement que leur nez ou leurs lèvres ont pris un volume immense; que l'air de leur chambre est imprégné de musc, d'ambre ou d'autres parfums dont l'odeur les poursuit; que leurs pieds ne touchent point la terre; qu'il n'existe aucun rapport entre elles et les objets environnants. Les hommes d'une imagination vive et d'un caractère faible se laissent aussi quelquefois entraîner à ces illusions. Le génie lui-même n'en garantit pas. Après sa chute au pont de Neuilly, Pascal, dont la peur avait

---

(1) Comme cela se remarque dans les violentes affections spasmodiques de la matrice et des ovaires.

troublé tout le système nerveux, voyait sans cesse à ses côtés un profond précipice : pour n'en être pas troublé dans ses méditations, il était obligé de dérober cette image à ses regards, en interposant un corps opaque entre ses yeux et la place qu'elle occupait par rapport à lui.

§ III.

Nous venons de parler de l'action que, en vertu de certaines sympathies particulières, exercent sur les organes des sens les impressions maladives reçues par les extrémités sentantes internes. Mais ces mêmes impressions agissent bien plus fréquemment et avec bien plus de force sur le centre cérébral, organe direct de la pensée ; et même alors, en changeant son état, plus particulièrement lié par cette fonction spéciale à celui des extrémités nerveuses externes, elles dénaturent aussi très-souvent les sensations. Le délire peut être causé par de simples matières bilieuses et saburrales contenues dans l'estomac; par des narcotiques qui n'ont encore eu le temps de faire sentir leur vertu qu'aux nerfs de ce viscère; par son inflammation, par celle des autres parties précordiales, des testicules, des ovaires, de la matrice; par la présence de matières atrabilaires qui farcissent tout le système abdominal; par des spasmes dont la cause et le siége ne s'étendent pas au-delà de la même enceinte, etc. Dans tous ces cas, les dérangements survenus dans les fonctions du cerveau ont, suivant la nature de l'affection primitive, une marche tantôt aiguë, tantôt chronique; quelquefois ils affectent un caractère sensible de périodicité. A la première éruption des règles, quand les dispositions convulsives de la matrice empêchent ou troublent ce travail important de l'économie animale, on observe quelquefois un véritable délire aigu, plus ou moins fortement prononcé : dans certaines circonstances, ce délire suit exactement le cours des fièvres synoques sanguines.

Nous avons eu plusieurs fois occasion de faire remarquer la nature opiniâtre des maladies atrabilaires : aussi les désordres d'imagination, les démences paisibles, ou les transports et les fureurs maniaques que ces mêmes maladies occasionent, sont-ils d'une ténacité qui peut les faire persister après même que leur cause n'existe plus. Les inflammations lentes des organes de la génération, chez les hommes comme chez les femmes, sont presque toujours accompagnées d'altérations notables des fonctions intellectuelles ; et ces altérations ont alors la même marche lente et chronique. Enfin, quand les spasmes violents, les affections abdominales convulsives, que nous avons reconnu capables d'amener le délire, se calment et reviennent après des intervalles de temps déterminés, le délire s'assujettit aux mêmes retours périodiques. Dans tous ces cas, je le répète, les altérations de l'esprit peuvent être produites par la seule influence sympathique des organes primitivement affectés, sans le concours d'aucune lésion directe du système sensitif, ou du cerveau.

§ IV.

Toutes les causes inhérentes au système nerveux, dont dépendent souvent le délire et la folie, se rapportent à deux chefs généraux : 1° aux maladies propres de ce système; 2° aux habitudes vicieuses qu'il est susceptible de contracter.

Dans un écrit dicté par le véritable génie de la médecine, Pinel dit avoir observé plusieurs fois chez les imbécilles une dépression notable de la voûte du crâne. Il y a peu de praticiens qui n'aient pu faire la même observation. Mais Pinel l'a ramenée à des lois géométriques ; et, par elles, il détermine les formes les plus convenables à l'action, comme au libre développement de l'organe cérébral, et celles qui gênent son accroissement et troublent ses fonctions. J'ai vu plusieurs fois aussi l'imbécillité produite par cette cause. J'ai cru pouvoir, dans d'autres cas, la rapporter à l'extrême petitesse de la tête, à sa rondeur presque absolument sphérique, surtout à l'aplatissement de l'occipital et des parties postérieures des pariétaux. Ces vices de conformation, quoique toujours étrangers au cerveau lui-même par leur siége, et presque toujours aussi par leur cause, influent cependant d'une manière si directement organique sur son état habituel, qu'on peut les placer au nombre des maladies qui lui sont propres. Je range encore dans la même classe les ossifications ou les pétrifications des méninges (particulièrement celles de la dure-mère), leurs dégénérations squirrheuses, leur inflammation violente. Toutes ces maladies peuvent porter un grand désordre dans les opérations intellectuelles; et c'est, pour l'ordinaire, en occasionant des accès convulsifs, accompagnés de délire, qu'elles troublent l'action du système sensitif.

Les dissections anatomiques ont montré, chez un nombre considérable de sujets morts en état de démence, différentes altérations dans la couleur, dans la consistance et dans toutes les apparences sensibles du cerveau. Pinel affirme n'avoir rien découvert de semblable dans les cadavres de ceux qu'il a disséqués; et l'on peut compter entièrement sur les assertions d'un observateur si sagace et si scrupuleusement exact; mais il est impossible aussi de rejeter celles de plusieurs savants anatomistes non moins dignes de foi. Outre les vices de conformation de la boîte osseuse, et les altérations des méninges dont nous venons de parler, Ghisi, Bonnet, Littre, Morgagni et plusieurs autres, ont reconnu dans les cadavres des fous différentes dégénérations bien plus intimes de la substance même du cerveau. On y a trouvé des squirrhes, des amas de phosphate calcaire, plusieurs espèces de vrais calculs, des concrétions osseuses, des épanchements d'humeurs corrosives; on a vu les vaisseaux des ventricules tantôt gonflés d'un sang vif et vermeil, tantôt farcis de matières noirâtres, poisseuses et délétères; et, comme à de plus faibles degrés, ces désordres organiques ont été plusieurs fois accompagnés de désordres correspondants et proportionnels des facultés mentales, quand on les retrouve dans la folie maniaque et furieuse il est difficile de ne pas la leur attribuer.

Mais l'observation la plus remarquable est celle de Morgagni (1), qui, dans ses nombreuses dissections de cerveaux de fous, avait vu presque toujours augmentation, diminution, ou, plus souvent, grande inégalité de consistance dans le cerveau : de sorte que la moelle n'en était pas toujours trop ferme ou trop molle, mais que, pour l'ordinaire, la mollesse de certaines parties était en contradiction avec la fermeté des autres; ce qui semblerait expliquer directement le défaut d'harmonie des fonctions, par celui des forces toniques propres aux diverses parties de leur organe immédiat.

C'est au moyen d'une grande quantité de faits recueillis dans tous les pays et dans tous les siècles, qu'on a reconnu la liaison constante et ré-

---

(1) J'en ai parlé dans le premier Mémoire : son importance n'avait pas échappé à Cullen.

gulière de la folie avec différentes maladies des viscères du bas-ventre, et avec certaines lésions sensibles de la pulpe cérébrale, ou des parties adjacentes, capables d'agir immédiatement sur elle. Mais ce qui constate encore mieux cette liaison, c'est l'utilité, bien vérifiée également, de certains remèdes appliqués à la maladie primitive, et dont l'action fait disparaître tout ensemble et la cause et l'effet. Ainsi, dans les folies atrabilaires, les anciens employaient avec confiance, et les modernes ont eux-mêmes, depuis, avantageusement employé les fondants, les vomitifs et les purgatifs énergiques; dans celles qui dépendent de l'inflammation lente des organes de la génération et du cerveau lui-même, ou de la phlogose plus aiguë de l'estomac, des autres parties épigastriques et des méninges cérébrales, les saignées, et surtout l'artériotomie (1), ont opéré des guérisons subites et comme miraculeuses. Ainsi, les délires dépendants des spasmes abdominaux, ou d'un état spasmodique général, se guérissent plus lentement peut-être, mais avec la même sûreté, par l'usage méthodique des bains tièdes ou froids, des calmants, des toniques nervins. Enfin, c'est ainsi que Wepfer et Sydenham n'ont pas craint, dans certains cas, de recourir aux narcotiques eux-mêmes, et que le dernier guérissait,

---

(1) Par exemple, la section de l'artère temporale, dont on a plusieurs fois observé les effets salutaires.

par le simple usage des cordiaux et des analeptiques, ce délire paisible qui succède quelquefois aux fièvres intermittentes, et que les autres remèdes ne manquent jamais d'aggraver.

§ V.

Mais il faut convenir que souvent la folie ne saurait être rapportée à des causes organiques sensibles; que l'observation se borne souvent à saisir ses phénomènes extérieurs, et que les altérations nerveuses dont elle dépend échappent à toutes les recherches du scalpel et du microscope. Quoique vraisemblablement, dans la plupart des cas de ce genre, il y ait de véritables lésions organiques, cependant, tant qu'il est impossible d'en reconnaître les traces, ils doivent tous être rangés dans la même classe que ceux qui tiennent purement aux habitudes vicieuses du système cérébral; habitudes que nous voyons résulter presque toujours des impressions extérieures, et des idées ou des penchants dont ces mêmes impressions sont évidemment la principale source.

Les anciens médecins, qui donnaient une si grande attention aux effets physiques des affections morales, connaissaient fort bien ces folies, pour ainsi dire, plus intellectuelles, dont le traitement se réduit à changer toutes les habitudes du malade, quelquefois à lui causer de vives commotions capables d'intervertir la série des mouvements du système nerveux, et de lui en imprimer de nouveaux.

Arétée distingue soigneusement les délires causés par les obstructions viscérales atrabilaires, de ceux qui se manifestent directement dans les fonctions du cerveau. Selon lui, les premiers sont caractérisés par la mélancolie, ou par la fureur; les seconds, par le désordre des sensations et de toutes les opérations mentales. Il observe que, dans certaines circonstances, les malades acquièrent une finesse singulière de vue ou de tact; qu'ils peuvent voir, ou sentir par le toucher, des objets qui se dérobent aux sens dans un état plus naturel. Il dit ailleurs : « On en voit qui sont « ingénieux, et doués d'une aptitude singulière à « concevoir : ils apprennent ou devinent l'astro- « nomie sans maître; ils savent la philosophie sans « l'avoir apprise; et il semble que les Muses leur « aient révélé tous les secrets de la poésie par « une soudaine inspiration ». Ces manies, qu'on a guéries dans tous les temps par des voyages, par des pélerinages vers les temples, par les réponses des oracles, par les neuvaines, par diverses pratiques religieuses, par l'application topique de différents objets de culte, par les sortiléges et les paroles enchantées, n'ont jamais, sans doute, dépendu de véritables et profondes lésions organiques; et, sans doute aussi, les délires qui cèdent à l'immersion subite dans l'eau froide, et les folies plus lentes dont plusieurs médecins ont triomphé tantôt par la terreur, tantôt par les caresses, et plus souvent, peut-être, par un mélange de douceur et de sévérité, de mauvais et de bons traitements, sont, en général, bien plutôt du domaine de l'hygiène morale que de la médecine proprement dite. Suivant Pinel, cette classe de folies est beaucoup plus étendue qu'on ne pense. Il ne paraît pas éloigné d'y comprendre le plus grand nombre de celles dont il a suivi la marche dans les deux hospices de Bicêtre et de la Salpêtrière. Il y rattache même celles dont la solution s'opère par une suite d'accès critiques, et dans lesquelles le délire, périodiquement augmenté, devient son propre remède ; de la même manière qu'on voit souvent la cause des fièvres intermittentes se détruire elle-même par un nombre d'accès déterminé (1) : et c'est sur le traitement moral, ou sur le régime des habitudes, qu'il paraît compter le plus pour leur guérison.

Nous croyons qu'il a raison pour un assez grand nombre de cas : mais cet excellent esprit n'ignore point que tout ce qui porte le nom de *moral* réveille des idées bien vagues et même bien fausses. La puissante influence des idées et des passions sur toutes les fonctions des organes en général,

---

(1) Ce genre de folie, observé d'abord par l'ingénieux et respectable Pussin, surveillant des fous de Bicêtre, a été considéré sous de nouveaux points de vue, et décrit, pour la première fois, par Pinel.

ou sur quelques-unes en particulier, est encore au nombre de ces vertus occultes qui, par les ténèbres mystérieuses dont elles sont environnées, font les délices des visionnaires et des ignorants; et la manière dont cette influence peut changer l'ordre des mouvements dans l'économie animale, tout-à-fait inexplicable d'après l'opinion qui suppose différents principes distincts dans l'homme, n'en est devenue que plus facilement l'objet ou la cause de nouvelles rêveries. Il serait sans doute à désirer que Pinel, à qui l'idéologie devra presque autant que la médecine, eût dirigé ses recherches vers cet important problème. Puisqu'il ne l'a pas fait, je tâcherai, dans le Mémoire suivant, de poser la question en termes plus précis : et du simple rapprochement des phénomènes dont les psychologistes ont tiré l'idée abstraite du *moral*, il résultera que, loin d'offrir rien de surnaturel, son influence sur le *physique*, ou sur l'état et sur les facultés des organes, rentre dans les lois communes de l'organisation vivante et du système de ses fonctions.

Du Sommeil en particulier.

§ I.

Pour apprécier les effets du sommeil sur l'organe pensant, et pour juger à quel point les songes se rapprochent en effet du délire, il est nécessaire de se faire un tableau succinct des circonstances qui déterminent et complètent l'assoupissement; il est surtout indispensable d'embrasser d'un coup-d'œil la suite des phénomènes qui caractérisent chacun de ses degrés.

Tous les besoins renaissent, toutes les fonctions s'exécutent à des époques fixes et isochrones. La durée des fonctions est la même pour chacune de leurs périodes : les mêmes appétits, ou les mêmes besoins ont des heures marquées pour chacun de leurs retours; et, le plus souvent, lorsque les besoins, ne sont pas satisfaits alors, ils diminuent et s'évanouissent au bout d'un certain temps, pour ne revenir avec plus de force et d'importunité qu'à l'époque suivante, qui doit en ramener les impressions. Ce caractère de périodicité se remarque particulièrement dans les retours et dans la durée du sommeil : le sommeil revient ordinairement chaque jour à la même heure; il dure le même espace de temps; et l'on observe que plus il est régulièrement périodique, plus aussi l'assoupissement est facile, et le repos qui le suit salutaire et restaurant.

Sans entrer ici dans la recherche des causes dont dépend ce phénomène (1), l'on voit donc

---

(1) Il est vraisemblable que ces causes dépendent elles-mêmes de lois plus générales de la nature : il est possible que la périodicité des mouvements de l'économie animale doive être uniquement rapportée à celle des mouvements de notre

que se coucher et s'endormir tous les jours aux mêmes heures, est une circonstance qui favorise le retour du sommeil.

L'assoupissement est, en outre, directement provoqué par l'application de l'air frais, qui répercute une partie des mouvements à l'intérieur; par un bruit monotone, qui, faisant cesser l'attention des autres sens, endort bientôt sympathiquement l'oreille elle-même; par le silence, l'obscurité, les bains tièdes, les boissons rafraîchissantes; en un mot, par tous les moyens qui rabaissent le ton de la sensibilité générale, modèrent en particulier les excitations extérieures, et, par conséquent, diminuent le nombre ou la vivacité des sensations.

Les boissons fermentées, dont l'effet est d'exciter d'abord l'activité de l'organe pensant, et de troubler bientôt après ses fonctions, en rappelant dans son sein la plus grande partie des forces sensitives destinées aux extrémités nerveuses; les narcotiques, qui paralysent immédiatement ces forces, et qui jettent encore, en même temps, un nuage plus ou moins épais sur tous les résultats intellectuels par l'afflux extraordinaire du sang qu'ils déterminent à se porter vers le cerveau; l'application d'un froid vif extérieur; enfin, toutes les

---

système planétaire, surtout de l'astre qui nous dispense les jours et les années, et mesure ainsi le temps par intervalles égaux.

circonstances capables d'émousser considérablement les impressions, ou d'affaiblir l'énergie du centre nerveux commun, produisent un sommeil profond, plus ou moins subit.

L'état de l'économie animale le plus propre à laisser agir les autres causes du sommeil, est une lassitude légère des différents organes, surtout de ceux des sens et des muscles soumis à l'action de la volonté. Une lassitude très-forte est accompagnée d'un sentiment douloureux ; et, par cela même, elle devient une nouvelle cause d'excitation. En effet, les personnes qui ont éprouvé de grandes fatigues ont besoin de prendre des bains tièdes, des boissons et des aliments sédatifs, ou du moins de se reposer quelque temps dans le silence et l'obscurité, avant de pouvoir s'endormir.

Un certain état de faiblesse est encore favorable au sommeil : mais il faut que cette faiblesse ne soit pas trop grande, ou plutôt, il faut qu'elle porte sur les seuls organes du mouvement, et non sur les forces radicales du système nerveux; car, lorsqu'elle est poussée jusqu'à ce dernier point, non-seulement elle n'invite pas au sommeil, mais, en sa qualité de sentiment inquiet et profondément pénible, elle excite des veilles opiniâtres, qui ne manquent pas, à leur tour, d'aggraver encore l'affaiblissement.

Soit que le sommeil arrive par le besoin pressant de repos dans les extrémités sentantes et dans les organes moteurs, soit que la simple action périodique du cerveau le produise, en rappelant spontanément dans son sein le plus grand nombre des causes de mouvement, c'est ce reflux des puissances nerveuses vers leur source, ou cette concentration des principes vivants les plus actifs, qui constitue et caractérise le sommeil. Sitôt que cet état commence à se préparer dans le cerveau, le sang, par une loi qui dirige constamment son cours, s'y porte en plus grande abondance : car les mouvements circulatoires tendent toujours spécialement vers les points de l'économie animale où les causes excitantes (1) se rassemblent;

---

(1) Les causes excitantes ne sont plus répandues en aussi grande quantité dans les membres; et, quoique alors le cerveau n'agisse pas autant, du moins à plusieurs égards, que pendant la veille, ces causes sont en effet concentrées dans son sein. La raison qui fait que leur présence, après avoir stimulé le cerveau dans un certain sens, finit par l'engourdir dans tous les autres, tient à des lois physiologiques que ce n'est pas ici le lieu d'éclaircir; mais le fait est constant. (*Note de la première édition.*)

Quelques personnes paraissent avoir mal saisi le sens de ce passage : je n'ai point dit qu'il y ait plus d'action dans le cerveau pendant le sommeil que pendant la veille, mais que le sommeil n'est point une fonction purement passive; que des causes d'excitation se concentrent pour le produire dans le sein du cerveau, et qu'il en est de cet organe comme de tout autre destiné à remplir diverses fonctions : il se repose de la veille par le sommeil, et du sommeil par la veille; mais il n'est jamais dans cet état inerte, imaginé par des hommes qui portent dans l'étude de la vie les idées d'un mécanisme grossier. (An XIII.)

et la faiblesse des vaisseaux que le sang vient gonfler n'opposant ici presque aucune résistance, il n'est point détourné de sa direction, comme il arrive dans certaines concentrations nerveuses, où le spasme général de l'organe affecté empêche le fluide d'y pénétrer librement. En même temps le pouls et la respiration se ralentissent ; la reproduction de la chaleur animale s'affaiblit ; la tention des fibres musculaires diminue ; toutes les impressions deviennent plus obscures, tous les mouvements deviennent plus languissants et plus incertains.

Mais les impressions ne s'émoussent point toutes à la fois, ni toutes au même degré ; c'est encore suivant un ordre successif, et dans des limites différentes, relatives à la nature et à l'importance des différents genres de fonctions, que les mouvements tombent dans la langueur, sont suspendus, ou paraissent ne perdre qu'une faible partie de leur force et de leur vivacité. Les muscles qui meuvent les bras et les jambes se relâchent, s'affaissent, et cessent d'agir avant ceux qui soutiennent la tête ; ces derniers, avant ceux qui soutiennent l'épine du dos. Quand la vue, sous l'abri des paupières, ne reçoit déja plus d'impressions, les autres sens conservent encore presque toute leur sensibilité. L'odorat ne s'endort qu'après le goût ; l'ouïe, qu'après l'odorat ; le tact, qu'après l'ouïe. Et même pendant le sommeil le plus profond, il s'exécute encore divers mouvements déterminés par un tact obscur. Nous obéissons à des impressions tactiles, quand nous changeons de position dans notre lit, quand nous en quittons une naturellement pénible, ou devenue telle par la durée de la même attitude; et cela se passe le plus souvent sans que le sommeil en soit aucunement troublé.

Si les sens ne s'assoupissent point tous à la fois, leur sommeil n'est pas non plus également profond. Le goût et l'odorat sont ceux qui se réveillent les derniers. La vue paraît se réveiller plus difficilement que l'ouïe : un bruit inattendu tire souvent de leur léthargie des somnambules sur qui la plus vive lumière n'a fait aucune impression, leurs yeux même étant ouverts. Enfin, le sommeil du tact est évidemment plus facile à troubler que celui de l'ouïe. Il est notoire qu'on peut dormir paisiblement au milieu du plus grand bruit, souvent même sans en avoir une longue habitude; et les sensations pénibles du toucher n'ont pas besoin d'être très-vives, pour faire cesser un sommeil profond : la même personne qu'on n'a pu réveiller par des bruits soudains très-forts, se lève tout à coup en sursaut au plus léger chatouillement de la plante des pieds.

§ II.

Ce qui se passe dans les organes des sens et dans les autres parties extérieures, est l'image fidèle de ce qui se passe dans celles qu'animent les extrémités sentantes internes : les viscères s'assoupissent l'un après l'autre; et ils s'assoupissent très-inégalement.

Nous avons déja fait observer qu'à l'approche du sommeil, la respiration se ralentit; tout le temps qu'il dure, et surtout dans les premières heures, elle est, tout à la fois, lente et profonde. Ainsi donc, sans imputer uniquement à l'état du poumon la diminution de chaleur qu'on observe en même temps, on voit que son assoupissement n'est que partiel, mais qu'il précède celui des sens eux-mêmes; et les expectorations abondantes qui surviennent souvent une demi-heure, ou une heure après le réveil, indiquent que cet organe, bien différent de ceux, par exemple, de la vue et du tact, ne reprend que peu à peu tout son ressort et toute son activité.

Pendant le sommeil, l'estomac agit en général plus lentement et plus incomplètement, le mouvement péristaltique des intestins languit, les différents sucs qui arrosent le canal des aliments, et qui concourent à leur dissolution, paraissent avoir eux-mêmes moins d'énergie, les évacuations alvines sont retardées ; en un mot, tous les mouvements qui font partie de la digestion deviennent plus faibles et plus lents. Ce n'est pas que certaines personnes, celles surtout qui se livrent à des travaux manuels très-forts, ou qui font un grand exercice, ne digèrent bien pendant le sommeil; il en est même d'autres qui digèrent beaucoup mieux que pendant la veille : mais chez les premières, la digestion, quoique facile et complète, se fait encore alors avec beaucoup plus de lenteur; chez les secondes, c'est précisément parce que cette fonction se ralentit et devient plus paisible, qu'elle se fait mieux : et quand certains individus digéreraient plus promptement endormis qu'éveillés, cette exception ne serait qu'un nouvel exemple des variétés ou des bizarreries que peut offrir l'économie animale, ou une nouvelle preuve de la puissance des habitudes.

Ajoutons qu'on pourrait la rapporter à d'autres faits analogues, que présentent les fonctions des organes extérieurs.

D'un côté, nous voyons les somnambules se servir, avec beaucoup de force et d'adresse, des muscles de leurs jambes et de leurs bras, quoique leurs sens restent plongés dans un sommeil profond. Les cataleptiques, qui sont le plus souvent insensibles à toutes les excitations externes, peuvent tantôt conserver les différentes attitudes qu'on leur fait prendre, ce qui demande la contraction soutenue des muscles employés à déterminer et à fixer ces attitudes ; tantôt ils peuvent marcher en avant assez loin, et conserver pendant quelque temps le degré de mouvement et la direction qu'on leur imprime : c'est un fait que j'ai moi-même, plus d'une fois, eu l'occasion d'observer (1).

D'un autre côté, l'on voit des hommes qui contractent assez facilement l'habitude de dormir à cheval, et chez lesquels, par conséquent, la volonté tient encore alors beaucoup de muscles du dos en action. D'autres dorment debout. Il paraît même que des voyageurs, sans avoir été jamais somnambules, ont pu parcourir à pied, dans un état de sommeil non équivoque, d'assez longs espaces de chemin. Galien (2) dit que, après avoir rejeté long-temps tous les récits de ce genre, il avait éprouvé sur lui-même qu'ils pouvaient être fondés. Dans un voyage de nuit, il s'endormit en marchand, parcourut environ l'espace d'un stade, plongé dans le plus profond sommeil, et ne s'éveilla qu'en heurtant contre un caillou.

Ces cas rares ne sont pas les seuls où l'on observe, dans l'état de sommeil, des mouvements produits par un reste de volonté; car c'est en vertu de certaines sensations directes, qu'un

---

(1) Van-Swieten, dans ses commentaires sur l'épilepsie, cite un exemple plus frappant encore, celui d'une jeune fille cataleptique, qui, plongée dans le plus profond sommeil, parlait et marchait avec beaucoup de vivacité.

(2) GAL. *de motu musculorum*, lib. II, cap. 4.

homme endormi remue les bras pour chasser les mouches qui courent sur son visage; qu'il tire à lui ses couvertures, s'en enveloppe soigneusement, ou, comme nous l'avons déja fait remarquer, qu'il se retourne et cherche une plus commode situation. C'est la volonté qui, pendant le sommeil, maintient la contraction du sphincter de la vessie, malgré l'effort de l'urine qui tend à s'échapper; c'est elle qui dirige l'action du bras pour chercher le vase de nuit, qui sait le trouver, et fait qu'on peut s'en servir pendant plusieurs minutes, et le remettre à sa place, sans s'être éveillé. Enfin, ce n'est pas sans fondement que quelques physiologistes ont fait concourir la volonté à la contraction de plusieurs des muscles dont les mouvements entretiennent la respiration pendant le sommeil.

§ III.

Mais les organes qui méritent le plus d'attention, par rapport à la manière dont ils sont excités pendant le sommeil, sont ceux de la génération. Dans l'état de veille, leur action paraît presque entièrement indépendante de la volonté : les causes par lesquelles ils sont sollicités résident en eux-mêmes, ou tiennent à des impressions reçues dans d'autres organes, qui les leur transmettent directement et par une espèce de sympathie immédiate : l'organe pensant ne semble y prendre part que pour former ou rappeler les images relatives à ces impressions, et fortifier ainsi leur premier effet. Pendant le sommeil, ils ne sont plus mis en jeu par l'action des sens externes : leurs déterminations ne se rapportent plus alors qu'à leurs impressions propres; à celles de quelques viscères, liés étroitement avec eux par la nature de leurs fonctions, ou par le genre de leur sensibilité; à des images qui se réveillent dans le cerveau. Cependant, bien loin de partager l'assoupissement des sens extérieurs, à mesure que ces derniers s'endorment, les organes de la génération paraissent acquérir plus d'excitabilité; les images voluptueuses les plus fugitives qui se forment dans le centre nerveux, ou les causes stimulantes les plus légères, dont les extrémités nerveuses de ces organes éprouvent directement l'influence, suffisent pour les faire entrer en action. On peut attribuer une partie de ces effets à la chaleur du lit, qui sans doute agit sur eux comme un excitant direct, et surtout aux spasmes de certaines parties du bas-ventre; car, n'étant plus contrebalancés par les mouvements musculaires externes, ces spasmes prennent en effet alors une beaucoup plus grande puissance; et ils retentissent rapidement dans tous les points du système qui leur sont liés par quelque degré de sympathie, ou seulement par des rapports de proximité.

J'ai fait voir ailleurs que les images produites dans le cerveau doivent nécessairement agir avec plus de force pendant le sommeil sur les organes dont elles peuvent stimuler les fonctions, parce que les illusions n'en sont plus, comme pendant la veille, corrigées ou contenues par des sensations directes et par la réalité des objets.

Mais, indépendamment de ces diverses circonstances, dont l'action et le pouvoir ne sauraient être révoqués en doute, il paraît constant que le sommeil en lui-même, par l'état où il met tout le système nerveux, par les nouvelles séries ou par le nouveau rhythme de mouvements qu'il imprime aux différents systèmes partiels, en un mot, par les altérations qu'il porte soit dans les fonctions de tous les organes, soit dans leur excitabilité même, augmente encore directement et l'activité de ceux de la génération, et leur puissance musculaire. Presque tous les narcotiques, à moins qu'on ne les emploie à des doses suffisantes pour engourdir l'action des forces vitales, sollicitent les désirs de l'amour; et, du moins momentanément, ils accroissent le pouvoir de les satisfaire, en même temps qu'ils produisent un certain degré de sommeil. On a souvent trouvé les soldats turcs et persans restés sur les champs de bataille dans un état d'érection opiniâtre, qui, loin de céder aux convulsions de la douleur, en paraissait plus marquée, et persistait encore long-temps après la mort. Or, cette érection était évidemment causée par l'ivresse de l'opium.

Non-seulement les organes tant externes qu'internes, s'endorment à différents degrés, et d'une manière successive ; mais, de plus, il s'établit entre eux, surtout entre les derniers, de nouveaux rapports de sympathie, de nouvelles liaisons relatives aux impressions qui leur sont exclusivement propres, ou à celles qui, venues du dehors, sont combinées avec elles par réminiscence. De là s'ensuit un nouveau mode d'influence de leurs extrémités sensibles sur le centre cérébral commun. Ainsi, par exemple, les spasmes des intestins, ceux du diaphragme et de toute la région épigastrique, la plénitude des vaisseaux de la veineporte, ou les angoisses d'une digestion pénible, enfantent d'autres images dans le cerveau pendant le sommeil que pendant la veille : et la manière dont l'état de sommeil occasione ces images ressemble parfaitement, comme on va le voir, à celle dont se produisent les fantômes propres au délire et à la folie, dans les affections maladives de différents organes intérieurs.

Mais, en outre, cette prédominance d'un ordre particulier d'impressions ou de fonctions, qu'on a regardée, avec raison, comme formant le trait caractéristique d'une classe entière d'aliénations mentales, s'observe également et pendant le sommeil, et dans le cours de différentes maladies, et même dans quelques états particuliers qui s'éloignent simplement de l'ordre naturel. Les viscères dont la disposition à partager l'assoupissement des sens extérieurs est le plus manifeste, peuvent devenir eux-mêmes le foyer de cette action surabondante. Il est des affections nerveuses qui impriment, dans le temps du sommeil, à l'estomac et aux intestins une activité que ces organes n'ont pas dans tout autre temps. J'ai vu plusieurs de ces malades qui étaient forcés de mettre, en se couchant, de quoi manger sur leur table de nuit. Les personnes qui ne prennent pas une quantité suffisante de nourriture ont presque toujours, en dormant, le cerveau rempli d'images relatives au besoin qu'elles n'ont pas satisfait. Trenck rapporte que, mourant presque de faim dans son cachot, tous ses rêves lui rappelaient chaque nuit les bonnes tables de Berlin, qu'il les voyait chargées des mets les plus délicats et les plus abondants, et qu'il se croyait assis au milieu des convives, prêt à satisfaire enfin le besoin importun qui le tourmentait.

§ IV.

On voit donc que, des trois genres d'impressions dont se composent les idées et les penchants, il n'y a dans le sommeil que celles qui viennent de l'extérieur qui soient entièrement ou presque entièrement endormies ; que celles des extrémités internes conservent une activité relative aux fonctions des organes, à leurs sympathies, à leur état présent, à leurs habitudes ; que les causes dont l'action s'exerce dans le sein même du système nerveux, n'étant plus distraites par les impressions qui viennent des sens, doivent souvent, lorsqu'elles se trouvent alors mises en jeu, prédominer sur celles qui résident ou qui agissent aux diverses extrémités sentantes internes. Ainsi, l'on rêve quelquefois qu'on éprouve une douleur à la poitrine ou dans les entrailles : et le réveil prouve que c'est une pure illusion. L'on peut rêver aussi qu'on a faim, même dans des moments où l'estomac est surchargé (1) ; et si l'excitation directe des organes de la génération est souvent la véritable source des tableaux voluptueux qui se forment dans le cerveau pendant le sommeil, c'est aussi très-souvent de ces tableaux seuls que l'excitation des mêmes organes dépend.

On sait, d'un autre côté, que la folie consiste, en général, dans la prédominance invincible d'un certain ordre d'idées, et dans leur peu de rapport avec les objets externes réels. Si l'on remonte à l'état physique qui produit ce désordre, on n'aura pas de peine à reconnaître une discordance notable entre les diverses impressions, un trouble direct, ou un affaiblissement de celles que les organes des sens sont destinés à recevoir : et l'on trouvera même souvent, dans l'extrême manie, que ces dernières ne sont presque plus aperçues par l'organe pensant, tandis que toute la sensibi-

---

(1) Plusieurs observations ne me laissent aucun doute sur la réalité de ce fait.

lité semble concentrée dans les viscères ou dans le système nerveux.

Je ne parle point ici de l'imbécillité qui tient au défaut de sensations distinctement perçues, et qui, par là, soumet presque tous les actes de l'individu aux simples lois de l'instinct. Je passe également sous silence cette faiblesse et cette mobilité d'esprit qui le forcent quelquefois à courir d'idées en idées, et l'empêchent de se fixer sur aucune; état qui résulte du défaut d'harmonie entre l'organe cérébral et les autres systèmes, tant internes qu'externes, et où l'action tumultueuse du premier ne trouve point dans les autres la résistance nécessaire pour lui fournir un solide point d'appui. Je ne crois pas même devoir m'arrêter à ces fausses associations d'idées, qui ne constituent point toujours une folie véritable, mais qui sont la cause immédiate d'une foule de mauvais raisonnements et d'écarts d'imagination. Elles se rapportent bien plus évidemment encore, en effet, à cette discordance dont nous parlons; car, sans doute, elles viennent de ce que le cerveau ne considérant les idées que sous une face, les lie entre elles par des ressemblances ou des dissemblances incomplètes : or, il ne les considère ainsi, que parce que certaines impressions prédominantes subjuguent et font taire presque entièrement toutes les autres.

§ V.

Et maintenant, en quoi consistent les rêves, ou ces suites d'opérations que le cerveau, comme organe pensant, peut exécuter encore pendant le sommeil? ou plutôt par quel genre d'impressions et par quel état de l'économie animale les rêves sont-ils produits?

D'après ce que nous avons dit ci-dessus, il est évident qu'ils ont lieu dans un état qui suspend l'action des sens extérieurs; qui modère celle de plusieurs organes internes et les impressions qu'ils reçoivent, mais qui les modère à différents degrés, et même augmente la sensibilité et la force d'action de quelques-uns; il est évident, enfin, qu'en même temps cet état ramène et concentre une grande partie de la puissance nerveuse dans l'organe cérébral, et l'abandonne soit à ses propres impressions, soit à celles qui sont encore reçues par les extrémités sentantes internes, sans que les impressions venues des objets extérieurs puissent les balancer et les rectifier.

Les associations d'idées qui se forment pendant la veille se reproduisent aussi pendant le sommeil. Voilà pourquoi telle idée en rappelle si facilement et si promptement beaucoup d'autres; pourquoi telle image en amène à sa suite un grand nombre qui lui semblent tout-à-fait étrangères. Des impressions très-fugitives se lient également à de longues chaînes d'idées, à des séries étendues de tableaux : il suffit que l'association se soit faite une fois, pour qu'elle puisse se reproduire en tout temps, surtout lorsque le silence des sens externes diminue considérablemtnt les probabilités de nouvelles associations.

Une impression particulière venant à retentir, pendant le sommeil, dans l'organe cérébral, soit qu'elle ait été reçue par lui directement au sein même de sa pulpe nerveuse, soit qu'elle arrive des extrémités sentantes qui vivifient les organes intérieurs, il peut s'ensuivre aussitôt de longs rêves très-détaillés, dans lesquels des choses qui semblaient presque effacées du souvenir se retracent avec une force et une vivacité singulières. La compression du diaphragme, le travail de la digestion, l'action des organes de la génération, rappellent souvent ou des événements anciens, ou des personnes, ou des raisonnements, ou des images de lieux qu'on avait entièrement perdus de vue; car il n'est pas vrai que les rêves ne soient relatifs qu'aux objets dont on s'occupe habituellement pendant la veille. Sans doute les associations de ces objets avec des impressions dont l'accoutumance rend le retour plus probable, fait qu'ils doivent eux-mêmes se représenter plus facilement à l'esprit; mais il est certain que les rêves nous transportent souvent loin de nous-mêmes, et de nos idées ou de nos sentiments habituels.

Ce n'est pas tout. Nous avons quelquefois en songe des idées que nous n'avons jamais eues. Nous croyons converser, par exemple, avec un homme qui nous dit des choses que nous ne savions pas. On ne doit pas s'étonner que, dans des temps d'ignorance, les esprits crédules aient attribué ces phénomènes singuliers à des causes surnaturelles. J'ai connu un homme très-sage et très-éclairé (1), qui croyait avoir été plusieurs fois instruit en songe de l'issue des affaires qui l'occupaient dans le moment. Sa tête forte, et d'ailleurs entièrement libre de préjugés, n'avait pu se garantir de toute idée superstitieuse, par rapport à ces avertissements intérieurs. Il ne faisait pas attention que sa profonde prudence et sa rare sagacité dirigeaient encore l'action de son cerveau pendant le sommeil, comme on peut l'observer souvent, même pendant le délire, chez les hommes d'un moral exercé. En effet, l'esprit peut continuer ses recherches (2) dans les songes; il peut être conduit par une certaine suite de raisonnements à des idées qu'il n'avait pas; il peut faire, à son insu, comme il le fait à chaque instant durant la veille, des calculs rapides qui lui dé-

---

(1) L'illustre B. Franklin.

(2) Condillac m'a dit, qu'en travaillant à son Cours d'études, il était souvent forcé de quitter, pour dormir, un travail déja tout préparé, mais incomplet, et qu'à son réveil il l'avait trouvé plus d'une fois terminé dans sa tête.

voilent l'avenir. Enfin, certaines séries d'impressions internes, qui se coordonnent avec des idées antérieures, peuvent mettre en jeu toutes les puissances de l'imagination, et même présenter à l'individu une suite d'événements dont il croira quelquefois entendre dans une conversation régulière le récit et les détails.

Tels sont les rapports entre les songes et le délire, entre les causes qui déterminent le sommeil et celles qui produisent la folie. J'ajoute que les liqueurs spiritueuses et les plantes stupéfiantes qui, les unes et les autres, sont capables de produire, à différentes doses, un degré plus ou moins profond d'assoupissement, peuvent aussi troubler, à différents degrés, les opérations mentales, et même occasioner le délire furieux. Certains accès de folie débutent constamment par un état comateux, ou cataleptique. Enfin, l'abus du sommeil altère toujours plus ou moins les fonctions de l'organe pensant; il peut même à la longue occasioner une folie véritable. Formey (1) rapporte qu'un médecin connu de Boerhaave, après avoir passé une grande partie de sa vie à dormir, avait perdu progressivement la raison, et qu'il finit par mourir dans un hôpital de fous.

Ce n'est pas que toujours la folie et le délire dépendent de cette cause, ou soient liés à des circonstances analogues : il arrive au contraire assez sou-

---

(1) *Mélanges philosophiques.*

vent qu'ils sont directement produits par l'extrême sensibilité des organes des sens, et par leur excitation trop long-temps prolongée. Les hommes doués de beaucoup d'imagination, qui sont également ceux dont la raison court le plus de hasards, sont pour l'ordinaire très-sensibles à l'impression des objets extérieurs. Cependant ce fait incontestable n'est pas aussi contraire aux observations ci-dessus, qu'il peut le paraître d'abord. Lorsque l'imagination combine ses tableaux, les sens se taisent : lorsque la folie produite par l'excès des sensations se déclare, le sentiment et le mouvement se concentrent dans les viscères et dans le sein du système nerveux ; et le degré de cette concentration peut être regardé comme la mesure exacte de celui de la folie, ou de celui de l'extase, qui caractérise tous les genres divers d'excitation violente de l'organe cérébral, sans en excepter le délire incomplet auquel on donne le nom d'inspiration.

§ VI.

CONCLUSION.

Je termine ici ce parallèle et ce long Mémoire. Il y aurait sans doute encore beaucoup de choses à dire sur le rapport de la folie avec divers états particuliers des organes : il serait surtout très-curieux de rechercher comment la folie et certaines idées s'excitent, ou se détruisent mutuellement. En poussant ces recherches aussi loin qu'elles peuvent aller, sans doute il en résulterait des notions plus exactes soit de chaque genre de délire, soit des moyens préservatifs qu'il convient d'employer quand on aperçoit ses premières menaces, soit du plan régulier de traitement physique et moral le plus convenable dans chaque cas particnlier. Combien ne serait-il pas intéressant de montrer dans le détail par quelle loi directe un organe principal, ou plusieurs par leurs concours, en y comprenant sans doute aussi ceux de la pensée, peuvent produire le désordre des fonctions intellectuelles; de quelle manière il faut agir sur eux pour faire cesser ce désordre! enfin, combien ne serait-il pas avantageux de pouvoir classer, non pas théoriquement, mais d'après des faits certains, et par des caractères constants, les différents genres d'aliénation mentale, suivant leurs causes respectives, en distinguant exactement ceux qui sont susceptibles de guérison, de ceux qui ne le sont pas! La médecine et l'idéologie profiteraient également d'un si beau travail.

ONZIÈME MÉMOIRE.

De l'influence du Moral sur le Physique.

INTRODUCTION.

§ I.

Dans le système de l'univers toutes les parties se rapportent les unes aux autres; tous les mouvements sont coordonnés; tous les phénomènes s'enchaînent, se balancent, ou se nécessitent mutuellement. Ce mécanisme si régulier, cet ordre, cet enchaînement, ces rapports ont dû frapper de bonne heure les esprits assez éclairés pour les saisir et les reconnaître. Rien n'était plus capable de fixer l'attention des observateurs, de frapper d'étonnement les imaginations vives et fortes, d'exciter l'enthousiasme des ames sensibles; et rien n'est, en effet, plus digne d'admiration. Qui n'a pas mille fois payé ce juste tribut à la nature? Qui pourrait demeurer immobile et froid à l'aspect de tant de beautés qu'elle déploie sans cesse à nos yeux, qu'elle verse autour de nous avec une si sage profusion!

Mais, quelque charme qu'on éprouve dans cette admiration contemplative et dans les vagues rêveries qui l'accompagnent, on doit toujours craindre de s'y livrer sans réserve. Quand elles ne sont point soumises au jugement, ces impressions que fait sur nous l'aspect des merveilles de la nature ne sont pas seulement stériles, elles peuvent encore faire prendre à l'esprit des habitudes vicieuses, et nous donner de très-fausses idées de nous-mêmes et de l'univers.

Si donc, l'on écarte ces premières émotions, et si l'on pénètre plus avant, il est aisé de voir que l'ordre actuel n'est pas, à la vérité, le seul possible; mais qu'un ordre quelconque est nécessaire, dans toute hypothèse d'une masse de matière en mouvement. En effet, quand on n'y supposerait que des parties incohérentes ou sans rapports, et des mouvements désordonnés, ou même contraires les uns aux autres, le mouvement prédominant, ou celui qui devient tel par le concours de plusieurs, doit bientôt les asservir, les coordonner tous; et les parties de matière qui résisteraient à la marche qu'il leur imprime seront ou dénaturées entièrement, pour subir une transformation complète, ou du moins modifiées dans leurs points de résistance, jusqu'à ce qu'elles se trouvent en harmonie avec l'ensemble, et propres à remplir le rôle qui leur est assigné. Que si toute cette matière était parfaitement et constamment homogène, je veux dire si toutes ses parties n'avaient qu'une seule propriété, et ne pouvaient en acquérir aucune autre par le mouvement, on peut juger qu'il ne s'établirait entre ces diverses parties que des rapports purement mécaniques, ou de situation. Mais si, au contraire, la matière est douée de plusieurs propriétés différentes; si, de plus, elle est susceptible d'en acquérir un grand nombre d'autres entièrement nouvelles, par l'effet des combinaisons postérieures que le mouvement doit toujours amener, de là naîtront nécessairement des phénomènes aussi réguliers qu'innombrables; et la nature du mouvement, ou des mouvements, ainsi que les propriétés de la matière elle-même étant une fois déterminées, on voit clairement que tous les phénomènes doivent être produits et s'enchaîner dans dans un certain ordre par une nécessité non moins puissante que celle qui force un corps grave à suivre les lois de la pesanteur.

L'ordre est donc essentiel à la matière en mouvement; et l'ordre suppose toujours unité d'impulsion générale, ou coordonnance entre tous les mouvements imprimés.

Il est d'ailleurs évident que, si la conservation du *tout* dans son état présent tient à l'accord exact des forces qui le meuvent, cet accord est bien plus indispensable à la conservation de ses *parties*, considérées isolément, et surtout à celle des êtres organisés, ou de ces formes fugitives que d'autres forces particulières paraissent soustraire momentanément à l'action mécanique du mouvement général.

Ainsi, quand plusieurs principes différents, ou

même contraires, auraient agi primitivement dans l'homme, ils auraient été bientôt ramenés à l'unité d'impulsion, c'est-à-dire, encore une fois, à cet état des mouvements qui les confond tous dans un seul, ou qui soumet et rallie les plus faibles au plus puissant, et par là transforme ce dernier en mouvement général et commun. On ne doit donc pas s'étonner que les opérations dont l'ensemble porte le nom de *moral* se rapportent à ces autres opérations qu'on désigne plus particulièrement par celui de *physique*, et qu'elles agissent et réagissent les unes sur les autres, voulût-on d'ailleurs regarder les diverses fonctions organiques comme déterminées par deux ou plusieurs principes distincts.

Mais il s'en faut beaucoup que la différence des opérations prouve celle des causes qui les déterminent. Deux machines sont mises en mouvement par le même principe d'action, et leurs produits n'offriront peut-être aucun trait de ressemblance; il suffit, pour cela, que l'organisation de ces machines diffère. Et, réciproquement, deux principes d'action très-divers peuvent être appliqués tour à tour à la même machine, sans altérer aucunement ses produits. Les fonctions assignées au poumon, à l'estomac, aux organes de la génération, à ceux du mouvement progressif et volontaire, sont très-différentes, sans doute; est-ce un motif de chercher dans le corps vivant autant de causes actives que d'actes, ou d'opérations?

d'y multiplier les principes avec les phénomènes ? Et si la pensée diffère essentiellement de la chaleur animale, comme la chaleur animale diffère du chyle et de la semence, faudra-t-il avoir recours à des forces inconnues et particulières, pour mettre en jeu les organes pensants, et pour expliquer leur influence sur les autres parties du système animal ? Enfin, pourquoi dédaignerait-on de rapporter cette influence aux autres phénomènes analogues, et même semblables ? à moins qu'on ne veuille répandre, comme à plaisir, d'épais nuages sur le tableau des impressions, des déterminations, des fonctions et des mouvements vitaux, ou sur l'histoire de la vie, telle que la fournit l'observation directe des faits.

Les organes ne sont susceptibles d'entrer en action, et d'exécuter certains mouvements, qu'en tant qu'ils sont doués de vie, ou sensibles : c'est la sensibilité qui les anime; c'est en vertu de ses lois qu'ils reçoivent des impressions, et qu'ils sont déterminés à se mouvoir. Les impressions reçues par leurs extrémités sentantes sont transmises au centre de réaction; et ce centre, partiel ou général, renvoie à l'organe qui lui correspond les déterminations dont l'ensemble constitue les fonctions propres de cet organe. Si les impressions ont été reçues, comme il arrive quelquefois, par un autre organe que celui qui doit exécuter le mouvement, c'est le système nerveux qui sert d'intermédiaire ou de moyen de communication entre eux. Enfin, la cause des impressions peut agir dans le sein même du système cérébral; l'impulsion part alors du point central qui se rapporte plus particulièrement à l'organe dont elle doit solliciter les fonctions.

Les choses ne se passent point différemment à l'égard des organes particuliers dont les fonctions directes sont de produire la pensée et la volonté. Les impressions dont se tire le jugement sont transmises par les extrémités sentantes, ou reçues dans le sein du système; le jugement se forme de leur comparaison; la volonté naît du jugement (1). Quoique différents organes puissent influer plus ou moins sur la production de la pensée et de la volonté; quoique même, dans certains cas, on semble penser et vouloir par certains viscères particuliers éminemment sensibles, le centre de réaction est toujours ici le centre cérébral lui-même; et de là partent toutes les déterminations postérieures, qui doivent être regardées comme parfaitement analogues aux divers mouvements qu'exécute tout organe mis en action.

D'un autre côté, nous voyons les organes par-

---

(1) Il y a toujours un jugement, soit actuel, soit d'habitude, même dans les volontés affectives que la raison réprouve. Si l'on n'a pas perdu de vue ce que nous avons déjà dit sur la formation des déterminations premières et sur l'instinct, ceci ne peut offrir aucune difficulté.

tager les affections les uns des autres, entrer en mouvement de concert, s'exciter mutuellement, ou se balancer et se contrarier dans leurs fonctions respectives. Un lien commun les unit; ils font partie du même système. Le degré de leur sensibilité, la nature et l'importance de leurs fonctions, certains rapports de situation, de structure, de but, ou d'usage, déterminent le caractère et fixent les limites de cette influence réciproque. Mais, en outre, des liens accidentels et particuliers peuvent s'établir entre eux; des sympathies, qui ne sont pas communes à tous les individus, peuvent résulter fortuitement d'une différence proportionnelle ou de force ou de sensibilité respective des organes, soit que cette différence dépende de l'organisation primitive, soit que certaines maladies ou d'autres circonstances éventuelles l'y aient introduite postérieurement. Or, les lois qui régissent, par exemple, tous les viscères abdominaux leur sont évidemment communes avec les organes de la pensée; ces derniers y sont également soumis, et cela sans aucune restriction. Si le système de la veine-porte influe sur le foie et la rate, la rate et le foie sur l'estomac, l'estomac sur les organes de la génération, les organes de la génération sur les uns et sur les autres, et réciproquement; l'organe cérébral, considéré comme celui de la pensée, et par l'état habituel, ou passager, qui résulte pour lui de cette fonction, n'est pas lié par des rapports moins étroits d'influence réciproque avec le foie, la rate, l'estomac, ou les parties de la génération. Et si quelquefois les sympathies des viscères présentent divers phénomènes entièrement nouveaux, si ces organes agissent les uns sur les autres à des degrés très-différents, et même s'il s'établit entre eux des rapports rares et singuliers, quelquefois aussi leur influence sur l'organe pensant, et la sienne sur eux, est totalement intervertie; de sorte que tantôt le même viscère semble faire tous les frais de la pensée, et tantôt il n'y prend aucune part.

Voilà, dis-je, des faits constants qui s'offrent sans cesse à l'observation.

§ II.

Mais pour bien entendre la question qui fait le sujet de ce Mémoire, il est nécessaire d'entrer dans quelques détails.

La grande influence de ce qu'on appelle le *moral* sur ce qu'on appelle le *physique* est un fait général incontestable : des exemples sans nombre le confirment chaque jour; et tout homme capable d'observer en a retrouvé mille fois les preuves en soi-même. Plusieurs auteurs de physiologie et plusieurs moralistes ont recueilli les traits les plus capables de mettre dans tout son jour cette puissance des opérations intellectuelles, et des passions, sur les divers organes et sur les diverses fonctions du corps vivant. Il n'est aucun de nous qui ne puisse ajouter de nouveaux traits à ces recueils. Les hommes les plus grossiers et les plus crédules parlent eux-mêmes des effets de l'imagination : s'ils en sont, plus souvent que d'autres, les jouets et les victimes, ils savent du moins quelquefois les observer et les reconnaître dans autrui.

Il est de fait que, suivant l'état de l'esprit, suivant la différente nature des idées et des affections morales, l'action des organes peut tour à tour être excitée, suspendue, ou totalement intervertie.

Un homme vigoureux et sain vient de faire un bon repas : au milieu de ce sentiment de bien-être que répand alors dans toute la machine la présence des aliments au sein de l'estomac, leur digestion s'exécute avec énergie, et les sucs digestifs les dissolvent avec aisance et rapidité. Cet homme reçoit-il une mauvaise nouvelle, ou des passions tristes et funestes viennent-elles à s'élever tout à coup dans son ame; aussitôt son estomac et ses intestins cessent d'agir sur les aliments qu'ils renferment : les sucs euxmêmes, par lesquels ces derniers étaient déja presque entièrement dissous, demeurent comme frappés d'une mortelle stupeur; et, tandis que l'influence nerveuse qui détermine la digestion cesse entièrement, celle qui sollicite l'expulsion de ses résidus acquérant une plus grande intensité, toutes les matières contenues dans le tube intestinal sont chassées au-dehors en peu de moments.

On sait qu'il n'est point d'organes plus soumis au pouvoir de l'imagination que les organes de la génération. L'idée d'un objet aimable les excite agréablement; une image dégoûtante les glace. La passion peut presque toujours accroître beaucoup la puissance physique de l'amour, même dans les individus les plus faibles : cependant son excès peut aussi quelquefois, comme l'avait observé Montaigne, la détruire, ou la paralyser momentanément chez les hommes même les plus forts.

Ces deux effets contraires ne sont pas les seuls. J'ai connu un jeune étudiant en médecine qui, dans un violent accès de jalousie, éprouva pendant plusieurs heures le priapisme le plus invincible et le plus douloureux, accompagné tour à tour de pertes de semence et d'émissions d'un sang presque pur.

La crainte abat et peut anéantir les forces musculaires et motrices : la joie, l'espérance, les sentiments courageux en décuplent les effets; la colère peut les accroître, en quelque sorte, indéfiniment.

Mais l'action même de la sensibilité n'est pas moins soumise à l'empire des idées et des affections de l'ame. Sur un homme attristé d'idées chagrines, agité de sentiments cruels, les objets extérieurs produisent d'autres impressions que si le même homme était doucement occupé d'images agréables, et son ame dans un état de satisfaction et de repos.

Les impressions sont dans nous-mêmes et non dans les objets : ceux-ci n'en peuvent être que l'occasion. La manière de sentir leur présence et leur action tient surtout à celle dont on est disposé : la volonté peut même quelquefois dénaturer entièrement les effets qu'ils produisent sur l'organe sentant. Enfin, mettant à part ces illusions des sens, si communes chez les hommes à imagination, et que les ennemis de la philosophie de Locke ont si souvent présentées comme une objection puissante ; mettant surtout à part cette autre influence, bien plus singulière encore, de l'imagination de la mère sur le fœtus renfermé dans la matrice (influence attestée par une foule d'observateurs dignes de foi, et dont il est peut-être aussi peu philosophique de nier absolument la réalité, que d'admettre aveuglément tous les exemples rapportés dans leurs écrits), la connaissance la plus superficielle de l'économie animale suffit pour montrer l'empire très-étendu qu'exerce l'état moral sur tous les organes et sur toutes leurs fonctions.

§ III.

Nous avons reconnu, dans les Mémoires précédents, qu'une suite d'impressions reçues, et de réactions opérées par les différents centres sensitifs, sollicitent les organes, et déterminent les opérations propres à chacun de ces derniers. Nous savons que la nature des impressions et des mouvements, relative à celle de chaque espèce vivante et de chaque individu, l'est encore à celle de chaque organe et de ses fonctions propres. Nous nous sommes assurés également, par des analyses réitérées, que les idées, les penchants instinctifs, les volontés raisonnées, et toutes les affections quelconques, se forment par un mécanisme parfaitement analogue à celui qui détermine les opérations et les mouvements organiques les plus simples; et que si le système cérébral, instrument direct de ces opérations plus relevées, exerce une grande action sur les systèmes vivants d'un ordre inférieur, cette action se rapporte entièrement et par ses causes, et par la manière dont elle est produite, à celle qu'ils exercent les uns sur les autres, et dont lui-même il n'est point affranchi.

Cependant, comme malgré cette parfaite analogie, les organes de la pensée et de la volonté présentent quelques traits particuliers qui semblent les distinguer des autres parties de l'économie animale, je crois nécessaire de reporter un coup d'œil rapide sur ce tableau; et, pour nous faire une idée plus complète de l'objet actuel de nos recherches, nous examinerons les circonstances qui rendent plus puissante, ou qui diminuent l'action réciproque des organes particuliers, pour comparer ces circonstances à celles qui produisent les mêmes effets sur les relations du système cérébral avec eux.

Les organes de la pensée et de la volonté diffèrent de tous les autres en ce que ces derniers reçoivent d'eux l'action et la vie (1); qu'ils ne sont susceptibles de sentir, et de se mettre en mouvement d'une manière régulière, qu'autant qu'ils reçoivent l'influence nerveuse, dont la source est dans le système cérébral; que même ils peuvent en être regardés, en tant que sensibles, comme des productions, ou comme des parties, qui, malgré leurs transformations, lui restent toujours subordonnées à cet égard. En effet, le système cérébral va, par ses extrémités, animer tous les points du corps. Il est présent partout; il gouverne tout; il sent, fait agir et modifie les parties vivantes; il les régénère même quelquefois. Ainsi, quoique ses fonctions, en qualité d'organe pensant et voulant, s'exécutent d'après les mêmes lois qui régissent les autres parties de l'économie animale, on ne peut se dispenser de le considérer sous deux points de vue différents. Il est d'abord le tronc et le lien commun de toutes les par-

---

(1) Toutes ces assertions ne sont rigoureusement vraies que pour les animaux les plus parfaits : encore plusieurs raisons portent-elles à croire, que chez ceux-là même toutes les parties sont sensibles, quoiqu'à différents degrés. Mais leur sensibilité s'entretient, se renouvelle, s'accroît directement par leurs communications avec le système nerveux : elle s'éteint entièrement, ou devient non percevable pour l'individu, au moment même que les nerfs de ces parties sont séparés du tronc commun.

ties, le réservoir et le distributeur de la sensibilité générale ; mais, ensuite, il est encore chargé de certaines fonctions d'autant plus importantes, qu'elles deviennent la sauvegarde et le guide de l'individu. Aussi, quelques rapports étroits et multipliés que puissent avoir entre eux les organes partiels, ceux de la pensée et de la volonté ont avec tous les autres des rapports plus étroits et plus multipliés encore : et l'on voit facilement que cela doit être ainsi, puisqu'ils sont sur le point de réunion de toutes les parties du système ; que leurs déterminations sont le résultat de toutes les impressions quelconques, distinctement senties, ou inaperçues ; et que, non-seulement ils transmettent à tous les autres organes l'action vitale, mais que, en outre, ils reçoivent d'eux, à chaque instant, les matériaux épars de toutes leurs opérations. En un mot, d'un côté, le système cérébral anime toutes les parties ; de l'autre, il recueille toutes les impressions qu'il les a mises en état d'éprouver : il juge, il veut, et détermine tous leurs mouvements consécutifs.

Mais cette source de la vie n'est point une cause indépendante et absolue. Pour agir et pour faire sentir son action aux autres systèmes, il faut qu'à son tour elle éprouve leur influence. Toutes les fonctions sont enchaînées, et forment un cercle qui ne souffre point d'interruption. Celles de l'organe cérébral ne font point exception à la commune loi ; et, quoiqu'elles offrent des caractères particuliers, sans doute très-dignes de remarque, la manière dont elles s'exécutent est absolument la même dont sont mis en mouvement les autres organes et déterminées les autres fonctions.

§ IV.

Encore une fois, toute fonction d'organe, tout mouvement, toute détermination suppose des impressions antérieures. Soit que ces impressions aient été reçues par les extrémités sentantes externes ou internes, soit que leur cause ait agi dans le sein même de la pulpe cérébrale, elles vont toujours aboutir à un centre de réaction qui les réfléchit en déterminations, en mouvements, en fonctions, vers les parties auxquelles chacune de ces opérations est attribuée. Cette action et cette réaction peuvent souvent avoir lieu sans que l'individu en ait aucune conscience. En effet, il en est ainsi toutes les fois que les impressions s'arrêtent dans un centre partiel, à moins que les mouvements qu'elles déterminent ne deviennent la source d'autres impressions subséquentes, destinées à parvenir jusqu'au centre général et commun : il arrive même que plusieurs de celles qui doivent concourir avec les impressions plus distinctes, transmises par les organes propres des sens, ne sont point aperçues en elles-mêmes, ou comme impressions, mais seulement dans leurs produits, c'est-à-dire, dans les jugements et les volontés raisonnées, qui résultent de leur réunion dans le centre cérébral.

La considération de ces différentes propriétés des impressions reçues, ou plutôt de leur différente manière de se comporter dans l'économie animale, est absolument indispensable pour bien concevoir tous les mouvements vitaux, et pour ne pas se faire des idées très-inexactes de la nature et des lois de la sensibilité.

Mais la différence n'est point ici dans le mécanisme par lequel les impressions se reçoivent et se transmettent, et les déterminations se forment, ou les fonctions s'exécutent; elle est uniquement dans le genre ou dans le caractère des centres de réaction, et dans celui des mouvements qu'ils sont spécialement destinés à produire : et que l'on considère l'organe cérébral ou comme le réservoir général de la sensibilité, l'intermédiaire vivifiant et le lien de toutes les parties, ou comme l'organe spécial du jugement et de la volonté perçue, on le voit toujours entrer en mouvement, réagir, exécuter ses fonctions de la même manière que le dernier centre partiel où se déterminent les mouvements les plus obscurs et les plus bornés (1).

---

(1) Dans le plus grand nombre des opérations du centre cérébral, organe de la pensée et de la volonté, les impressions et les jugements antérieurs entrent en qualité d'éléments dans les jugements actuels et dans les déterminations:

Dans cette chaîne non interrompue d'impressions, de déterminations, de fonctions, de mouvements quelconques, tant internes qu'externes, tous les organes agissent et réagissent les uns sur les autres; ils se communiquent leurs affections; ils s'excitent, ou se répriment; ils se secondent, ou se balancent et se contiennent mutuellement: liés par des rapports de structure, ou de situation et de continuité, en tant que parties du même tout, ils le sont bien plus encore par le but commun qu'ils doivent remplir, par l'influence que chacun d'eux doit exercer sur tous les actes qui concourent à la conservation générale de l'individu. Ainsi, la nutrition peut être regardée comme la fonction la plus indispensable relativement à cet objet. Mais, pour que la nutrition s'opère, il faut que l'estomac et les intestins reçoivent l'influence nerveuse nécessaire à leur action; que le foie, le pancréas et les follicules glanduleux y versent les sucs dissolvants : il faut donc, d'une part, que l'organe nerveux soit convenablement excité par les impressions sympathiques qui déterminent cette influence; de l'autre, que la circulation des liqueurs générales et la sécrétion des sucs particuliers s'exécutent avec régularité dans leurs organes respectifs. Or, pour que l'organe nerveux

---

ils jouent alors un rôle parfaitement analogue à celui des impressions présentes; et, comme elles, ils déterminent ou contribuent à déterminer les réactions du centre cérébral.

soit convenablement excité, il a besoin d'être soutenu par la circulation; il faut, en outre, que la chaleur animale épanouisse les extrémités sentantes les plus essentielles; et la marche de la circulation est à son tour soumise à la respiration, qui contribue elle-même très-puissamment à la production de cette chaleur.

Si l'on considère successivement, de cette manière, toutes les fonctions importantes, on verra que chacune est liée à toutes les autres par des relations plus ou moins directes; qu'elles doivent s'exciter et s'appuyer mutuellement; que, par conséquent, elles forment un cercle dans lequel roule la vie, entretenue par cette réciprocité d'influence.

Il est, d'ailleurs, certaines fonctions dont l'énergie dépend plus particulièrement de celle d'autres fonctions préalables, dont elles semblent n'être que la suite. Ainsi, l'action musculaire, pour être puissante, demande que la nutrition se fasse convenablement : et, quand on digère mal, les désirs de l'amour sont rarement très-impérieux. Ainsi, pour que l'ossification soit parfaite, il faut que le système lymphatique et glandulaire soit libre; cette opération peut même être dérangée par la lésion de certains organes qui ne paraissent avoir aucun rapport immédiat avec le système osseux : elle devient, par exemple, plus languissante et plus débile par la castration; de sorte que le simple retranchement de deux corps glanduleux isolés introduit dans l'économie animale une espèce ou un commencement de rachitis. Enfin, la sensibilité plus analogue de certaines parties établit entre elles des rapports particuliers, tels que ceux qui unissent les organes de la génération à ceux de la voix ou de l'odorat. Assez ordinairement, ces rapports semblent exclusivement affectés à certains tempéraments, ou même à certains individus; ils constituent alors les sympathies idiosyncratiques, ou particulières, dont plusieurs écrivains ont recueilli tant d'exemples remarquables; et quelquefois aussi ces mêmes sympathies ne sont qu'accidentelles, et dépendent des maladies, du régime, ou de la nature des travaux.

§ V.

En examinant avec attention toutes les circonstances qui déterminent originairement ces rapports, ou qui président postérieurement à leur formation, on trouve qn'ils peuvent être ramenés à certaines causes peu nombreuses, et qu'ils restent toujours soumis à certaines lois fixes, même dans leurs plus bizarres irrégularités.

Les analogies de structure, les relations de voisinage, ou de continuité, les relations plus véritablement organiques encore, produites par beaucoup de nerfs ou de vaisseaux communs, ne rendent pas raison de toutes les sympathies, à beaucoup près; mais elles sont évidemment la cause de quelques-unes, et elles aident à mieux en concevoir plusieurs. Dans son Traité du corps muqueux, Bordeu, rappelant la doctrine des anciens touchant les deux grandes divisions du corps de l'homme, en gauche et droite, d'une part, et en supérieure et inférieure, de l'autre ; doctrine que la pratique de la médecine confirme chaque jour, mais que les mécaniciens modernes rejetaient, parce qu'elle ne paraissait pas appuyée sur l'anatomie ; Bordeu, dis-je, a fait voir que les grandes distributions du tissu cellulaire se rapportent, en plusieurs points, à cette division qu'avait fournie aux anciens la simple observation des phénomènes vitaux ; il a même établi que la théorie de certaines crises, notamment de celles qui se font par la suppuration des parotides et par des évacuations de crachats, demandait, pour être bien saisie, la connaissance anatomique de l'expansion cellulaire supérieure, et de ses communications avec les organes de la poitrine, ou avec l'appareil lymphatique du cou.

Quant aux rapports qui résultent de la ressemblance ou de l'analogie de structure, ils se manifestent sensiblement dans certaines maladies des glandes, où l'affection de quelques-unes d'entre elles est communiquée rapidement à d'autres glandes éloignées, sans intéresser le système lymphatique général.

On trouve un exemple frappant des rapports qui tiennent au voisinage des parties dans la grande influence de l'estomac, du foie et de la rate, sur le diaphragme. Il ne paraît pas, en effet, qu'une autre cause puisse associer si étroitement cet organe à toutes leurs affections; et l'on voit bien plus évidemment encore qu'il faut attribuer au plan général d'organisation, qui leur rend communs plusieurs grands nerfs et vaisseaux, les sympathies réciproques et multipliées de tous les viscères du bas-ventre, et le rôle que jouent les engorgements hémorroïdaux dans plusieurs maladies de ces mêmes viscères, notamment dans leurs obstructions.

Mais le genre d'influence qu'exerce sur toutes les parties un organe majeur et prédominant dépend surtout de deux circonstances particulières; je veux dire du degré de sa sensibilité propre et de l'importance de ses fonctions.

La vive sensibilité d'un organe peut être due au grand nombre de nerfs qui l'animent. Les parois de l'estomac et la superficie de la peau, surtout à la paume des mains et à la plante des pieds, également doués d'un tact particulier, si délicat et si fin, sont tapissées partout d'épanouissement nerveux; et le tissu cellulaire, qui paraît n'en recevoir aucun, paraît aussi tout-à-fait incapable de sentir, du moins dans son état naturel.

Mais les choses ne se passent pas toujours ainsi. Les muscles qui reçoivent proportionnellement beaucoup de nerfs, sont très-obscurément sensibles ; et les testicules, qui n'en reçoivent que peu, le sont excessivement.

Ce n'est donc point toujours par l'anatomie qu'on peut reconnaître et déterminer le degré de sensibilité relative des organes ; c'est uniquement par l'observation.

Or, l'observation nous prouve que l'organe extérieur dont nous venons de parler, et dont certaines parties sont chargées de recueillir les sensations du tact, non-seulement agit, par cette destination même, avec une grande puissance sur le système cérébral, mais qu'il fait, en outre, ressentir, à chaque instant, ses affections aux organes pulmonaires, au diaphragme, à l'estomac, aux intestins, et généralement à tous les viscères abdominaux ; que l'estomac agit avec plus de puissance encore, peut-être, sur l'organe extérieur, sur le système entier de ceux de la génération, sur les forces motrices, et particulièrement sur le centre cérébral ; car il est très-vrai, comme l'a dit un poète philosophe, que l'estomac gouverne la cervelle.

L'observation prouve enfin que les organes de la génération exercent également l'influence la plus étendue et sur l'état, et sur les affections, et sur les fonctions particulières du cerveau, des muscles, de l'estomac, et même de tout le système cutané.

Je sens que je multiplie les répétitions. Je vous en demande pardon, citoyens ; mais vous devez reconnaître qu'elles tiennent au caractère même de cet ouvrage, dont les idées, j'ose le dire, étroitement enchaînées les unes aux autres, se développent et s'expliquent mutuellement; de sorte que celles qui suivent sont le plus souvent de simples corollaires de celles qui précèdent, et que le seul rappel de celles-ci semblerait presque toujours suffire pour la confirmation de celles-là. Mais, d'un autre côté, comme ces idées s'éloignent ordinairement beaucoup de la manière commune de voir, et que leurs principaux résultats sont absolument nouveaux, je dois continuellement craindre d'y laisser des nuages. Ainsi, je marche sans cesse entre deux inconvénients, ou de me répéter, ou de ne pas mettre ma pensée dans tout son jour. Or, le dernier me paraît, je l'avoue, de beaucoup le plus grave; et j'aime infiniment mieux laisser quelques redites fatigantes, que risquer de n'être pas entendu.

Nous nous bornerons cependant à quelques exemples pour chacun des genres d'influence organique dont il est question dans ce moment.

§ VI.

L'action de l'estomac sur le système musculaire ne tient pas uniquement aux effets que produit, dans ses divers états, la simple réparation nutritive, dont ce viscère est un des agents principaux; elle tient encore en grande partie à sa sensibilité particulière, et suit, par conséquent, toutes ses dispositions variables et capricieuses. L'affection nerveuse la plus légère et la plus fugitive de l'estomac suffit souvent pour résoudre à l'instant même toutes les forces motrices, pour faire tomber l'individu sans connaissance. L'énergie ou la débilité du même organe produit presque toujours un état analogue dans ceux de la génération. J'ai soigné un jeune homme chez qui la paralysie accidentelle de ces derniers avait été produite par certains vices de la digestion stomachique, et qui reprit la vigueur de son âge aussitôt qu'il eut recouvré la puissance de digérer. C'est surtout à raison des dispositions particulières de l'estomac que la circulation s'anime ou se ralentit, est régulière ou désordonnée; que la peau s'épanouit, ou se fronce et se resserre. Cette double circonstance règle la marche des mouvements qui, du centre, vont se répandre à la circonférence, et de ceux qui, de la circonférence, viennent se réunir dans le centre; elle augmente ou diminue la perspiration et l'absorption extérieures; elle établit entre elles de nouveaux rapports ressentis par toute l'économie animale. C'est elle encore qui détermine l'état organique des épanouissements nerveux cutanés, et qui par là modifie, en quelque sorte à son gré, leur action sensitive, et leur aptitude même à sentir. Enfin, de tous les organes essentiels, le cerveau, soit comme réservoir commun de la sensibilité, soit comme instrument direct des opérations intellectuelles, paraît être celui qui partage le plus vivement et le plus promptement toutes les dispositions de l'estomac, et toutes les impressions que ce viscère est susceptible de recevoir. On sait, d'après une expérience curieuse, qu'un seul grain de jaune d'œuf pourri est capable de produire au moment même où il a été avalé des éblouissements, des vertiges, la plus grande confusion d'idées, des angoisses inexprimables, enfin tous les symptômes de la fièvre maligne nerveuse (1); et que ces désordres peuvent cesser aussitôt que leur faible cause est rejetée par le vomissement naturel ou artificiel. Un grain d'opium, donné à propos, peut déterminer le sommeil le plus paisible et le plus doux; et quelquefois il produit ces effets salutaires sans avoir même été dissous par les sucs gastriques, comme on le voit évidemment lorsqu'au réveil une légère nausée le fait rendre encore tout entier.

Plénitude ou vacuité, activité ou inertie, bien-être ou malaise de l'estomac, tout, en un mot, jusqu'aux singularités les plus fugitives de son goût et de ses appétits, va retentir à l'instant dans le centre cérébral; et souvent on retrouve les traces de ses moindres caprices dans le caractère

---

(1) .Cette expérience a été faite par Bellini, et citée par Boerhaave, quoiqu'elle dérangeât beaucoup les théories de ce dernier.

ou la tournure des idées, et dans les déterminations volontaires les plus distinctes, aussi-bien que dans les penchants instinctifs les moins raisonnés.

Si, d'une part, les organes épigastriques, et particulièrement l'estomac, sont le centre de réunion ou le point d'appui intérieur des mouvements toniques oscillatoires qui vont du centre à la circonférence, et reviennent de la circonférence au centre; l'organe cutané, d'autre part, est leur point d'appui extérieur, et le terme où ils aboutissent. C'est vers lui que tend l'impulsion du flux; c'est de lui que part celle du reflux. Il soutient les efforts de l'action centrale; il la balance et la règle même à quelques égards, en modifiant celle qui la refoule au gré des impressions dont lui-même est affecté. Suivant les différents états de l'air, le tissu de la peau peut éprouver tous les degrés de resserrement ou de dilatation : il est tantôt plein de ton et de vie, tantôt lâche et languissant ; ses extrémités ou s'épanouissent pour aller au-devant de toutes les sensations, ou se resserrent et se dérobent à l'action des agents externes. Mais quelquefois c'est en vain qu'elles veulent éviter de sentir, puisque son tissu même peut recéler la cause des sensations pénibles. La répercussion de la transpiration cutanée, que le plus souvent accompagne une augmentation en quelque sorte proportionnelle d'absorption aqueuse, se fait rapidement sentir à l'épigastre, à tout le canal alimentaire, au poumon, au système cérébral. Le doux resserrement qu'éprouve la peau par l'action d'un froid modéré produit dans tous les organes internes un sentiment vif de bien-être. Son épanouissement constant, qui suit l'application d'une douce chaleur, transmet aux organes de la génération des séries non interrompues d'impressions agréables, qui les tiennent eux-mêmes dans un état d'excitation habituelle. Quelques-unes de ses maladies peuvent également provoquer d'une manière directe l'action de ces mêmes organes; seulement ce n'est plus alors l'agréable provocation du plaisir, c'est le plus ordinairement une irritation douloureuse, ce sont des désirs furieux et sans volupté. Quelquefois même le cuisant prurit qu'éprouve la peau se communique à tout le système nerveux, intervertit toutes les fonction cérébrales, et produit les plus singulières erreurs de l'imagination et des penchants.

Dans les deux Mémoires sur les âges et sur les sexes, nous avons déjà vu combien l'action des organes de la génération sur ceux de la pensée est étendue et puissante: nous avons vu non-seulement qu'une classe entière d'idées et d'affections est exclusivement due au développement des premiers; nous avons en outre reconnu que leur énergie, réglée par la modération des habitudes, est le principe fécond des plus grandes pensées, des sentiments les plus élevés et les plus généreux.

Mais ces organes, sans lesquels le système musculaire ne peut acquérir ni conserver sa vigueur, réagissent sur toutes les parties de l'épigastre; comme nous avons dit que toutes ces parties, et notamment l'estomac, agissent sur eux. Les impressions vivifiantes des désirs de l'amour sont vivement ressentie par le *cardia*, ou l'orifice supérieur de ce dernier, et par le diaphragme : l'un et l'autre ne partagent pas moins fidèlement l'état de langueur où l'abus des plaisirs fait tomber les organes de la génération. Qui pourrait, enfin, mettre en doute que ceux-ci se trouvent liés par d'étroites sympathies avec l'organe extérieur, lorsqu'on voit les divers changements dont ils sont susceptibles déterminer, arrêter, ou modifier directement la croissance des poils qui naissent et végètent dans son tissu, et, d'un autre côté, les désirs de l'amour augmenter si puissamment l'insensible transpiration, qu'un très-grave et très-savant médecin croyait pouvoir les regarder comme le meilleur diaphorétique connu?

§ VII.

Mais cette grande influence de certains organes sur d'autres n'est pas, sans doute, uniquement due au degré de leur sensibilité; l'importance de leurs fonctions est une autre circonstance que l'on doit considérer comme y concourant pour une grande part. L'observation ne laisse aucun doute sur ce point. Le foie, la rate, le poumon, quoique naturellement peu sensibles, ne laissent pas d'exercer une influence très-étendue sur plusieurs autres organes, ou même sur le système tout entier. C'est donc à la nature du rôle qui leur est attribué dans l'économie animale, qu'il faut imputer cette puissance d'action sympathique, dont semblait devoir les priver leur faible aptitude à sentir. Nous ne connaissons point au juste les vraies fonctions de la rate; mais on doit penser qu'elles ont une assez grande importance, en observant que ses maladies peuvent souvent troubler l'action de différents viscères abdominaux, et porter les plus grands désordres dans tout le système nerveux. On sait que le foie filtre un dissolvant nécessaire au complément de la digestion intestinale, et dont l'action stimulante sur tout l'appareil circulatoire et sur les fibres musculaires leur imprime un degré remarquable d'énergie. Quant au poumon, soit par son action directe sur la circulation sanguine, soit en sa qualité d'organe spécial de la respiration et de la sanguification, lesquelles entrent pour beaucoup à leur tour dans la production de la chaleur animale, cet organe est sans doute l'un des plus essentiels du corps vivant; et l'on ne doit pas s'étonner de voir ses affections si vivement ressenties par les autres organes principaux, et la nutrition de ces derniers, ainsi que l'état général des forces, dépendre, en grande partie, de la manière dont s'exécutent ses fonctions.

Ne négligeons pas d'observer, en outre, qu'il peut survenir de grands changements dans la sensibilité des organes : la sensibilité peut, en effet, diminuer dans les uns, augmenter dans les autres; et, par cette nouvelle distribution, établir entre eux de nouveaux rapports sympathiques, ou du moins altérer ceux qui dérivent de l'ordre primitif.

Les causes de ces changements se réduisent à l'augmentation vicieuse d'action dans les organes, à leur débilitation directe, à certaines maladies particulières dont ils peuvent être affectés.

Il doit paraître naturel que le surcroît d'action d'un organe important amène un surcroît proportionnel d'influence de sa part sur les autres organes qui sympathisent avec lui; car le premier devient souvent dans ce cas le terme d'une concentration de sensibilité; et toujours les mouvements d'où résulte son influence sont alors plus énergiques et surtout plus nombreux, puisqu'ils forment eux-mêmes la somme de son action.

Mais on doit en même temps trouver assez extraordinaire, au premier coup d'œil, que l'augmentation de sensibilité d'un organe soit fréquemment la suite de sa débilitation : rien cependant n'est plus certain; c'est même, comme le célèbre Cullen l'a fait remarquer, une loi générale du système nerveux, que l'état ou le sentiment de faiblesse devienne pour lui principe d'excitation.

Certaines maladies particulières peuvent produire également une augmentation notable d'influence relative de tel ou tel organe. Ainsi, par exemple, dans différents états de maladie, l'estomac et les organes de la génération agissent d'une manière plus directe et plus efficace sur les forces motrices et sur le cerveau. Mais ici l'on peut presque toujours attribuer un pareil effet au surcroît d'action ou à la concentration de la sensibilité, ce qui fait rentrer ce dernier cas dans l'un des deux précédents.

§ VIII.

CONCLUSION.

Si donc, on rassemble maintenant sous un seul point de vue les diverses circonstances qui déterminent et rendent plus puissante l'influence d'un organe sur certains autres organes particuliers, ou sur l'ensemble du système, on verra qu'elles se réunissent toutes en faveur de l'organe cérébral; c'est-à-dire, qu'il n'en est aucun qui doive exercer, d'après les lois de l'économie vivante, une somme d'action plus constante, plus énergique et plus générale.

1° Ses prolongements se distribuant à toutes les parties, et s'épanouissant, en quelque sorte, sur tous leurs points, elles ne lui sont pas seulement unies par les rapports d'une organisation commune et par ceux de continuité : sa substance entre encore dans leur intime composition; il y est présent partout.

2° Comme c'est par ses extrémités que les impressions sont reçues, tous les organes ne lui sont pas simplement analogues; ils lui sont entièrement homogènes, du moins par leur partie sentante.

3° Il est doué de la sensibilité la plus vive, ou plutôt il est, sinon la source de celle de tous les autres, du moins le réservoir commun qui la renouvelle et l'entretient.

4° Ses fonctions sont également importantes, soit comme imprimant la vie à toute l'économie animale, soit comme appartenant à l'organe propre de la pensée et de la volonté.

Ainsi, l'on voit que le système cérébral doit exercer constamment une puissance très-étendue sur toutes les parties de la machine vivante; et cette puissance doit devenir d'autant plus remarquable, qu'il exerce ses fonctions avec plus d'énergie et d'activité.

Nous ne pouvons donc plus être embarrassés à déterminer le véritable sens de cette expression, *influence du moral sur le physique;* nous voyons clairement qu'elle désigne cette même influence du système cérébral, comme organe de la pensée et de la volonté, sur les autres organes, dont son action sympathique est capable d'exciter, de suspendre et même de dénaturer toutes les fonctions. C'est cela; ce ne peut être rien de plus.

S'il en était besoin, cette conclusion pourrait être confirmée encore par la considération des circonstances qui donnent quelquefois accidentellement à l'influence dn système cérébral un surcroît d'étendue et d'intensité. On peut, en effet, réduire toutes ces circonstances, 1° à son accroissement d'action ou de sensibilité, 2° à sa débilitation, 3° à ses maladies; et, par conséquent, il est dans tous ces cas-là même soumis à des lois qui lui sont communes avec toutes les autres parties du corps vivant.

Ainsi donc, tous les phénomènes de la vie, sans nulle exception, se trouvent ramenés à une seule et même cause : tous les mouvements, soit généraux, soit particuliers, dérivent de cet unique et même principe d'action.

Telle est partout la simplicité de la nature. Elle prodigue les merveilles; elle économise les moyens. Mais l'esprit hypothétique de l'homme, partout où les effets lui paraissent compliqués ou différents, croit toujours au contraire devoir multiplier les ressorts. C'est ainsi que le cours des astres, les météores aériens, le mouvement des eaux de l'Océan, la germination, la fructification des végétaux, en un mot, tous les phénomènes de l'univers, furent d'abord soumis à autant de causes différentes. Apollon conduisit le char du soleil; Diane, celui de la lune; Jupiter gouverna l'Empirée, déchaîna les orages, alluma la foudre; Neptune souleva les mers; et Pan, Cérès, Flore,

Pomone se partagèrent l'empire des troupeaux, des moissons, des fleurs et des fruits. Il fallut un temps fort long pour arriver à n'admettre dans la nature qu'une seule force : peut-être faudra-t-il un temps plus long encore pour bien reconnaître que, ne pouvant la comparer à rien, nous ne pouvons nous former aucune idée véritable de ses propriétés; et que les vagues notions que nous avons de son existence étant uniquement formées sur la contemplation des lois qui gouvernent toutes choses autour de nous, la faiblesse de nos moyens d'observation doit resserrer éternellement ces notions dans le cercle le plus étroit et le plus borné.

DOUZIÈME MÉMOIRE.

Des Tempéraments acquis.

INTRODUCTION.

§ I.

Nous avons reconnu que la différence des tempéraments tient aux dispositions primitives du système, et à la manière dont s'exercent les fonctions ; que chaque tempérament est déterminé par les habitudes de la sensibilité générale, et par celles des organes particuliers.

Nous avons également reconnu que toute fonction, tout acte, tout mouvement quelconque, exécuté dans l'économie animale, est produit par des impressions antérieures, soit externes, soit internes ; que les impressions, en se réitérant, rendent les mouvements subséquents plus faciles ; qu'elles-mêmes ont d'autant plus de tendance à se reproduire, qu'elles ont eu lieu plus souvent, ou duré plus long-temps ; et qu'ainsi la répétition fréquente des mêmes impressions, et des mouvements qui s'y rapportent, est capable de modifier beaucoup l'action des organes, et même les dispositions primitives de la sensibilité.

Si donc les causes de certaines impressions agissent assez fréquemment, ou durant un temps assez long, sur le système, elles pourront changer ses habitudes et celles des organes; elles pourront conséquemment introduire les dispositions accidentelles, ou les tempéraments nouveaux, que ces habitudes constituent. Telle est la véritable source des *tempéraments acquis*.

Les dispositions accidentelles étant susceptibles de se fortifier de plus en plus, de se fixer et de se transmettre dans les races, les tempéraments acquis sembleraient pouvoir être considérés sous deux points de vue différents : je veux dire, comme produits éventuellement chez les individus, sans qu'on puisse en trouver le germe particulier dans leur organisation originelle ; ou comme développés lentement et successivement dans les générations, confirmés par l'action constante de leurs causes, et transmis des pères aux enfants, à travers une longue succession d'années. Mais il est évident que cette dernière classe rentre dans celle des tempéraments primitifs ou naturels. En effet, la nature est pour nous l'état ou l'ordre présent des choses, quelques changements ou quelques altérations qu'elles aient pu d'ailleurs subir dans les temps antérieurs : elles ne peut être, à nos yeux, l'état primordial, presque toujours nécessairement inconnu ; elle est uniquement l'ordre fixe des choses, tel que le passé nous l'a transmis. Il faut donc entendre par *tempérament naturel* celui qui naît avec les individus, ou dont ils apportent les dispositions en venant au jour ; et par *tempérament acquis*, celui qui se forme chez les individus par la longue persistance des impressions accidentelles auxquelles ils sont exposés.

Aux différentes époques de la vie, le système contracte de nouvelles dispositions : les fonctions des organes ne s'exécutent pas de la même manière ; il s'établit entre eux de nouveaux rapports. Dans les deux sexes, l'aptitude aux diverses impressions, et la tendance aux mouvements analogues, ne sont pas les mêmes ; les diverses habitudes organiques ont plus ou moins de propension à s'établir : il en est enfin qui sont, en quelque sorte, inséparables du sexe, ou dont le principe, agissant dans les individus dès le premier moment de la vie, se développe successivement avec toutes leurs autres facultés particulières. D'après ce qui vient d'être dit ci-dessus, ces deux genres de dispositions et d'habitudes sont encore étrangers à ce qui doit porter proprement le nom de *tempérament acquis*. Quoique tout tempérament de ce dernier genre ne se forme que successivement et par l'effet de certaines impressions dont plusieurs viennent du dehors, cependant sa cause fait partie des secrets de l'organisation primitive ; et il entre dans le plan de la nature, qu'il se manifeste constamment au temps marqué.

Les causes capables de changer ou de modifier le tempérament sont les maladies, le climat, le régime, les travaux habituels du corps ou de l'esprit.

Observons seulement que la puissance de ces causes est toujours subordonnée, jusqu'à certain point, aux tendances qui résultent de l'empreinte originelle. Si cette empreinte est profonde, l'expérience nous apprend qu'elle peut résister à toutes les impressions ultérieures; et lors même qu'elle est plus superficielle, elle tempère toujours l'action des causes qui tendent à l'altérer : car elle ne leur est soumise, qu'en tant que l'économie animale est susceptible de recevoir des séries d'impressions nouvelles; et le caractère de ces impressions dépend lui-même, en grande partie, des dispositions antérieures de tout l'organe sentant.

§ II.

Lorsqu'on suit avec attention la marche des différentes maladies, et qu'on les compare entre elles avec discernement, elles présentent, dans leurs phénomènes et dans leurs résultats, des caractères particuliers qui ne peuvent être méconnus. Chaque tempérament originel, chaque disposition primitive des organes modifie, sans doute, les effets des puissances délétères, ou morbifiques; et la souplesse de ressources qu'exige dans le médecin la juste application des moyens de traitement confirme, par la pratique, une vérité dont la théorie seule pourrait, en quelque sorte, fournir d'avance la démonstration. Mais chaque espèce de maladie n'en a pas moins sa nature propre : et, soit par celle de sa cause, soit par sa marche et sa terminaison, soit enfin par les traces qu'elle laisse après elle, certains signes distinctifs la caractérisent toujours aux yeux de l'observateur.

Une première différence générale divise dans la nature, comme dans nos classifications, les maladies en aiguës et chroniques. Ces deux genres ne sont pas moins dissemblables par leurs effets sur le système, que par la durée de leur cours. Dans les maladies aiguës, les mouvements sont, pour l'ordinaire, puissants et vigoureux : ces maladies deviennent souvent de véritables crises; c'est-à-dire, qu'elles servent à résoudre et à dissiper d'autres maladies antérieures, auxquelles les forces conservatrices n'ont opposé qu'une résistance inutile, ou dont l'art a vainement tenté la guérison. Dans les maladies chroniques, au contraire, la nature n'emploie que des moyens de réaction faibles et languissants. Aussi ne sont-elles presque jamais critiques : il est même assez rare que la nature les guérisse par une suite de mouvements réguliers; et, contre l'opinion reçue, c'est surtout dans leur traitement que se manifeste, et conséquemment que doit être invoquée la puissance de l'art, sans le secours duquel plusieurs d'entre elles sont communément incurables. Les changements que produisent dans le système les maladies aiguës, sont fréquemment utiles; ceux qui surviennent à la suite et par l'effet des maladies chroniques, sont presque toujours désavantageux.

Il est cependant vrai que si les fièvres vives continues, et même certaines fièvres d'accès, qui n'en doivent point être distinguées sous ce rapport, opèrent souvent la solution de plusieurs maladies chroniques antérieures; quelquefois aussi, par leur caractère opiniâtre et pernicieux, ou par le vice des moyens employés dans leur traitement, elles commencent la chaîne de diverses autres maladies chroniques subséquentes, dont on peut, à juste titre, les regarder comme les causes directes. Il est même constant que dans certains cas une maladie chronique très-caractérisée en fait disparaître une autre qui l'était moins, ou qui appartenait à des genres différents. Alors celle qui est survenue la dernière peut se guérir sans que la première reparaisse; de sorte qu'elle doit être considérée comme remplissant, à son égard, les fonctions de *crise*. Mais ce sont là des détails particuliers de théorie, sur lesquels il nous est absolument inutile de nous arrêter.

Quoi qu'il en soit, au reste, de la cause et de la nature des changements introduits dans le système par les différentes maladies, l'observation nous apprend qu'ils peuvent être portés jusqu'au point d'imprimer de nouvelles habitudes aux organes, ou de développer de nouveaux tempéraments.

L'introduction des nouvelles habitudes par les maladies est plus ou moins facile, suivant la nature des changements qu'elle exige ; les dispositions du système nerveux et l'état des organes ne s'altèrent pas avec la même promptitude dans tous les sens, ou ne retiennent pas les empreintes accidentelles avec le même degré de force et de fixité ; et les modifications diverses que les tempéraments peuvent subir par cette cause s'offrent plus ou moins fréquemment à l'observation. Ainsi, les maladies produisent presque toujours, et laissent après elles une prédominance notable du système sensitif sur les forces motrices. Il est, au contraire, assez rare que leur effet soit d'émousser la sensibilité de l'organe nerveux, et d'élever la puissance des organes musculaires au-dessus du rapport ordinaire. Le tempérament désigné sous le nom de *sanguin* se rapproche assez fréquemment du mélancolique ; le mélancolique ne se rapproche jamais, ou presque jamais de lui. Le bilieux revient avec peine, ou même il se refuse entièrement à revenir vers le sanguin ; il ne descend au phlegmatique que par une dégradation absolue de toute la constitution ; il passe plus facilement au mélancolique, en retenant toutefois plusieurs traits de son caractère primitif. Enfin, le phlegmatique acquiert souvent un surcroît de sensibilité qui lui fait imiter quelques-unes des habitudes du mélancolique; et quand il éprouve une augmentation simultanée et proportionnelle des forces musculaires, il peut imiter le sanguin; mais il diffère toujours beaucoup de l'un et de l'autre, et jamais il ne présente le moindre trait du bilieux (1).

Ordinairement les maladies hâtent ou préparent les développements de la sensibilité; le moral des enfants maladifs est généralement précoce. Quoique cet effet puisse quelquefois résulter d'impressions étrangères à l'état accidentel des organes, il est certain qu'en général l'affaiblissement ou le désordre des mouvements vitaux, en multipliant ou diversifiant les impressions reçues, communique au système nerveux un surcroît d'action; et même, dans certains cas, les altérations directes, produites par l'état morbifique, augmentent immédiatement les forces ou l'activité de l'organe pensant. Les affections de l'estomac et des entrailles, les engorgements des viscères hypocondriaques, les maladies des organes de la génération, augmentent presque toujours la mobilité du système, et rendent ses extrémités sen-

---

(1) Je me sers ici des mots reçus, sans m'écarter de la classification qu'ils supposent. Le lecteur peut voir, dans le sixième Mémoire, quel sens précis j'attache à ces mots, et quelle classification j'admets pour les tempéraments.

tantes plus susceptibles de toutes les impressions. Quand la marche chronique des mêmes affections permet que cet état devienne une véritable habitude, il se perpétue le plus souvent encore après que ses causes elles-mêmes ont entièrement disparu. Certaines affections mélancoliques ou vaporeuses développent tout à coup des facultés intellectuelles extraordinaires; elles font éclore des sentiments ignorés jusque alors de l'individu; et quoique leurs effets s'affaiblissent communément après la cessation finale des accès, communément aussi l'organe cérébral conserve des traces durables de ce mouvement singulier, que de grands désordres physiques peuvent seuls imprimer à toutes ses fonctions. Les fièvres aiguës ont fait disparaître quelquefois des causes d'imbécillité qui duraient depuis la naissance, ou qui s'étaient formées dans le premier âge; et d'un idiot on les a vues quelquefois faire un homme d'esprit, et même un homme distingué. On sait que le rachitis hâte, pour l'ordinaire, le développement moral des enfants : mais ses effets ne se renferment pas dans la première époque de la vie; ils s'étendent à toute sa durée; et les observateurs les plus superficiels n'ignorent pas que les personnes chez lesquelles il a laissé des empreintes visibles, sont en général remarquables par la finesse et la vivacité de leur esprit. Or, ces diverses maladies ne peuvent produire de semblables résultats, sans accroître l'activité du système nerveux, sans étendre ou rendre plus vive la faculté de sentir.

Telle est l'influence la plus ordinaire des maladies. Cependant toutes n'augmentent pas ainsi la sensibilité; quelques-unes, au contraire, la débilitent et l'émoussent. La plupart des affections du système absorbant et de l'organe cellulaire, et même une classe entière de celles des nerfs et du cerveau, frappent immédiatement, ou médiatement, de stupeur les facultés sentantes, sans rabaisser au même degré les forces musculaires et motrices. Bien plus, il en est dont l'effet direct est d'accroître ces dernières forces au-delà de toute proportion. Les maladies épileptiques, par exemple, offrent presque toujours les mouvements convulsifs les plus puissants, joints à l'hébétation profonde du système sensitif. A la suite de ces fièvres aiguës qui remplissent les fonctions de *crises* à l'égard d'autres maladies antérieures, les rapports mutuels de puissance et d'action entre les deux systèmes sentant et moteur changent ordinairement en faveur du dernier; et quoique la sensibilité ne diminue pas alors jusqu'au point de détruire l'équilibre, les organes musculaires acquièrent toujours l'exercice et le sentiment d'une plus grande vigueur.

Mais, malgré ces faits très-constants, et beaucoup d'autres analogues, dont on pourrait encore les fortifier, il est infiniment rare que les changements occasionés par les maladies, dans les habitudes des organes, développent le tempérament particulier qui caractérise la prédominance du système moteur sur le système sentant.

Quelques affections de poitrine, accompagnées de fièvre lente, introduisent assez souvent dans l'économie animale une partie des habitudes propres au tempéramment *sanguin*; et dans les cas, à la vérité peu communs, où la marche funeste de ces affections peut être arrêtée, les dispositions organiques développées par leur influence persistent encore, et peuvent devenir un état fixe et permanent. D'autres fièvres lentes, jointes à la débilité générale des organes, et dégagées de toute résistance spasmodique, amènent avec elles à peu près la même suite d'impressions, qui sont également susceptibles de prendre un certain caractère de fixité. On rencontre aussi dans la pratique quelques affections du système cérébral et nerveux, dont le propre est de rendre toutes les impressions heureuses et riantes, et d'attacher un sentiment d'aisance et de bien-être aux différentes fonctions.

Suivant le degré de leur violence, et suivant l'état dans lequel elles rencontrent le système, les maladies produisent des effets très-divers. Ainsi, les engorgements hypocondriaques, lorsqu'ils se forment dans un tempérament *sanguin*, le font passer au *bilieux*, s'ils sont légers; au *mélancolique*, s'ils sont prononcés très-fortement. Lorsqu'ils surviennent dans un tempérament *bilieux*, ils le font passer tantôt au *mélancolique doux*, tantôt au *maniaque emporté*. Ainsi, quelquefois les fièvres intermittentes résolvent ces mêmes engorgements, et chaque accès tend directement au but : d'autres fois, au contraire, ce sont elles qui les produisent; ils s'aggravent à mesure que les accès se multiplient, et les nouvelles incommodités qu'ils traînent à leur suite ne peuvent être utilement combattues, qu'autant qu'on joint à leurs remèdes propres ceux qui coupent la chaîne des mouvements fébriles. Or, dans ces diverses circonstances, les maladies ne laissent point, à beaucoup près, les mêmes empreintes dans les habitudes du tempérament. Ainsi, l'on voit encore les irritations extraordinaires des organes de la génération faire naître tour à tour, suivant l'état antérieur du système et leur propre degré d'intensité, les dispositions du *sanguin*, celles du *bilieux*, ou celles du *mélancolique*. Ces irritations peuvent même être portées au point de changer l'ordre de tous les mouvements, et d'altérer la nature ou le caractère des impressions.

Il est cependant quelques maladies qui produisent des effets constants sur les dispositions et sur les habitudes des organes. Les engorgements de la veine-porte, par exemple, entraînent constamment à leur suite les habitudes mélancoliques et les désordres nerveux que ces habitudes déterminent à leur tour. Nous avons vu que les affections chroniques de l'estomac et des entrailles augmentent la sensibilité dans le même rapport qu'elles affaiblissent les puissances de mouvement. Il en est de même de celles du diaphragme, qui les accompagnent presque toujours : leur effet immédiat est de faire prédominer les forces sentantes sur les forces motrices; comme, de leur côté, toutes les causes capables de refouler la sensibilité vers le centre nerveux accroissent, par cela seul, et dans des proportions presque indéfinies, les forces musculaires, tandis qu'elles semblent interrompre les communications de l'organe cérébral avec le monde extérieur, et suspendre, en quelque sorte, les sensations.

En général, pour influer sur le tempérament, une maladie doit pouvoir contribuer à produire les dispositions constantes des organes; elle doit même en faire partie. Pour l'altérer, il faut qu'elle efface leurs habitudes, et qu'elle les remplace par des habitudes nouvelles. Enfin, pour rendre le changement durable, il faut qu'elle ait réduit à l'inaction les causes déterminantes de l'état antérieur, ou du moins qu'elle imprime à celles de l'état actuel un degré considérable de puissance et de fixité.

§ III.

Le régime qui comprend toutes les habitudes de la vie, considérées dans leur ensemble, dépend, sous beaucoup de rapports, du climat, c'est-à-dire de toutes les circonstances physiques propres à chaque localité : mais il peut en être indépendant, à plusieurs autres égards; et c'est pour cela que, en cherchant à déterminer l'influence de l'un et de l'autre sur les opérations de l'intelligence et de la volonté, nous avons traité d'abord du régime, et puis du climat. En parlant de leur influence sur le *tempérament*, je ne pense pas que nous devions suivre le même ordre : comme ce que nous avons à dire touchant le climat se réduit à quelques observations générales, c'est par lui que nous allons continuer cet examen.

Les deux extrêmes du chaud et du froid produisent deux états du système animal entièrement opposés. Dans les pays très-froids, les forces musculaires sont actives et puissantes, les forces sensitives engourdies et faibles. Voilà ce qu'attestent les relations de tous les voyageurs, et notamment celles de Gmelin, de Pallas, de Linné, de Dixon, de Mears, de Vancouvers, etc. Dans les pays très-chauds, au contraire, les forces musculaires sont débiles et languissantes, tandis que la sensibilité est très-développée, très-étendue, très-vive. Voilà ce que certifient encore les médecins les plus célèbres qui ont exercé leur art dans ces derniers pays, tels que Kempfer, Bontius, Russel, Poissonnier, Bajon, Hillary, Chalmers, et plusieurs autres. Ainsi, le tempérament caractérisé par des impressions obscures peu nombreuses, et par le surcroît de puissance et d'action dans les organes du mouvement, appartient aux régions boréales; celui que caractérisent, au contraire, le grand nombre, la variété, la vivacité des impressions, et la débilité, l'inertie, ou du moins le défaut de tenue et de persistance des forces musculaires, appartient aux régions de l'équateur et des tropiques. Ajoutons seulement, pour compléter la dernière partie de l'observation, que des membres vigoureux peuvent se développer sous un ciel brûlant; mais que le système y contracte toujours des habitudes convulsives, et que ces habitudes ont elles-mêmes pour cause directe les écarts continuels d'une excessive sensibilité.

Un passage important d'Hippocrate, relatif aux habitants du Phase, et cité dans un des précédents Mémoires, nous a déja fait connaître le genre de climat capable de produire le tempérament appelé *phlegmatique*; c'est un sol humide et marécageux; c'est un air épais, chargé de vapeurs; ce sont des eaux stagnantes, saturées de l'infusion des végétaux éclos dans leur sein; ce sont, en un mot, toutes les circonstances locales propres à débiliter le système et à ralentir les mouvements vitaux.

A ce sujet, je ne puis déguiser que des hommes d'un grand mérite, et dont l'autorité doit, à tous égards, être imposante pour moi, croient devoir attribuer ce tempérament à d'autres causes, ou le caractériser par d'autres circonstances organiques. Suivant ces physiologistes, sa formation dépendrait du défaut d'équilibre entre les différents genres de vaisseaux ; il consisterait dans la prédominance habituelle du système absorbant. Cette opinion pouvait être facilement ramenée à ma manière générale de considérer les tempéraments ; et je conviendrai qu'elle s'est d'abord offerte à moi sous ce point de vue, et comme probable. Mais, après l'avoir examinée plus attentivement, j'avoue avec la même candeur, qu'il ne m'est pas possible de l'adopter. En effet, 1° les hommes du tempérament dit *phlegmatique* sont précisément ceux chez lesquels les absorptions internes se font avec le plus de lenteur et le plus incomplètement. 2° Les maladies qui se rapprochent de ce tempérament demandent, pour leur guérison, que les forces absorbantes soient excitées, qu'elles deviennent plus puissantes et plus actives. 3° Pour obtenir cet effet, on ne met point en usage des moyens qui fortifient exclusivement le système lymphatique sans agir sur les autres parties vivantes : les seuls qui soient véritablement efficaces augmentent également le ton de tous les organes, et stimulent à la fois tous les mouvements. 4° L'absorption qui se fait par les extrémités externes des vaisseaux se comporte absolument de la même manière que celles qui s'opèrent à l'intérieur. Une personne placée dans le bain absorbe une quantité d'autant moindre d'eau, que son tempérament est plus près du *phlegmatique*, et d'autant plus considérable, qu'il en est plus éloigné (1). Rien ne peut faire penser que les choses se passent autrement à l'égard de l'air atmosphérique, dont il est notoire que nos corps aspirent plus ou moins d'humidité. Remarquons seulement, que plus les individus sont faibles (et les phlegmatiques le sont tous, au moins

---

(1) Si je voulais établir une théorie et des lois générales à cet égard, je ne serais pas éloigné de penser que les sujets chez lesquels le système absorbant et lymphatique prédomine véritablement sont les vaporeux et les mélancoliques. Je les ai vus constamment absorber une quantité plus considérable de l'eau de leurs bains : c'est chez eux que l'absorption des boissons abondantes se fait le plus rapidement, et avec le moins de fatigue pour les organes de la digestion : il me paraît aussi que leur corps pompe avec une activité très-grande l'humidité de l'air; et peut-être est-ce à la même cause qu'il faut attribuer cette abondance extraordinaire de salive, ou d'urine aqueuse, qu'ils rendent incessamment.

Je vois, au contraire, toutes les résorptions se faire lentement, péniblement et d'une manière incomplète, chez les pituiteux, ou flegmatiques : un air humide les énerve; ils pompent très-peu de l'eau de leurs bains; les boissons abondantes leur fatiguent l'estomac et les intestins, et souvent elles passent chez eux tout debout, en dévoiement aqueux.

relativement), plus aussi la transpiration insensible est chez eux facilement répercutée : circonstance dont il faut tenir soigneusement compte, si l'on ne veut pas tomber dans de graves erreurs en évaluant la quantité réelle d'absorption.

Il y a cependant un fait qui paraît favorable à l'opinion dont je parle, et qui pourrait en avoir fourni la première indication. Dans certains cas d'hydropisie, l'accumulation des eaux augmente journellement bien au-delà du volume de la boisson et du poids total des aliments. On ne peut douter que ce surplus de fluide étranger ne provienne de l'humidité de l'air pompée avec plus de rapidité par les pores absorbants. Les observations ont, dans ces cas, prouvé que plus l'air devient humide, plus aussi cette quantité des eaux absorbées devient considérable; et, d'après les récits de plusieurs médecins très-dignes de foi, elle a quelquefois été si grande, qu'ils ont craint d'être taxés d'imposture en racontant ce qu'ils avaient sous les yeux. Mais supposons tous ces récits parfaitement exacts (et, quant à moi, je n'en conteste point la véracité), le surcroît d'action des vaisseaux absorbants cutanés ne prouvera point celui de leur force réelle; il peut en être de ces vaisseaux, dans le cas supposé, comme des intestins dans plusieurs cas de dévoiement, où l'action précipitée et tumultueuse de ces derniers organes est l'effet de leur énervation directe. D'ailleurs, ce sont uniquement ici les absorbants externes dont les fonctions paraissent jouir accidentellement d'un plus grand degré d'activité ; tous les autres sont au contraire plongés dans la plus profonde langueur.

La douceur du climat, la sérénité du ciel, la légèreté des eaux, la constance dans la température et dans la pureté de l'atmosphère, développent la sensibilité des extrémités nerveuses, et produisent l'aisance des mouvements. A ces circonstances physiques réunies appartiennent donc particulièrement les habitudes des organes, désignées sous le nom de *tempérament sanguin*. Une chaleur vive, des changements brusques dans l'état de l'air, une grande diversité dans le caractère des objets environnants, contribuent puissamment à produire le tempérament appelé *bilieux*. Le *mélancolique* paraît propre à des pays chauds, mais où les alternatives de température sont habituelles, dont l'air est chargé d'exhalaisons, et les eaux dures et crues, c'est-à-dire, saturées de sels peu solubles, ou de principes terreux. Une température douce et jointe à toutes les autres circonstances heureuses, mais agitée par des variations fréquentes, fournit les premiers traits du *sanguin-bilieux*; et, pour peu que le régime, les travaux et les diverses causes morales favorisent alors sa formation, ce tempérament devient bientôt commun à tout un pays. Les qualités qu'il produit ou qu'il suppose paraissent être les plus favorables au bonheur particulier et aux progrès de l'état social, tant à cause du juste degré d'activité qu'il imprime, que de la souplesse d'esprit et de la douceur des manières qui le caractérisent. En général, c'est ce tempérament qui prédomine en France. Si nous voulions entrer dans quelques détails, il serait facile de voir qu'il a constamment influé sur nos habitudes nationales, depuis que les travaux de la civilisation ont fixé définitivement notre climat. Le *bilieux-mélancolique* est, au contraire, le plus malheureux et le plus funeste de tous. C'est celui qui paraît propre aux nations fanatiques, vindicatives et sanguinaires. C'est lui qui détermine les sombres emportements des Tibère et des Sylla; les fureurs hypocrites des Dominique, des Louis XI et des Robespierre; les atrocités capricieuses des Henri VIII; les vengeances réfléchies et persévérantes des Philippe II: il joint l'audace et la violence à la profondeur de l'ambition et des ressentiments; et la noire terreur, qui le pousse de crime en crime, s'accroît encore de ses propres résultats.

Je répète ici, touchant le climat, ce que j'ai dit ci-dessus des maladies. Le climat ne change, n'altère, et même ne modifie le tempérament, que lorsqu'il agit avec assez de force, et pendant un temps assez long, pour effacer, au moins en partie, les habitudes antérieures des organes. Cependant ces deux genres de causes diffèrent essentiellement. La maladie est, en général, un état passager; et d'autres impressions font bientôt disparaître celles qui lui sont particulières. Le climat présente, au contraire, des caractères fixes; ses effets sont persistants : je veux dire qu'il suffit de rester dans un pays, pour vivre sans cesse environné des mêmes circonstances locales; pour éprouver l'action des mêmes objets; en un mot, pour recevoir constamment les mêmes impressions.

§ IV.

La puissance du climat paraîtra bien plus étendue, si l'on observe que celle du régime en dépend à plusieurs égards. En effet, c'est le climat qui détermine la nature des aliments et des boissons; il modifie l'air qu'on respire; il impose le plus grand nombre des habitudes de la vie; il invite plus particulièrement à certains travaux. L'action du régime ne peut donc être séparée que par abstraction, de celle du climat : ces deux causes agissent ordinairement de concert; et les changements les plus profonds et les plus durables que l'économie animale soit susceptible d'éprouver leur sont presque toujours dus en commun.

Ainsi, l'effet des aliments et des boissons sur les habitudes organiques semble ne pouvoir être complet que lorsqu'il est fortifié par celui du climat. Nous avons cependant observé, dans un autre Mémoire, que les habitants de pays très-voisins, et dont plusieurs circonstances physiques se ressemblent beaucoup, offrent les plus frappantes différences de tempérament et de constitution ; et nous avons reconnu que de bonnes ou de mauvaises eaux, des aliments fins ou grossiers, et l'usage ou la privation du vin, peuvent alors en être regardés comme la principale cause. Les Turcs habitent le même pays que les anciens Grecs : peut-on néanmoins apercevoir le moindre trait de ressemblance entre ces corps massifs, ces tempéraments immobiles, et les constitutions que nous ont dépeintes Hippocrate et les autres médecins ses compatriotes ? et les races des Grecs modernes, quoique mêlées partout avec celles de leurs stupides oppresseurs, n'en diffèrent-elles pas encore essentiellement à tous égards ? Les empreintes durables que laisse dans le système l'action répétée de l'opium et des autres narcotiques paraissent surtout établir de notables différences entre les peuples qui les emploient journellement, et ceux qui les réservent pour le traitement des maladies, ou qui ne les connaissent même pas.

On peut admettre, en général, que l'usage du vin joint à des aliments tout ensemble nourrissants et légers rapproche, à la longue, les tempéraments du *sanguin;* que les aliments grossiers, mais nourrissants, tendent à faire prédominer les forces musculaires; que les boissons stimulantes, comme le café, combinées avec l'usage des aromates, font, au contraire, prédominer les forces sensitives; que l'abus des épiceries et des liqueurs fortes pousse le tempérament vers le *bilieux;* que la production du *mélancolique* est puissamment favorisée par l'emploi journalier d'aliments de difficile digestion, et d'eaux crues et dures, particulièrement lorsque ces causes agissent de concert avec d'autres capables d'exciter vicieusement la sensibilité ; qu'enfin, l'habitude des narcotiques affaiblit directement le système nerveux, et qu'elle dégrade indirectement le système musculaire, quoiqu'un effet de ces substances soit d'augmenter momentanément, sinon l'énergie radicale, au moins la puissance d'action de ce dernier.

L'excès ou le défaut de sommeil peut aussi changer beaucoup, avec le temps, l'état général et particulier des organes. Cette circonstance est surtout capable d'introduire des rapports entièrement nouveaux entre les différentes facultés et les différentes fonctions.

Mais les travaux habituels exercent sur le tempérament une influence bien plus remarquable. Pour se convaincre que cela ne saurait être autrement, il suffit de considérer que, suivant leur différente nature, les travaux peuvent tantôt servir de moyens de guérison pour des maladies antérieures, et tantôt produire, comme artificiellement, des maladies nouvelles ; qu'ils déterminent presque toutes les habitudes accidentelles de la vie ; et que l'état moral et l'état physique leur sont également subordonnés sous un grand nombre de rapports.

Nous savons, par exemple, que les travaux qui

s'exécutent par de grands mouvements, et qui demandent de grandes forces musculaires, cultivent ces mêmes forces, les développent et les accroissent, tandis qu'au contraire ils émoussent la sensibilité du système nerveux. Nous savons aussi que les travaux sédentaires, qui n'exigent que peu de mouvements et point d'efforts physiques, énervent le système musculaire; et, pour peu qu'ils exercent le moral, ces travaux donnent à tout l'organe cérébral et sensitif un surcroît remarquable de finesse et d'activité. Les bûcherons, les portefaix, les ouvriers des ports, en un mot, tous les hommes de peine, sont moins sensibles et plus vigoureux; les cordonniers, les tailleurs, les brodeurs, etc., etc., sont plus faibles et plus susceptibles de toutes les impressions.

Quand les travaux ou les violents exercices du corps sont accompagnés de circonstances capables d'exciter vivement les passions de l'ame, ils impriment plus ou moins au tempérament les habitudes du *bilieux*. Voilà pourquoi ces mêmes habitudes semblent familières aux hommes de guerre et aux ardents chasseurs, particulièrement à ceux de ces derniers qui vont attaquer les bêtes farouches dans le sein des bois et dans le fond des déserts. Quand les travaux sédentaires sont de nature à beaucoup exercer l'organe moral, et que leur continuité produit, comme il arrive communément alors, l'engorgement des viscères hypocondriaques et de tout le système de la veine-porte, on voit, par suite, se développer en peu de temps non-seulement les affections nerveuses et les bizarreries d'imagination propres au tempérament *mélancolique*, mais encore tous les autres désordres des fonctions par lesquels il est pathologiquement caractérisé. C'est une observation qu'on n'a malheureusement que trop d'occasions de faire chaque jour chez les artistes, les gens de lettres et les savants.

Je crois inutile d'entrer ici dans le détail des maladies que les différents travaux peuvent faire naître : elles sont très-variées et très-nombreuses; et leurs effets sur le système sont plus ou moins fixes, comme plus ou moins importants.

Nous glisserons également sur celles dont certains travaux particuliers peuvent produire ou favoriser la guérison. Il est peu de maladies chroniques pour lesquelles l'exercice du corps ne soit directement utile : plusieurs d'entre elles ne demandent même pas d'autre traitement.

Il suffit d'indiquer ces deux causes secondaires d'altération du tempérament.

Mais si le tempérament peut être véritablement changé, c'est lorsque toutes les causes réunies agissent de concert : encore même serait-il assez difficile de citer des exemples bien constants d'un changement complet dans les dispositions du système; quand l'empreinte originelle est ferme et profonde, il est rare qu'elle s'efface. Les circonstances accidentelles de la vie y mêlent, à la vérité, d'autres empreintes plus superficielles; elles la modifient, elles donnent de nouvelles directions aux habitudes organiques; mais, ordinairement, c'est à cela que se borne leur effet. Ces modifications dans l'état du système, ces directions nouvelles des habitudes constituent ce qu'on peut appeler les *tempéraments acquis*: jamais ou presque jamais l'observation positive et la réalité des choses n'offrent rien de plus.

Les effets moraux des tempéraments acquis sont plus variés peut-être, et non moins étendus que ceux des tempéraments originels; mais ce que nous pourrions établir en général sur ce sujet rentrerait presque toujours dans des considérations exposées ailleurs assez en détail (voyez Mémoires 6, 7, 8 et 9); ou ce que nous pourrions ajouter encore nous forcerait de tracer des tableaux de maladies, et d'entrer dans des explications médicales, trop circonstanciés les uns et les autres, et qui seraient absolument étrangers au but et au plan de cet ouvrage.

FIN DU TOME QUATRIÈME.

TABLE DES MÉMOIRES

CONTENUS DANS CET OUVRAGE.

TOME TROISIÈME.

Premier Mémoire. Considérations générales sur l'étude de l'homme, et sur les rapports de son organisation physique avec ses facultés intellectuelles et morales.................................Page 1

Second Mémoire. Histoire physiologique des sensations... 103

Troisième Mémoire. Suite de l'histoire physiologique des sensations............................... 163

Quatrième Mémoire. De l'influence des âges sur les idées et les affections morales............... 229

Cinquième Mémoire. De l'influence des sexes sur le caractère des idées et des affections morales... 293

Sixième Mémoire. De l'influence des tempéraments sur la formation des idées et des affections morales... 366

Septième Mémoire. Influence des maladies sur la formation des idées et des affections morales..... 438

TOME QUATRIÈME.

Huitième Mémoire. De l'influence du régime sur les dispositions et les habitudes morales..... Page 1

Neuvième Mémoire. De l'influence des climats sur les habitudes morales.......................... 132

Dixième Mémoire. Considérations touchant la vie animale, les premières déterminations de la sensibilité, l'instinct, la sympathie, le sommeil et le délire.. 232

Onzième Mémoire. De l'influence du moral sur le physique................................ 394

Douzième Mémoire. Des tempéraments acquis... 429

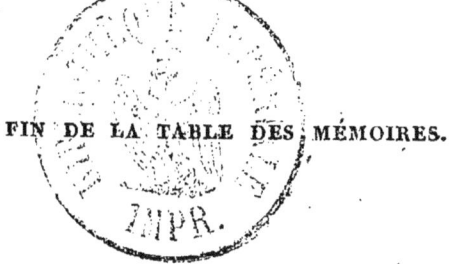

FIN DE LA TABLE DES MÉMOIRES.

RAPPORTS

DU

DU PHYSIQUE ET DU MORAL DE L'HOMME.

EXTRAIT RAISONNÉ

SERVANT DE TABLE ANALYTIQUE (1).

PRÉFACE.

L'ÉTUDE de l'homme physique est également intéressante pour le médecin et pour le moraliste.

Pour atteindre le but particulier que chacun d'eux se propose, ils ont également besoin de considérer l'homme sous le double rapport du physique et du moral.

On ne peut bien connaître l'un sans l'autre.

L'étude de l'homme moral n'a plus été fondée que sur des hypothèses métaphysiques, dès qu'on l'a séparée de celle de l'homme physique.

Locke et ses successeurs l'en ont rapprochée, mais pas encore assez.

Il faut replacer les sciences morales sur cette base.

C'est le but de cet ouvrage, c'est le seul moyen de les faire participer aux progrès rapides des sciences physiques, et de leur faire suivre une marche aussi sûre.

Le moment est favorable.

---

(1) Fait par le sénateur Destutt-Tracy.

La science sociale, la morale privée, et l'éducation y gagneront également.

Au reste, on ne trouvera ici ni applications à ces diverses sciences, ni discussions sur les causes premières. Il n'y sera question que de physiologie philosophique.

PREMIER MÉMOIRE.

Considérations générales sur l'étude de l'homme, et sur les rapports de son organisation physique avec ses facultés.

INTRODUCTION.

C'EST une belle et grande idée que celle de considérer toutes les sciences comme les rameaux d'une même tige.

Aucunes de ces branches ne sont unies plus étroitement, que l'étude physique de l'homme et celle des procédés de son intelligence.

C'est pour cela que l'Institut avait placé des physiologistes dans la section de l'analyse des idées.

§ I.

Nous sentons : et des impressions que nous recevons dépendent à la fois nos besoins et l'action des instruments destinés à les satisfaire.

Nous sommes déterminés à agir, avant de nous être rendu compte des moyens, et même de nous être fait une idée précise du but que nous devons atteindre.

C'est la marche constante de l'homme : elle se retrouve dans tous ses travaux.

La philosophie rationnelle et la physiologie ont toujours marché de front.

§ II.

Les premiers sages de la Grèce cultivèrent la médecine, la logique et la morale.

Pythagore, Démocrite, Hippocrate, Aristote et Épicure, fondèrent aussi leurs systèmes rationnels et leurs principes moraux sur la connaissance physique de l'homme.

On n'a point les écrits de Pythagore : mais la doctrine de la métempsycose et celle des nombres prouvent qu'il avait bien observé les éternelles transmutations de la matière, et la périodicité constante de toutes les opérations de la nature.

On ne connaît pas davantage les écrits de Démocrite : mais, puisqu'il faisait des dissections, il sentait le prix de l'observation et de l'expérience.

Nous connaissons mieux Hippocrate. Ses écrits nous prouvent qu'il avait, comme il le dit lui-même, porté la philosophie dans la médecine, et la médecine dans la philosophie.

Aristote est également recommandable par ses observations et par ses théories.

Épicure suivit les traces de Démocrite. Mais il fit un emploi vicieux du mot *volupté*.

Bacon, le restaurateur de l'art du raisonnement et le rénovateur de l'esprit humain, s'était occupé d'une manière particulière de la physique animale.

On en peut dire autant de Descartes.

Hobbes, l'élève de Bacon, n'avait pas cet avantage. Mais il est éminemment remarquable par la perfection de son langage.

Locke, au contraire, qui a fait faire tant de progrès à la philosophie rationnelle, avait étudié l'homme physique.

Charles Bonnet était encore meilleur naturaliste que métaphysicien.

Il est à regretter que ce genre de mérite ait manqué à Helvétius et à Condillac.

§ III.

La sensibilité est le dernier terme des phénomènes qui composent ce que nous appelons *la vie;* et elle est le premier de ceux dans lesquels consistent nos facultés intellectuelles: ainsi, le moral n'est que le physique considéré sous un autre point de vue.

Du moment que nous sentons, nous sommes; nous connaissons notre existence.

Et dès que nous avons pu nous assurer que la cause de nos impressions réside hors de nous, nous avons une idée de ce qui n'est pas nous.

La différence de nos impressions nous apprend la différence qui existe entre leurs causes, du moins relativement à nous.

Il n'existe pour nous de causes, que celles qui peuvent agir sur nos moyens de sentir; et de vérités, que des vérités relatives à la manière de sentir générale de la nature humaine.

Mais cette manière de sentir n'est pas toujours exactement la même.

Elle est différente entre les individus, suivant le *sexe*, et suivant l'organisation primitive ou le *tempérament*.

Elle varie dans le même individu, suivant l'*âge*, et suivant l'état de santé ou de *maladie*.

Elle est modifiée dans tous par le *climat* et par l'ensemble des habitudes physiques, ou le *régime*.

C'est là ce que doivent méditer le philosophe, le moraliste et le législateur; c'est ce qu'avaient déja observé les anciens.

§ IV.

Ils avaient distingué quatre tempéraments, ou constitutions physiques différentes, auxquelles correspondaient des dispositions morales analogues.

Ils appelaient *tempérament tempéré*, par excellence, celui qui est formé par le mélange le plus heureux des quatre autres.

C'est une espèce de beau idéal, dont se rapprochent plus ou moins tous les *tempéraments tempérés* réellement existants.

§ V.

Les modernes ont perfectionné et rectifié cette doctrine; ils n'ont pas tout attribué à certaines humeurs.

Ils ont pris en considération la prédominance ou des forces sensitives, ou des forces motrices;

La proportion des solides et des fluides;

Le développement, et la force ou la faiblesse relatives de certains organes;

Leurs communications sympathiques;

Enfin, l'action des maladies sur le moral, même avant que cette action vicieuse devienne ou *délire*, ou *manie*.

§ VI.

Pour pousser plus loin ces recherches, il faut surtout étudier les organes particuliers du sentiment.

Des expériences directes ont montré que ce sont bien véritablement les nerfs qui sentent;

Que c'est dans le cerveau, dans la moelle allongée, et vraisemblablement aussi dans la moelle épinière, que l'individu perçoit les sensations;

Et que l'état des viscères abdominaux influe fortement sur la formation de la pensée.

Beaucoup d'observations éparses jettent du jour sur plusieurs conséquences de ces vérités générales.

Ainsi il est prouvé que la connaissance de l'organisation répand déja beaucoup de lumières sur celle de la formation des idées.

Il faut encore qu'elle fournisse les bases de la morale.

La saine raison ne peut les chercher ailleurs : car les rapports des hommes dérivent de leurs besoins ; et leurs besoins moraux ne naissent pas moins de leur organisation, que leurs besoins physiques, quoique moins directement.

L'usage des *signes* de nos idées nous est nécessaire pour penser : et leur emploi fait naître en nous cette disposition appelée *sympathie*, par laquelle l'homme jouit et souffre avec ses semblables et, par suite, avec beaucoup d'autres êtres.

§ VII.

La connaissance de ces objets nous donne beaucoup de moyens d'influer sur le perfectionnement même de nos organes et de nos facultés.

On va donc les traiter dans l'ordre qui suit :
Histoire physiologique des sensations ;
  Influence,
1° Des âges,
2° Des sexes,
3° Des tempéraments,
4° Des maladies,
5° Du régime,
6° Du climat,
Sur la formation des idées et des affections morales.
Considérations sur la vie animale, l'instinct, la sympathie, le sommeil et le délire.
Influence, ou réaction du moral sur le physique.
Tempéraments acquis.

DEUXIÈME MÉMOIRE.

Histoire physiologique des sensations.

Aux différences et aux modifications des organes, correspondent constamment des différences et des modifications dans les idées et les passions.

L'histoire des sensations est destinée à remplir les lacunes qui séparent les observations de la physiologie, des résultats de l'analyse philosophique.

§ I.

Les impressions reçues par les parties sensibles sont également la source de toutes les *idées* et de tous les *mouvements vitaux*.

Mais, dans les déterminations des animaux, en est-il qui soient indépendantes de tout raisonnement et de toute volonté de l'individu, et qui méritent le nom d'*instinctives?*

Et dans les mouvements organiques, en est-il qui dépendent d'une propriété particulière, appelée *irritabilité*, distincte et indépendante de la sensibilité ?

Ces deux questions se tiennent.

Si l'on admet la deuxième supposition, on pourra, ou du moins on croira concevoir plus facilement la formation de nos diverses déterminations : on fera les déterminations instinctives dépendantes de l'irritabilité (ce qui, au reste, ne les expliquera guère).

Mais, si l'on admet la première, il y a quelques modifications à apporter dans la manière dont on explique ordinairement comment toutes nos idées et toutes nos déterminations nous viennent par les sens.

La deuxième question n'est guère qu'une question de mots, et ne change rien à l'analyse philosophique.

Il n'en est pas de même de la première; nous allons l'examiner.

§. II.

Vivre, c'est sentir.

Se mouvoir, est le signe de la vitalité.

Mais beaucoup de nos mouvements sont volontaires; d'autres s'exercent sans notre participation. Des effets si divers peuvent-ils être imputés à la même cause, la sensibilité ?

Expérience. Quand on lie, ou coupe tous les troncs des nerfs d'une partie, au même instant elle devient entièrement insensible, et la faculté de tout mouvement volontaire s'y trouve abolie : celle de recevoir quelques impressions et de produire de vagues mouvements de contraction subsiste encore quelque temps ; et bientôt arrivent la cessation totale de la vie, et la décomposition.

Conséquence. Les nerfs sont le siége particulier de la sensibilité. Ce sont eux qui la distribuent dans tous les organes, dont ils forment le lien général et alimentent la vie.

Les impressions isolées, les mouvements irréguliers qui subsistent encore quelques instants après la section, tiennent à des restes d'une sensibilité partielle qui ne se renouvelle plus.

L'irritabilité n'est qu'une conséquence de la sensibilité, et le mouvement un effet de la vie : car les nerfs sentent, mais ne se meuvent pas. Ils sont l'ame du mouvement des muscles, mais ne sont point irritables directement.

§ III.

Il résulte de là, 1° que les nerfs sont les organes de la sensibilité ; 2° que de la sensibilité seule dépendent les perceptions qui se reproduisent en nous ; 3° que les mouvements volontaires ne s'exécutent qu'en vertu de ces perceptions ; et que les organes moteurs sont soumis aux organes sensitifs, et ne sont animés et dirigés que par eux ; 4° que les mouvements involontaires et inaperçus dépendent d'impressions reçues dans les organes, lesquelles sont dues à leur sensibilité.

Observez pourtant que, quoique nous soyons fondés à distinguer la faculté de sentir de celle de se mouvoir, nous ne pouvons concevoir l'action de sentir, pas plus qu'aucune autre action, sans un mouvement quelconque opéré ; et qu'ainsi la sensibilité se rattache peut-être aux causes et aux lois du mouvement, source générale de tous les phénomènes de l'univers.

Quoi qu'il en soit, il est certain que nous recevons des impressions qui nous viennent de l'extérieur, et d'autres qui viennent de l'intérieur. Nous avons ordinairement la conscience des unes : le plus souvent nous ignorons les autres, et par conséquent la cause des mouvements qu'elles déterminent.

Les philosophes analystes paraissent avoir souvent négligé ces dernières, et donné exclusivement aux autres le nom de sensations.

§ IV.

Dans ce sens restreint du mot *sensation*, il est hors de doute que toutes nos idées et nos déterminations ne viennent pas des sensations; car beaucoup sont dues à des impressions internes, résultantes du jeu des différents organes.

Il resterait, 1° à déterminer quelles sont les idées et les déterminations qui dépendent particulièrement de ces impressions internes, 2° à les classer de manière qu'on pût assigner à chaque organe celles qui lui sont propres.

Cette deuxième opération est évidemment impossible; puisque l'individu n'a point la conscience de ces impressions, ou du moins ne l'a que confusément, et que les rapports du sentiment au mouvement y demeurent inaperçus pour lui.

La première est possible à un certain point.

§ V.

On doit rapporter aux impressions internes, 1° les déterminations qui se manifestent dans l'enfant et dans les jeunes animaux au moment de la naissance, et les passions qui se manifestent aussitôt sur leurs physionomies; 2° celles qui tiennent au développement des organes de la génération; 3° celles relatives, dans certaines espèces, à des organes qui n'existent pas encore; 4° l'instinct maternel; 5° les effets de la mutilation : en un mot, tout ce que l'on appelle *instinct*, par opposition à ce qu'on appelle *détermination raisonnée*.

Le mot *instinct*, dans cette acception, a une signification très-conforme à son étymologie (impulsion intérieure); et l'on voit pourquoi il est supérieur dans les espèces où il est moins troublé par le raisonnement.

C'est un pas de fait. Mais il reste une grande lacune entre les impressions, soit internes, soit externes, d'une part, et les idées et les déterminations morales, de l'autre. La philosophie rationnelle a désespéré de la remplir; la physiologie ne l'a pas encore tenté : voyons ce qu'il est possible de faire pour la diminuer.

§ VI.

1° On ne peut concevoir la sensibilité sans douleur, ou sans plaisir.

2° Dans le premier cas, il y a constriction des extrémités sentantes; dans le second, il y a épanouissement.

3° Pour produire le sentiment, l'organe sensitif réagit sur lui-même; comme, pour produire le mouvement, il réagit sur l'organe moteur.

4° La sensibilité agit à la manière d'un fluide dont la quantité est déterminée : si elle se porte avec abondance dans un de ses canaux, elle diminue proportionnellement dans les autres.

5° La réaction part toujours d'un des centres nerveux; et l'importance de ce centre est proportionnée à celle des fonctions vitales que cette réaction détermine, et à l'étendue des organes qu'elle met en jeu.

§ VII.

Mille faits particuliers, mille exemples de divers centres sensitifs manquant en tout, ou en partie, prouvent ces vérités, et nous montrent le cerveau, ou centre cérébral, comme le digesteur spécial, ou l'organe sécréteur de la pensée; et les centres inférieurs, comme les causes suffisantes des fonctions vitales et des facultés instinctives.

§ VIII.

CONCLUSION.

Les conclusions particulières de ce Mémoire sont celles que nous avons recueillies paragraphe par paragraphe. La conclusion générale est que la devise de la cause première est celle-ci : *Je suis ce qui est, ce qui a été, ce qui sera ; et nul n'a connu ma nature :* et que, pour pénétrer dans l'intelligence des causes secondes, le grand intérêt de l'homme est *de se connaître lui-même.*

TROISIÈME MÉMOIRE.

Suite de l'histoire physiologique des sensations.

§ I.

INDÉPENDAMMENT des impressions que l'organe sensitif reçoit de ses extrémités sentantes tant internes qu'externes, il en reçoit de directes par l'effet de changements qui se passent dans son intérieur.

Certaines maladies, telles que des folies, des épilepsies, des des affections extatiques, le prouvent.

Les impressions que lui procurent la mémoire et l'imagination sont très-souvent de ce genre, c'est-à-dire qu'elles ont lieu sans excitateur étranger.

L'organe sensitif réagit sur ces impressions spontanées comme sur les autres, et elles se comportent absolument de même : il en tire des jugements et des déterminations; il imprime en conséquence des mouvements aux parties musculaires : et ces actions et réactions affectent tantôt tout le système, tantôt quelques-unes de ses parties; elles se renforcent par leur durée, etc., etc.

§ II.

Les mouvements qui dépendent de ces impressions spontanées de l'organe sensitif suivent les mêmes lois qu'elles.

Tout mouvement des parties vivantes suppose dans le centre nerveux qui l'anime un mouvement analogue, dont il est la représentation.

Général, ou partiel, l'un ressemble toujours à l'autre. Il s'étend par sympathie dans divers organes, ou se concentre dans un seul, suivant les relations ou les irritations locales: il suit la même marche et présente le même caractère qui spécifie les impressions de la sensibilité.

En un mot, il y a dans l'homme un autre homme intérieur; c'est le centre cérébral, c'est tout l'organe sensitif.

Cet homme intérieur est doué d'une activité continuelle qui lui est propre, et qui dure autant que la vie.

Les effets de cette activité sont plus marqués et plus puissants pendant le sommeil que pendant la veille, parce qu'elle est moins troublée par les impressions venant des extrémités sentantes internes et externes.

§ III.

L'action de la pensée exige l'intégrité du cerveau; mais on ne peut établir avec exactitude en quoi consiste cette intégrité. Seulement certains états du cerveau sont toujours accompagnés de dérangements dans les fonctions intellectuelles.

Pour qu'elles s'exécutent bien, il faut de plus que les impressions soient reçues d'une manière convenable.

La manière dont s'exécutent les mouvements dépend aussi de cette circonstance; et il faut surtout qu'il y ait une espèce d'équilibre entre les forces musculaires et les forces sensitives.

L'excès de ces dernières peut, suivant les cas, exalter ou dégrader les forces motrices; leur langueur les engourdit et les éteint.

Quoique les divers dérangements de ces deux espèces de forces présentent des phénomènes qui semblent contradictoires, ils montrent tous que les unes et les autres partent du même centre, le centre cérébral, et proviennent d'une même circonstance de la matière organisée, *la sensibilité.*

§ IV.

Les idées et les déterminations que produit l'organe sensitif, en vertu des impressions qu'il reçoit, suivent les mêmes lois que les mouvements qu'il imprime à l'organe musculaire, en vertu de ces mêmes impressions.

Celles de ces idées et de ces déterminations qui naissent d'impressions reçues dans le sein même de l'organe sensitif sont les plus persistantes, les plus tenaces, en un mot, essentiellement dominantes. Telles sont les principales dispositions maniaques.

Celles qui viennent d'impressions reçues par les extrémités sentantes internes, et dans les organes qu'elles animent, tiennent le second rang. Ce sont les idées et les déterminations instinctives.

Enfin, les moins profondes et les moins continues sont celles qui arrivent par les extrémités sentantes externes et par les organes des sens : ce sont les *sensations* proprement dites; ces dernières ont occupé presque exclusivement les idéologistes.

A raison de l'organisation du sens par lequel elles ont été reçues, les impressions ont une relation plus ou moins directe avec l'organe de la pensée.

§ V.

La pulpe cérébrale, qui se distribue avec uniformité dans les troncs principaux des nerfs, paraît partout la même; et tous les sens ne sont que différentes espèces de tact qui affectent diversement cette pulpe nerveuse.

Mais dans la peau, l'organe spécial du tact proprement dit, ses extrémités sont très-enveloppées et recouvertes.

Elles le sont moins dans l'organe du goût, moins encore

dans celui de l'odorat, encore moins dans celui de l'ouïe ; et enfin elles sont presque à nu, et ont un grand épanouissement dans l'organe de la vue.

§ VI.

C'est une loi constante de la nature animée, que le retour fréquent des impressions les rend plus *distinctes*, c'est-à-dire moins embarrassées les unes dans les autres; et que la répétition des mouvements les rend plus faciles et plus précis; mais c'est une loi non moins constante et non moins générale, que des impressions trop vives, trop souvent répétées, ou trop nombreuses, s'affaiblissent par l'effet direct de ces dernières circonstances (1).

Le tact, continuellement exercé sur toute la surface du corps, reçoit trop d'impressions, et des impressions trop souvent capables de le rendre obtus et calleux. C'est pour cela que, quoique le sens le plus sûr, il n'est pas celui dont les impressions, dans l'état ordinaire, laissent les traces les plus nettes, et se rappellent le plus facilement.

Le tact est le premier sens qui se développe; c'est le dernier qui s'éteint. Il est, en quelque sorte, la sensibilité elle-même; et son entière et générale abolition suppose celle de la vie.

Le discernement du goût se forme lentement; et il n'est rien de plus difficile que de se rappeler ses impressions. La

---

(1) On dit avec fondement, que les impressions répétées jusqu'à un certain point ne sont presque plus perçues; mais c'est uniquement par l'une des raisons qui sont notées dans le texte: car il reste toujours vrai qu'on apprend à sentir, c'est-à-dire, à *remarquer* et à *distinguer* les impressions qu'on reçoit; que ces impressions sont mieux *remarquées* et *distinguées* quand on y a donné plusieurs fois un certain degré d'attention; et que c'est par l'enchaînement facile des impressions et des mouvements, fruit nécessaire de l'habitude, que les unes et les autres ont enfin lieu, sans presque aucune conscience du *moi*.

raison en est que ces impressions sont de leur nature courtes, changeantes, multiples, tumultueuses, souvent accompagnées d'un désir vif, et qu'elles s'unissent au bien-être de l'estomac, et ensuite à celui du cerveau, qui les troublent.

Quand les impressions de l'odorat sont fortes, elles émoussent promptement la sensibilité de l'organe ; quand elles sont constantes, elles cessent bientôt d'être aperçues. C'est pourquoi elles laissent peu de traces dans le cerveau, et sont très-difficiles à rappeler, au moins volontairement.

Mais elles retentissent vivement dans tout le système nerveux, dans le canal alimentaire, et surtout dans les organes de la génération. Aussi très-souvent elles se retracent d'une manière tout-à-fait involontaire, et poursuivent l'individu avec opiniâtreté. La véritable époque de l'odorat est celle de la jeunesse et de l'amour ; son influence est presque nulle dans l'enfance, et faible dans la vieillesse.

La vue et l'ouïe sont les deux sens qui nous donnent les impressions dont le souvenir est le plus durable et le plus précis.

La raison en est, pour l'ouïe, l'usage du langage articulé, et peut-être aussi celui du caractère rhythmique de ses impressions ; car notre nature se plaît singulièrement aux retours périodiques, et tout s'opère en nous à des époques et après des intervalles déterminés.

Pour l'œil, c'est non-seulement parce qu'il est continuellement exercé, et que ses impressions s'unissent à tous nos besoins, à toutes nos facultés ; mais encore parce qu'il peut continuellement les renouveler, les prolonger, les séparer les unes des autres.

Observez sur les sens en général, qu'il est bien vraisemblable que la perception se fait au même lieu que la comparaison ; et que le siége de la comparaison est bien évidemment le centre commun des nerfs.

C'est même là ce qu'on doit entendre par le *sens interne*.

Cependant on peut croire que chaque sens, pris à part, a

sa *mémoire* propre. Quelques faits de physiologie semblent l'indiquer relativement au tact, au goût et à l'odorat; et ce qui paraît le prouver pour l'ouïe et la vue, c'est que très-souvent des sons et des images se renouvellent avec un degré considérable de force, et même d'une manière fort importune.

CONCLUSION.

La manière de recevoir des sensations, nécessaire pour acquérir des idées, pour éprouver des sentiments, pour avoir des volontés, en un mot, pour *être*, diffère suivant les individus. Cela dépend de l'état des organes, de la force, ou de la faiblesse du système nerveux, mais surtout de la manière dont il sent.

Il convient donc d'examiner successivement les changements qu'apporte dans la manière de sentir, la différence des des âges, des sexes, des tempéraments, des maladies, du régime et du climat. C'est ce que nous allons faire dans les six Mémoires suivants.

QUATRIÈME MÉMOIRE.

De l'influence des âges sur les idées et sur les affections morales.

INTRODUCTION.

Tout est en mouvement dans la nature : tout est décomposition et recomposition, destruction et reproduction perpétuelles.

§ I.

La durée et les modes successifs de l'existence des différents corps, sous la forme qui leur est propre, dépendent moins de leurs matériaux constitutifs que des circonstances qui président à leur formation.

Des différences essentielles et constantes dans les procédés de leur formation distinguent et classent ces êtres.

Les compositions et décompositions des corps, qu'on peut appeler *chimiques*, se font suivant des lois infiniment moins simples que celles de l'attraction des grandes masses.

Les êtres organisés existent et se conservent suivant des lois plus savantes que celles des attractions électives.

Entre le végétal et l'animal, quoique tous deux obéissent à des forces qui ne sont proprement ni mécaniques, ni chimiques, il y a encore des différences générales et profondes.

Dans les plantes dont l'organisation est la plus grossière, on observe des forces exclusivement propres aux corps organisés, et des caractères absolument étrangers à la nature animale. Les animaux les plus informes offrent certains phénomènes qui n'appartiennent qu'à la nature sensible.

C'est dans les végétaux que la gomme, ou le mucilage, commence à se montrer; et c'est par l'effet de la végétation qu'il devient susceptible de s'organiser, d'abord en tissu spongieux, puis en fibres ligneuses, en écorce, en feuilles, etc.

Dans les animaux, on trouve d'abord la gélatine, ensuite la fibrine, l'albumine, etc., qui deviennent tissu cellulaire, fibre vivante, membranes, vaisseaux, parties osseuses.

Le mucilage a une forte tendance à la coagulation; la gélatine en a une plus grande encore.

Remarquons seulement que le *gluten* des graines très-nutritives se rapproche singulièrement de la fibrine animale; il en contracte l'odeur, il fournit les mêmes gaz; et ces gaz se retrouvent aussi dans quelques plantes qui ont la propriété de réveiller les forces assimilatrices des animaux, et dont ils aiment la saveur piquante.

A ces éléments se joint un principe inconnu quelconque, soit fixé dans les germes, soit répandu dans les liqueurs séminales; et les combinaisons de la vie commencent.

Dans les animaux, c'est avec le système nerveux que ce principe vivifiant s'identifie.

La fibre charnue et musculaire paraît être le produit de la combinaison de la pulpe nerveuse avec le mucus fibreux du tissu cellulaire.

§ II.

Aussi, verrons-nous le tableau des organes et des facultés varier principalement suivant les différents états du système nerveux et du tissu cellulaire.

Dans les jeunes plantes le mucilage est abondant, aqueux, et sans propriétés prononcées; les principes plus actifs qui caractérisent les différentes parties et les différentes espèces s'y développent plus tard.

Il en est de même de la gélatine qui, par degrés, devient fibrine dans les jeunes animaux; d'abord, elle n'est qu'un mucilage à peine animalisé, et elle éprouve les mêmes altérations successives.

Les végétaux rendent l'air plus salubre pour les animaux; et les animaux rendent la terre plus fertile pour les végétaux.

Ceux-ci sont la première base de la nourriture des autres: et la gélatine fibreuse s'animalise progressivement, en passant par les organes des diverses espèces qui vivent les unes des autres.

§ III.

Aussi les plantes dont les produits se rapprochent de la matière animale sont, dans plusieurs occasions, des aliments trop nourrissants ou trop énergiques; et les matières animales trop élaborées deviennent une nourriture pernicieuse.

§ IV.

Pendant que, chez les animaux, ces changements se passent dans la gélatine, et dans l'organe cellulaire qui en est le grand réservoir, le système nerveux en éprouve d'analogues; et ses rapports avec les organes varient de jour en jour.

Son action sur eux est d'abord vive et prompte; puis, plus forte et plus mesurée; enfin, lente et languissante.

Entrons dans quelques détails.

§ V.

Dans les enfants, la multiplicité des vaisseaux et l'irritabilité des muscles sont très-grandes, ainsi que la distension des glandes et de tout l'appareil lymphatique.

Il résulte de là une grande mobilité, jointe à une grande faiblesse musculaire et à des opérations tumultueuses.

§ VI.

Tous les phénomènes physiques et intellectuels du premier âge répondent à ces données.

Ensuite le cerveau perd par degrés de son volume proportionnel: mais son action et celle des autres stimulus deviennent plus fermes, sans cesser d'être aussi vives; de là naissent les effets que nous présente l'époque de sept à quatorze ans.

§ VII.

Dans l'enfance, la tendance des humeurs les pousse vers la tête. A l'approche de l'adolescence, elles commencent à se porter à la poitrine, avec laquelle les organes de la génération ont une relation cachée, mais intime.

Bientôt ces derniers organes entrent en action; et il s'introduit dans l'économie animale un nouveau principe qui en accroît la chaleur et la force.

La jeunesse n'est guère que la continuation de l'adolescence développée; et elle se termine vers vingt-huit ou trente-cinq ans.

§ VIII.

Tant que dure la supériorité des forces sur les résistances, la pléthore sanguine est dans le système artériel; et le sentiment de bien-être et de confiance subsiste.

Mais, quand l'action de la vie commence à être balancée par la rigidité des parties solides, la pléthore veineuse se manifeste : la sagesse et la circonspection remplacent l'audace; et bientôt les embarras de la veine-porte et des viscères abdominaux amènent l'état d'anxiété et de mélancolie.

Telles sont les affections de l'âge mûr, qui dure jusqu'à quarante-neuf et même jusqu'à cinquante-six ans; et ces dispositions morales se manifestent avec les affections physiques correspondantes, quand celles-ci paraissent avant le temps.

§ IX.

Vers la fin de l'âge mûr, il survient un commencement de décomposition dans les humeurs, et à sa suite arrivent la goutte, la pierre, le rhumatisme, les dispositions apoplectiques.

Quelquefois l'acrimonie des humeurs excite une réaction de l'organe nerveux sur lui-même, et produit momentanément une sorte de seconde jeunesse; mais bientôt le vieillard existe, agit et pense avec difficulté, ne songe qu'à lui, et enfin n'aspire qu'au repos qui doit finir cet état pénible.

§ X.

Si, lorsque la mémoire nous abandonne, on se rappell mieux les impressions de l'enfance que celles reçues postérieurement, c'est que la vivacité de ces premières impressions, leur facile et fréquente répétition, la rapide communication des divers centres de sensibilité, les a, pour ainsi dire, identifiées avec l'organisation, et rapprochées des opérations automatiques de l'instinct.

Il est encore à remarquer que, dans la vieillesse, la faiblesse du cerveau, et celle des opérations qui le font sentir, rendent à ces déterminations la même mobilité et les mêmes caractère qu'elles ont eus dans l'enfance. Les extrêmes opposés se ressemblent.

CONCLUSION.

Enfin, les sensations qui accompagnent la mort sont naturellement analogues à celles qui dominent au moment où elle arrive, comme le caractère des maladies est, en général, analogue à celui des âges.

CINQUIÈME MÉMOIRE.

De l'influence des sexes sur le caractère des idées et des affections morales.

INTRODUCTION.

Le plus grand acte de la nature est la reproduction des individus et la conservation des races.

Elle y emploie une multitude de moyens divers; et toutes les qualités d'un être animé dépendent, en très-grande partie, des circonstances de sa production, et des dispositions des organes qui y sont destinés.

Cela est vrai surtout de l'homme, l'être le plus éminemment sensible, et le seul dont il sera question dans ce Mémoire.

§ I.

L'homme naît capable de vivre de sa vie propre; il n'a pas besoin d'incubation comme les ovipares; mais il a long-temps besoin de secours : l'époque où il peut se reproduire est tardive.

Toutes ces circonstances ont la plus grande influence sur ses facultés et sur ses habitudes.

Dans l'espèce humaine, les deux sexes diffèrent, en outre, dans toutes les parties de l'organisation.

§ II.

Mais ces différences sont faiblement marquées dans la première enfance : elles ne se prononcent distinctement qu'aux approches de la puberté.

La faiblesse musculaire porte les femmes à des habitudes sédentaires et à des soins plus délicats; les hommes ont besoin de plus de mouvement et d'un plus grand exercice de leur vigueur.

§ III.

Pour concevoir comment ces dispositions diverses peuvent dépendre de l'influence des organes de la génération, il suffit de remarquer, 1° que les parties animées par des nerfs venant de différents troncs sont plus sensibles et plus irritables, et que les parties génitales sont éminemment dans ce cas;

2° Que l'action de tout le système nerveux est puissamment et diversement modifiée, lorsque quelques-unes des parties avec lesquelles il correspond commencent, ou cessent d'agir, ou éprouvent des affections insolites;

3° Que les parties essentielles des organes de la génération sont de nature glandulaire; et l'on sait combien l'état des glandes influe sur celui du cerveau;

4° Que ces organes préparent une liqueur particulière qui, refluant dans la circulation générale, lui donne une énergie nouvelle;

5° Qu'apparemment les dispositions primitives inconnues qui sont cause que l'embryon est mâle ou femelle, le sont aussi des différents effets des deux sexes.

§ IV.

Chez les femmes, la pulpe cérébrale est plus molle, et le tissu cellulaire plus muqueux et plus lâche; tandis que chez les hommes la vigueur du système nerveux et celle du système musculaire s'accroissent l'une par l'autre.

§ V.

Aussi, à l'époque de la puberté, les organes de la génération agissent diversement chez les unes et chez les autres ; leur développement rend la différence des sexes plus marquée ; mais ce développement a des effets communs dans tous deux.

Il produit un mouvement général dans tout l'appareil lymphatique, et cause le gonflement des glandes ; le sang commence à prendre certaines directions nouvelles et une plus grande activité : des dispositions intérieures particulières se manifestent.

§ VI.

Si cette révolution échoue, il s'ensuit une maladie propre à cet âge, connue sous le nom de *pâles couleurs*.

Tous ces effets sont plus sensibles dans les jeunes filles, à cause de la contexture molle de tous leurs organes : cependant, ils existent de même dans les garçons.

§ VII.

Mais l'homme et la femme jouent un rôle différent dans ce grand acte de la reproduction, dont la nature leur a fait un besoin pressant et le premier de leurs intérêts.

La femme peut y être contrainte : l'homme ne peut qu'y être excité.

Par cela seul, leur existence est déterminée ; toutes leurs habitudes morales sont, pour ainsi dire, obligées.

La perfection de l'homme est la vigueur et l'audace ; celle de la femme est la grace et l'adresse : et cela est vrai, au jugement de tous deux ; car tous deux ont le même but.

Aussi, partout où les appétits brutaux prédominent, la femme est tyrannisée.

Elle parvient à l'égalité, à proportion que les besoins moraux se développent.

Et si ces derniers, en se développant, prennent une direction fausse, l'adresse et la grace peuvent même, pour le malheur commun et pour le leur propre, faire arriver les femmes jusqu'à la supériorité.

La sensibilité vive et la faiblesse musculaire de la femme sont, de plus, nécessaires à ses fonctions ultérieures dans l'association, la conception, la gestation, l'accouchement, la lactation, le soin des enfans; elles le sont aussi pour qu'elle puisse se prêter aux dérangements perpétuels de sa propre santé.

§ VIII.

L'homme agit sur toute la nature par sa force: la femme agit sur l'homme sensible par sa grace; elle est propre à remplir ses autres fonctions par son extrême mobilité.

Le développement de l'embryon dans l'utérus, les soins qu'elle donne à l'enfant, au malade, etc., en sont les effets.

§ IX.

Le caractère des idées et des sentiments dans les hommes et dans les femmes correspond à leur organisation, et à leur manière de sentir.

Ce qu'ils ont de commun est de la nature humaine; ce qu'ils ont de différent est du sexe.

L'un et l'autre ont également tort de sortir de leur rôle: leurs rapports sont rompus dans l'association, et leurs efforts sans objet.

§ X.

Ces différences originelles dans l'organisation de l'homme et de la femme sont cause que le premier développement des organes de la génération fait naître dans l'un l'instinct d'audace et de timidité; dans l'autre, celui de pudeur et de coquetterie; mais dans tous deux une exaltation de la sensibilité et des facultés intellectuelles qui souvent se ralentit bientôt.

C'est aussi à cette époque seulement que commence à se manifester la folie.

Chez les femmes, l'exaltation de la sensibilité se renouvelle souvent dans le temps des règles et dans celui de la gestation. C'est encore une conséquence de leur organisation plus mobile, qui est cause aussi de la plus grande influence qu'ont chez elles les organes de la génération.

§ XI.

La puberté est encore l'époque de la cessation de plusieurs maladies et de l'apparition de plusieurs autres ; par suite, elle donne naissance à diverses affections.

La privation, ou l'abus des plaisirs vénériens en peuvent être l'origine. En général, dans ce genre, les femmes supportent moins la privation, et les hommes l'excès.

§ XII.

Il y a des rapports entre les affections de la gestation et de la lactation, et celles de la génération.

L'individu entre dans un nouvel ordre de choses quand il perd la faculté d'engendrer, comme quand il l'acquiert. Ces deux passages sont plus marqués chez les femmes.

§ XIII.

Chez elles, ce second passage laisse souvent place à des retours pénibles. Quand il s'opère d'une manière naturelle, elles redeviennent, pour les inclinations, ce qu'ont toujours été les filles restées filles.

§ XIV.

Chez les hommes, la mutilation, ou le développement imparfait des organes de la génération, dégrade également le physique et le moral. L'un et l'autre engendrent la pusillanimité de tous les genres.

La perte de la faculté d'engendrer, par l'effet de l'âge, n'entraîne pas les mêmes conséquences, parce que la nature a reçu toute son empreinte.

CONCLUSION.

Il n'est pas question ici de ce qu'on appelle communément *l'amour*; parce que l'amour, tel que le peignent presque toutes les pièces de théâtre, et presque tous les romans, n'entre point dans le plan de la nature. C'est une création de la société compliquée.

Mais, à mesure que la raison s'épure et que la société se perfectionne, l'amour devient plus réel et moins fantastique, et par conséquent plus heureux et moins théâtral.

SIXIÈME MÉMOIRE.

De l'influence des tempéraments sur la formation des idées et des affections morales.

INTRODUCTION.

Il est naturel et raisonnable de chercher des rapports entre tous les effets concomitants.

Il l'est, surtout, d'étudier et de déterminer les relations existantes entre certaines dispositions organiques et certaines tournures d'idées, puisque le physique et le moral ne sont également que les phénomènes de la vie considérés sous deux points de vue différents.

Nous avons déjà vu, dans le premier Mémoire, § IV, que les anciens ont tâché de le faire.

§ I.

Les plus simples observations font d'abord apercevoir une correspondance entre les formes extérieures du corps, le caractère de ses mouvements, la nature et la marche de ses maladies, la direction des penchants et la formation des habitudes.

Il faut ensuite déterminer les conséquences constantes de certaines variations dans la conformation intérieure.

Sa nature consiste principalement dans l'état du système nerveux, du tissu cellulaire, et de la fibre charnue (1), qui paraît être un composé des deux.

Et le système nerveux doit être considéré comme agissant sur tous les organes qu'il vivifie, et réagissant particulièrement sur les organes moteurs, en conséquence des impressions qu'il reçoit.

§ II.

Le système nerveux partage, à beaucoup d'égards, la condition des autres parties vivantes.

Dans cet organe, comme dans les autres, un surcroît d'action produit un surcroît d'énergie dans les sucs; et celui-ci augmente la sensibilité de l'organe.

Le système nerveux paraît être le réservoir spécial, peut-être même l'organe producteur du phosphore.

§ III.

L'organe nerveux a la propriété de condenser le fluide électrique : mais il n'est pas seulement idio-électrique; il est aussi un excellent conducteur.

Et lorsque son activité est plus grande, il accumule une plus grande quantité d'électricité, comme il produit une plus grande quantité de phosphore.

Les phénomènes galvaniques paraissent tenir à ces condensations d'électricité, qui ne se détruisent pas tout à coup au moment de la mort.

---

(1) Les éléments contractiles de la fibre charnue existent déja dans le sang; mais ils flottent aussi dans le tissu cellulaire, qui paraît en être le réservoir.

§ IV.

La chimie animale aurait besoin d'être encore éclairée par de nouvelles expériences; et il est vraisemblable que l'on trouverait qu'aux différences dans les dispositions natives, ou accidentelles des corps vivants, correspondent des variétés dans la combinaison intime de leurs fluides et de leurs solides.

§ V.

Quant à la manière de sentir de l'organe nerveux, elle varie, suivant le plus ou le moins grand épanouissement de ses extrémités sentantes, et l'état des organes dans lesquels elles se développent.

Elle est modifiée par les variétés de volume de ces organes, relativement les uns aux autres.

Et l'accroissement de volume d'un même organe peut la modifier très-diversement, parce que cet accroissement peut être l'effet de causes très-opposées.

§ VI.

Prenons pour exemple le poumon. La vaste cavité de la poitrine, le grand volume du poumon, et celui du cœur, qui l'accompagne ordinairement, produisent une plus grande chaleur vitale et une sanguification plus active.

Joignez à ces circonstances des fibres médiocrement souples et un tissu cellulaire médiocrement abreuvé, vous aurez les dispositions intellectuelles douces, aimables, heureuses et légères du tempérament *sanguin* des anciens.

§ VII.

Maintenant, joignez à cette vaste capacité de la poitrine, et à ce grand volume du poumon et du cœur, un foie volumineux aussi, fournissant une grande quantité de bile; joignez encore, à tout ce qui précède, une grande énergie des organes de la génération, qui en est la conséquence ordinaire : il s'ensuivra des membranes sèches et tendues, une plus grande chaleur, une plus grande vivacité de circulation, des vaisseaux d'un plus grand calibre, et une masse de sang plus grande encore que dans le tempérament sanguin proprement dit.

De là résulteront encore ces dispositions violentes et ardentes, et ce sentiment habituel de mal-être et d'inquiétude, qui constituent le tempérament *bilieux* des anciens.

§ VIII.

Au contraire, si vous supposez une grande mollesse dans les fibres, peu d'énergie dans le foie et dans les organes de la génération, ou une faible activité originaire du système nerveux, toujours avec une grande capacité de la poitrine, le poumon, malgré son grand volume, demeurant inerte, ou empâté, produira peu de chaleur et de circulation; et vous verrez paraître le tempérament *phlegmatique*, ou *pituiteux*, avec sa douceur, sa lenteur, sa paresse, son inactivité dans toutes les fonctions physiques et intellectuelles, et les caractères ternes qui les manifestent à l'extérieur.

§ IX.

Tandis que si, dans le tempérament bilieux si fortement prononcé, vous substituez seulement à la vaste capacité de la poitrine une constriction habituelle du poumon et de la région épigastrique, les résistances deviendront supérieures, la circulation sera pénible et embarrassée; et la liqueur séminale devenant le principe presque unique de l'activité du cerveau, vous verrez naître le tempérament *mélancolique*, avec son caractère chagrin, ses extases, ses chimères.

Tels sont exactement les quatre tempéraments que les anciens avaient observés, quoique en leur assignant des causes mal démêlées.

§ X.

A ces considérations, il faut en ajouter deux très-importantes : c'est celle de l'énergie sensitive du système nerveux, et celle de son action sur les organes du mouvement.

La prédominance de la sensibilité du système nerveux, quelle qu'en soit la cause première, a des effets très-différents, suivant qu'elle agit sur des fibres fortes ou sur des fibres faibles ; mais elle n'en constitue pas moins une manière d'être distincte, et qui est propre aux hommes dont le moral est très-développé.

Celle des organes moteurs, au contraire, produit le tempérament musculaire, ou athlétique, remarquable par son peu de sensibilité, de capacité intellectuelle, et même de véritable énergie vitale.

Les changements accidentels d'équilibre entre ces deux forces, musculaire et sensitive, appartiennent à l'histoire des maladies.

On doit donc distinguer six tempéraments primitifs, dont on peut aisément remarquer les effets dans les individus.

§ XI.

Le meilleur serait composé d'un mélange parfait de tous les autres, et d'une exacte proportion entre toutes les fonctions; il ne se rencontre jamais dans la nature.

On verra, dans le douzième Mémoire, combien les habitudes peuvent modifier ces tempéraments natifs ; et parmi ces habitudes, comprenez les profondes empreintes imprimées aux races elles-mêmes, et transmises par la génération.

CONCLUSION.

Il serait donc possible, par un système d'hygiène réellement digne de ce nom et vraiment philosophique, d'améliorer le sort de la race humaine. L'étendue et la délicatesse singulière de la sensibilité de l'homme en fournissent tous les moyens, et nous ne saurions travailler trop assidûment à y réussir.

SEPTIÈME MÉMOIRE.

De l'influence des maladies sur la formation des idées et des affections morales.

§ Ier.

L'EXISTENCE physique et morale de l'univers, quelle qu'en soit la cause première, tend vers une direction constante et déterminée, malgré l'influence des causes passagères qui la dérangent; et l'homme, en se conformant à cette direction suprême et innée, au lieu de s'unir aux causes perturbatrices, au nombre desquelles il ne se range que trop souvent, surtout dans l'ordre moral, peut devenir, dans ses propres mains, un moyen énergique de développement et de perfectionnement général.

Il doit donc étudier les lois immuables qui président à la formation et au développement de ses idées et de ses affections morales.

§ II.

Il n'est pas douteux que l'état de maladie, pris en général, n'influe sur la formation de ces idées et de ces affections.

Mais pour connaître ces effets un peu plus en détail, sans s'y perdre, il faut se rappeler que toutes les parties sensibles n'agissent pas au même degré, ni d'une manière également immédiate sur le cerveau; qu'il y a plusieurs centres, ou foyers de sensibilité dans le système nerveux, qui correspondent entre eux et avec le centre cérébral; et que les principaux de ces foyers sont la région phrénique, la région hypocondriaque, et les organes de la génération.

Il faut aussi ne pas oublier que le système nerveux éprouve, en outre, des impressions nées dans son propre sein.

§ III.

Or, la manière dont le système nerveux exécute ses fonctions tient à l'état de toutes ces parties, et à l'état où il est lui-même, qui en est une conséquence.

§ IV.

Les maladies affectent principalement les solides, ou les fluides, ou tous les deux ensemble; ou des systèmes tout entiers, ou des organes particuliers.

Le système nerveux, spécialement, peut pécher ou par excès, ou par défaut, ou par perturbation générale, ou par mauvaise distribution de son action.

Tous ces dérangements peuvent être idiopathiques, ou sympathiques; et, dans toutes ces circonstances diverses, les effets sont différents.

§ V.

Par exemple, quand les affections nerveuses sont l'effet de la faiblesse de l'estomac et d'un excès de sensibilité dans son orifice supérieur, on remarque une grande énervation des muscles; il s'ensuit une grande langueur dans les opérations intellectuelles, et souvent une si excessive mobilité, qu'elle produit une succession de petites joies et de petits chagrins, qui va jusqu'à la puérilité.

Lorsque ces affections viennent des organes de la génération, elles produisent plus souvent l'exaltation, les extases. On en a vu les effets dans le Mémoire sur les sexes.

Quand elles ont pour origine les viscères hypocondriaques, il en résulte des passions tristes et craintives, un caractère d'opiniâtreté et de persistance qui peut aller jusqu'à la démence. *Voyez* les Mémoires sur les âges et les tempéraments.

Il est à observer seulement que les effets des dérangements

par excès de sensibilité se confondent avec ceux par irrégularité des fonctions : car, quand il y a excès dans une partie, il y a perturbation dans l'ensemble.

§ VI.

Les altérations locales des organes des sens occasionent des dérangements particuliers dans l'exercice de leurs fonctions, et certaines maladies produisent les mêmes effets ; mais ce ne sont point là des affections du système nerveux pris en général.

Au contraire, l'affaiblissement général de la faculté de sentir produit tantôt un accroissement considérable dans la force des muscles et l'état convulsif, tantôt la stupeur et l'engourdissement de la paralysie.

§ VII.

Quant aux maladies générales des différents systèmes d'organes, voyez d'abord, dans les Mémoires sur les âges et les tempéraments, les effets des différents états du système musculaire.

A l'occasion du système sanguin, nous remarquerons préliminairement le dérangement appelé *fébrile*, quoiqu'il ne lui appartienne pas exclusivement. Dans le frisson et dans l'ardeur de la fièvre, l'état des facultés intellectuelles répond exactement à celui de constriction, ou d'épanouissement actif des organes.

§ VIII.

Il prend en outre un caractère particulier, suivant la nature de la fièvre, et le genre de l'organe malade qui en est la source.

Cela est surtout très-marqué dans les fièvres intermittentes, lesquelles sont quelquefois dépuratoires et critiques ; de manière qu'elles peuvent produire de nouvelles dispositions qui deviennent plus ou moins durables.

§ IX.

Les fièvres lentes particulièrement, en conséquence des diverses inflammations et consomptions suppuratoires qui les occasionent, donnent lieu à une foule de phénomènes différents, qui tous correspondent avec les propriétés des organes attaqués, ou avec l'état général du système.

§ X.

Il en est de même des maladies qui attaquent en même temps les solides et les fluides.

Les dégénérations de la lymphe, qui donnent lieu aux écrouelles et au rachitis, produisent dans le premier cas ou la froideur et l'inertie générales, ou l'irritation des organes de la génération, avec l'inertie relative du cerveau; et dans le second, le développement précoce et exagéré de l'intelligence.

Celle qui constitue le scorbut donne lieu à une grande faiblesse musculaire, et n'altère les opérations intellectuelles qu'en y portant un découragement invincible.

Celle qui consiste dans l'acrimonie singulière des humeurs rongeantes et lépreuses fait naître la mélancolie, l'emportement, et même la fureur.

Au reste, toute maladie peut être regardée comme une crise : elle a ses trois époques, celle de la préparation, celle du plus violent effort, et celle de la terminaison : chacune est accompagnée de phénomènes intellectuels particuliers.

Si nous voulions entrer dans tous les détails des faits, ce Mémoire deviendrait un ouvrage immense : mais hâtons-nous de conclure que l'art de combattre les maladies peut servir à modifier et à perfectionner les opérations de l'intelligence et les habitudes de la volonté.

TOME QUATRIÈME.

HUITIÈME MÉMOIRE.

De l'influence du régime sur les dispositions et les habitudes morales.

INTRODUCTION.

Tout nous prouve de plus en plus, que les phénomènes de l'intelligence et de la volonté prennent leur source dans l'état primitif, ou accidentel, de l'organisation.

Examinons donc maintenant l'influence du régime sur le moral de l'homme.

§ I.

Il ne faut donner à ce mot de *régime* ni trop, ni trop peu d'étendue; il faut entendre par là l'ensemble de nos habitudes physiques, soit nécessaires, soit volontaires.

§ II.

Les corps organisés sont susceptibles de modifications beaucoup plus variées que tous les autres. Ils sont surtout, ou du moins ils paraissent, en général, exclusivement capables de *contracter des habitudes* (1); et ce caractère est encore plus marqué dans les animaux que dans les végétaux.

---

(1) Observez qu'on en trouve des traces dans les machines électriques, dans les aimants artificiels, et même dans les corps sonores, comme cela est observé dans le dixième Mémoire, 2ᵉ section, article de *la Sympathie*, § VI.

§ III.

L'homme, en particulier, est éminemment modifiable : en lui, comme l'a dit Hippocrate, *tout concourt, tout conspire, tout consent.*

§ IV.

Il est donc saisissable par tous les points; et tout ce qui agit sur un des phénomènes de son existence, influe sur tous.

§ V.

L'air, qui est nécessaire à notre existence, et qui nous environne de toutes parts et dans tous les temps, agit sur nous par toutes ses qualités.

La seule différence de sa pesanteur produit en nous ou l'anxiété et la débilité, ou le sentiment de la force et de l'activité.

§ VI.

Son degré de température agit encore bien plus puissamment sur notre être. La chaleur est nécessaire au développement de tous les animaux : mais, quand elle est trop forte, elle hâte et exalte notre sensibilité, au détriment de la force musculaire. De ce défaut d'équilibre dérivent un grand nombre des inclinations des peuples des pays chauds.

§ VII.

Au contraire, le froid, quoique sédatif direct, donne, quand il est modéré et passager, du ton aux organes et de l'activité à la vie, parce qu'il s'établit une réaction; tandis que, s'il est violent et prolongé, il produit la suffocation de la circulation des humeurs, et bientôt la gangrène et la mort, parce que la vie ne peut pas réagir suffisamment contre l'engourdissement qu'il cause.

Mais, si elle parvient à le surmonter, il s'établit une série de mouvements qui finissent par nécessiter beaucoup d'action et de consommation d'aliments, peu de réflexion, une sensibilité émoussée, et une grande force musculaire.

Les hommes des pays chauds s'accoutument par degrés aux climats froids; et une fois parvenus aux zones polaires, s'ils redescendent vers l'équateur, ils tombent dans la langueur et le dépérissement.

§ VIII.

La plupart des effets de l'air sec, ou humide, dépendent de l'accroissement ou de la diminution de son ressort.

Mais, outre cela, sa sécheresse favorise d'abord la transpiration; ensuite, si elle est extrême, elle la dérange, la supprime, et produit un malaise et une inquiétude insupportables, en durcissant la peau et bouchant les pores exhalants.

L'humidité, au contraire, a des effets débilitants. Unie avec le froid, elle produit les affections scorbutiques, rhumatismales, etc.; mais jointe à la chaleur, elle est encore plus pernicieuse, surtout pour l'homme: elle l'altère et le vicie, particulièrement dans les organes de la génération. Voyez les conséquences de tous ces effets, dans le Mémoire sur les tempéraments.

§ IX.

Mais l'air atmosphérique est un mélange de différents gaz. L'oxygène et l'azote en sont les vrais principes constitutifs; et leurs différentes proportions changent ses propriétés.

Le gaz acide carbonique, et tous les autres, qui s'y mêlent plus ou moins, lui en communiquent de nouvelles; mais leurs différents effets doivent être rangés dans la classe des maladies.

§ X.

N'oublions pas, au reste, dans toutes ces considérations, la puissance des habitudes, qui peut rendre nuls les effets les plus ordinaires et les plus constants : et cette observation est applicable à tout ce que nous allons dire de l'influence des aliments.

§ XI.

L'effet des aliments n'est pas seulement de remplacer les parties qu'enlèvent journellement les différentes excrétions; ils sont importants, surtout, par le mouvement général que l'action de l'estomac et du système épigastrique imprime et renouvelle dans l'être animé.

L'homme s'habitue à tous les aliments, comme à tous les climats et à toutes les températures; mais tous ces aliments divers n'entretiennent pas en lui les mêmes facultés aux mêmes degrés.

Les substances animales ont une action plus stimulante; elles donnent lieu à la reproduction d'une plus grande quantité de chaleur.

La diète atténuante, que les législateurs de beaucoup d'ordres religieux ont prescrite, n'a pas l'effet de diminuer les désirs vénériens (au contraire), mais d'enflammer, ou de dérégler l'imagination, en diminuant les forces, et de rendre par là les hommes plus faibles, plus malheureux, et plus aisés à dominer.

Les habitudes des peuples ichtyophages dépendent autant et plus du caractère de leurs travaux que de la nature de leurs aliments. Cependant la graisse et l'huile des poissons produisent directement l'engorgement du système glandulaire et des maladies lépreuses, avec toutes leurs conséquences.

La diète lactée a des effets sédatifs; elle devient pernicieuse aux sujets disposés aux affections hypocondriaques.

§ XII (1).

Les substances narcotiques, ou stupéfiantes, ne peuvent

---

(1) Il est encore numéroté XI, par erreur, dans le texte. En lisant cet extrait raisonné, il faut que le lecteur la rectifie, au moins dans son esprit, ainsi que pour les paragraphes suivants.

pas être classées parmi les aliments ; elles demandent un article à part.

Leur action est complexe. Elles diminuent la sensibilité ; elles augmentent la force de la circulation ; elles lui donnent, de plus, une direction marquée vers la tête.

De la combinaison de ces trois propriétés résultent leurs divers effets ; et leurs effets, différents encore à différentes doses, ont toujours du rapport avec ceux de tous les stimulants quelconques ; car toutes les excitations réitérées et exagérées tendent à dégrader et à altérer le système nerveux. Tous les animaux aiment les stimulants.

§ XIII.

Les boissons se rapportent à quatre classes : l'eau, les liqueurs fermentées, les esprits ardents, et certaines infusions particulières.

Les effets de l'eau dépendent surtout des matières qu'elle tient en dissolution. Prises intérieurement, les unes affectent le système glandulaire ; d'autres font vomir, ou purgent ; d'autres déploient une propriété tonique. L'effet des bains paraît tenir, en grande partie, à la décomposition de l'eau elle-même, qui s'opère à la surface du corps.

La fermentation dite *vineuse* est le produit de la matière sucrée que contiennent les substances végétales ou animales. Les fluides qui l'ont subie ont des propriétés différentes, suivant les diverses parties extractives ou aromatiques qu'ils tiennent en dissolution : mais tous en ont d'analogues à celles des substances narcotiques, quoique moins énergiques et moins persistantes.

Quant aux liqueurs spiritueuses, utiles dans les pays très-froids, et même quelquefois dans les pays très-chauds, elles sont, en général, malfaisantes dans les climats tempérés, excepté dans certains cas rares de débilité, ou de grande fatigue. Leur abus porté à l'extrême conduit à la férocité et à la stupidité.

Les bons effets du sucre, des épiceries, du thé, et surtout du café, sont maintenant assez reconnus. Le principe sucré est particulièrement réparateur ; et le café agit spécialement sur les fonctions intellectuelles. Il n'est pas douteux que l'introduction de ces substances dans notre régime n'ait apporté des changements notables dans notre manière d'être.

§ XIV.

L'influence des mouvements corporels est d'un autre genre. Elle s'exerce surtout par trois causes, savoir : les effets immédiats qu'ils produisent, lesquels consistent principalement à diminuer la mobilité nerveuse, et à augmenter la force musculaire ; les modifications qu'ils déterminent dans les organes, dont les unes sont utiles et les autres nuisibles ; et les impressions habituelles auxquelles ils donnent lieu, et qui ne peuvent manquer, à la longue, d'influer sur les déterminations ultérieures.

§ XV.

L'état de repos a nécessairement des résultats contraires ; mais ils ne sont pas les mêmes dans tous les cas, ni chez tous les individus.

Quoiqu'il diminue dans tous la puissance digestive, il augmente souvent le besoin de manger chez ceux qui sont habitués à de rudes travaux. La nourriture leur devient plus nécessaire, comme excitant.

Le sommeil, que l'on peut regarder comme le dernier terme du repos, n'est point un état passif du cerveau : c'est une véritable fonction qu'il remplit.

Un certain degré de lassitude porte au sommeil ; un degré considérable de faiblesse l'empêche.

Il accumule et transmet du centre cérébral aux autres parties un nouveau degré d'excitabilité.

Il fait affluer le sang vers la tête.

Aussi, l'excès abusif du sommeil use et débilite le cerveau.

Enfin, les organes ne s'endorment pas tous à la fois, et leurs rapports avec le centre cérébral sont altérés et varient.

§ XVI.

Le travail est aussi un article important du régime. Il n'est pas seulement la source de toute richesse ; il est celle du bon sens et du bon ordre.

Mais les diverses espèces de travaux diffèrent par les instruments qu'ils exigent, par les matériaux qu'ils façonnent, par les objets qu'ils présentent, par les situations où ils mettent ceux qui s'y livrent.

Il n'est pas nécessaire d'entrer dans beaucoup de détails pour prouver que, par toutes ces circonstances, ils doivent produire des impressions et des résultats différents.

CONCLUSION.

Il suit naturellement de tout ce qui précède, qu'une bonne hygiène peut contribuer puissamment à l'amélioration de l'homme et à l'accroissement de son bonheur.

NEUVIÈME MÉMOIRE.

De l'influence des Climats sur les Habitudes morales.

INTRODUCTION.

§ I.

Après toutes les observations que nous avons recueillies jusqu'à présent, et surtout au sujet du régime, il doit paraître singulier que l'on ait pu mettre en question si le climat influe sur nos habitudes morales. La réputation de ceux qui ont soutenu la négative exige qu'elle soit discutée.

§ II.

Il ne faut pas réduire le mot *climat* à ne signifier que la latitude d'un lieu et le degré de chaleur qui y règne.

Il faut entendre, par ce terme, l'ensemble de toutes les circonstances naturelles et physiques au milieu desquelles nous vivons dans chaque lieu.

C'est ainsi que l'entendait Hippocrate. L'ouvrage où il traite ce sujet est intitulé, *Des Airs, des Eaux et des Lieux*.

Or, il n'est pas douteux que, par l'effet des différences introduites dans ces circonstances, nous ne recevions des séries d'impressions différentes elles-mêmes.

Reste donc uniquement à savoir si une suite d'impressions quelconque ne produit pas en nous une suite de dispositions et de déterminations qui y correspondent.

§ III.

Mais il a été prouvé que le tempérament, le régime, le genre des travaux, la nature et le caractère des maladies, influaient puissamment sur les opérations de la pensée : il ne s'agit donc que de faire voir que tout cela est extrêmement dépendant des circonstances physiques propres à chaque local.

1° Il est constant que la fréquente répétition des mêmes actes donne plus de disposition et de facilité à les exécuter, et que cette disposition se transmet et s'accroît dans les races par la génération. Des impressions constantes et continuellement répétées modifient donc les dispositions organiques d'une manière profonde, et qui se perpétue.

2° Il n'est pas moins certain que les différences des saisons ont sur l'économie animale et sur la nature des maladies une influence analogue à la différence des âges et même des tempéraments.

§ IV.

Or, comme la succession des saisons n'est pas la même dans les différents climats, il est hors de doute que le climat a des effets dépendants de ceux-là : aussi voit-on les différentes races d'animaux modifiées invinciblement, suivant les lieux.

§ V.

L'homme est, de tous, le plus modifiable et le plus souple : aussi ses formes varient-elles suivant les climats, et d'une manière analogue à ces derniers.

Mais l'action des climats sur les tempéraments est encore bien plus indubitable, que leur influence sur les formes apparentes de l'organisation.

§ VI.

En parlant du régime, nous avons dit qu'il y avait dans l'individu un fond d'organisation primitive qui ne paraissait pas pouvoir être changé : mais nous avons montré aussi, que le régime y portait des modifications, et contribuait à fixer le caractère du tempérament. C'est ce que fait aussi le climat, dont le régime dépend presque entièrement.

En décrivant le climat des bords du Phase, Hippocrate a peint celui qui est le plus propre à produire le tempérament *pituiteux*.

§ VII.

Il nous montre de même, dans les pays froids, le climat propre à multiplier les tempéraments dans lesquels les forces musculaires prédominent; et dans les pays chauds, celui qui multiplie ces tempéraments où l'excès des forces sensitives se manifeste.

§ VIII.

Les climats tempérés et agréables rendent plus commun le tempérament heureux, remarquable par la liberté de toutes les fonctions; et des circonstances moins favorables et très-diverses produisent celui désigné spécialement par les noms de *mélancolique* et d'*atrabilaire*.

§ IX.

Mais l'influence du climat sur les maladies ne tient pas seulement à son influence sur le tempérament. Il est notoire qu'il les produit directement; que plusieurs maladies sont endémiques, et que presque toutes sont liées, plus ou moins, au changement des saisons.

§ X.

Parmi les maladies, celles qui ont les effets les plus constants sur les opérations intellectuelles, telles que les inflammations lentes du cerveau, ou des organes de la génération, et même celles du poumon, sont particulièrement propres à certains pays et à certains climats.

§ XI.

D'autres, qui ont des effets différents, appartiennent à d'autres circonstances locales. Celles des pays marécageux et humides sont les catarrhes, les pituites, les épanchements lymphatiques; celles des pays brûlants et secs intéressent particulièrement le système nerveux.

§ XII.

Il y a plus : nombre d'exemples prouvent que, dans les divers climats, les mêmes maladies n'ont pas le même cours, et ne doivent pas être attaquées par le même traitement.

§ XIII.

D'ailleurs, malgré la surabondance des productions d'un pays, et la facilité de ses communications avec tous les autres, on ne peut nier que la plus grande partie du régime de ses habitants ne soit déterminée par le climat; et nous avons vu les conséquences du régime.

§ XIV.

Le climat ne décide pas moins de la nature de beaucoup de travaux, et de la nécessité de s'y livrer avec plus ou moins d'efforts; et par conséquent aussi des habitudes qui en résultent.

§ XV.

De tous les effets du climat, celui qu'ont les pays chauds, de hâter le moment de la puberté des deux sexes, et de conduire à une impuissance précoce, est le plus influant sur leurs habitudes, et sur leur existence tout entière.

§ XVI.

Enfin, le climat agit même sur les organes de la voix; et, par eux, il paraît devoir agir également sur le caractère des langues.

Il est donc prouvé, et même surabondamment, que le climat a la plus grande influence sur nos habitudes morales. Il est vrai que son action n'est pas si puissante sur le riche que sur le pauvre, qui a moins de moyens de s'y soustraire. Mais ce n'est pas ici le lieu d'examiner en détail un sujet si étendu. Il sera plus à sa place dans un ouvrage *sur le perfectionnement de l'homme physique.*

DIXIÈME MÉMOIRE.

Considérations touchant la Vie animale, les premières déterminations de la Sensibilité, l'Instinct, la Sympathie, le Sommeil et le Délire.

PREMIÈRE SECTION.

§ I.

INTRODUCTION.

Après avoir examiné sous tous les aspects les modifications qu'apportent à notre manière de sentir les principales circonstances qui accompagnent notre existence, il est à propos de revenir encore à l'histoire de nos sensations et des premiers actes de notre sensibilité, et d'achever d'éclaircir tout ce qui concerne ces opérations fondamentales.

Ainsi, il va être question, dans ce Mémoire, de la vie animale et des premières déterminations sensitives; de l'instinct et des sympathies; de la théorie du sommeil et du délire.

Ensuite nous parlerons, dans deux Mémoires séparés, 1° de la réaction du moral sur le physique; 2° des tempéraments acquis, ou des formes accidentelles de l'économie animale qui peuvent altérer le tempérament primitif.

De la Vie animale.

§ II.

Nous ne pouvons avoir aucune idée exacte des forces actives et premières de la nature.

Les causes qui déterminent l'organisation de la matière dépendent des causes premières; elles nous sont également inconnues, et vraisemblablement elles le seront toujours.

Cependant les conditions nécessaires pour que la vie se manifeste dans les animaux ne sont peut-être pas plus impossibles à découvrir que celles d'où résultent la composition de l'eau, la formation de la foudre, de la grêle, de la neige, et la production de tant de combinaisons chimiques qui ont des propriétés bien différentes de celles des éléments qui les composent.

Nous savons déjà que la distinction que Buffon s'est efforcé d'établir entre la matière morte et la matière animée n'est pas fondée.

Les végétaux peuvent vivre et croître par le seul secours de l'air et de l'eau; et ces substances, transformées par la végétation en des substances nouvelles, donnent naissance à des animalcules particuliers que la simple humidité développe.

Ainsi, ou la vie est répandue partout, ou la matière inanimée est capable de s'organiser, de vivre, de sentir.

Il y a plus : l'art peut reproduire les végétaux à l'aide de plusieurs de leurs parties qui, dans l'ordre naturel, ne sont pas destinées à cette fonction.

Il peut dénaturer leurs espèces, et en faire éclore de nouvelles.

Dans des matières préparées par l'art, telles que le vinaigre, le carton, les reliures de livres, l'homme fait naître des animaux qui n'ont point d'analogues dans la nature.

Dans les végétaux, dans les animaux malades, il naît d'autres animaux. On les observe souvent à moitié formés.

Ainsi, si l'on veut supposer la nécessité de ce qu'on appelle des germes, il faut supposer aussi, que ceux de toutes les espèces possibles sont répandus partout; ce qui est, au fond, la même chose que dire, que toutes les parties de la matière sont susceptibles de tous les modes d'organisation.

Toutefois, il paraît que les matières végétales ne produisent immédiatement que des animaux dépourvus de nerfs et de cerveau.

L'homme et les autres grands animaux ont-ils pu, dans l'origine, être formés de la même manière que ces ébauches grossières d'animalcules ? Nous l'ignorerons toujours. Le genre humain ne peut rien savoir de son origine et de sa formation.

Ce qu'il y a de sûr, c'est que beaucoup de ces petits animaux, nés spontanément, se reproduisent ensuite par voie de génération; et que, d'ailleurs, tout atteste que beaucoup d'espèces ont été fort altérées, que d'autres se sont perdues, que l'état du globe a beaucoup changé, et qu'il est d'une prodigieuse antiquité.

§ III.

Nous voyons de même la matière redescendre, par degrés, depuis l'organisation la plus parfaite jusqu'à l'état de mort le plus absolu; et plus les observations se multiplient, plus aussi les intervalles entre les différents règnes se remplissent et s'effacent.

SECONDE SECTION.

Des premières déterminations de la Sensibilité.

§ I.

L'économie animale est soumise à des lois qui lui sont propres : la sensibilité développe dans les corps des propriétés qui ne ressemblent en aucune manière à celles qui caractérisaient leurs éléments.

Cependant la tendance à l'organisation, la sensibilité que l'organisation détermine, et la vie, qui n'est que l'exercice et l'emploi régulier de l'une et de l'autre, deviennent des lois générales qui gouvernent la matière.

Les parties de la matière tendent sans cesse à se rapprocher les unes des autres : la cause en est inconnue; mais le fait est constant. Le repos le plus absolu l'atteste, comme le mouvement le plus rapide.

Dans les combinaisons chimiques, cette attraction s'exerce avec choix : c'est pourquoi on l'a nommée *élective*; et il en résulte des êtres doués de propriétés entièrement nouvelles.

§ II.

Dans les affinités végétales, l'attraction jouit d'une propriété d'élection plus étendue.

Dans les affinités animales, la sphère de sa puissance s'agrandit encore.

Dans la formation de l'embryon, il se forme un centre de gravité vers lequel les principes se portent avec choix, autour duquel ils s'arrangent dans un ordre déterminé.

La tendance des principes vers ce centre est une suite des lois générales de la matière : leur attraction élective est une suite des caractères qu'elle a contractés dans ces transformations antérieures, et des circonstances. Les propriétés nouvelles résultent de l'ordre qui s'établit, ou, en d'autres termes, de l'organisation.

§ III.

Dans la formation du corps organisé, il se forme un centre de gravité.

La preuve en est que, dans le végétal, ce n'est qu'en isolant du corps entier la partie capable de le reproduire, en lui donnant une existence à part, qu'on la met en état de se transformer en un végétal de la même espèce.

Dans les polypes, il n'est aucune partie de l'animal qui, dès qu'elle en est séparée, ne soit capable de le reproduire tout entier.

Dans des animaux plus parfaits, les organes se forment successivement. Quelques-uns même se forment à diverses reprises, et par portions séparées.

Les deux ventricules du cœur restent d'abord isolés avec leurs oreillettes respectives : puis on les voit s'avancer l'un vers l'autre, se pressentir et s'appeler par de vives oscillations ; et, dans une dernière secousse, s'approcher et s'unir pour toujours.

Il y a donc quelque analogie entre la sensibilité animale, l'instinct des plantes, les affinités électives, et la simple attraction. Mais cette dernière, en apparence si aveugle, est-elle l'effet d'une espèce d'instinct qui, suivant les circonstances, arrive par degrés jusqu'aux merveilles de l'intelligence? et faut-il rendre raison de l'attraction par la sensibilité, ou de la sensibilité par l'attraction? C'est ce que nous ignorons.

Seulement il est vraisemblable que si nous pouvons parvenir à le savoir, ce sera en étudiant la nature sensible et vivante, en examinant de préférence les phénomènes les plus compliqués, parce qu'ils sont ceux qui se montrent sous le plus de faces.

Observons en attendant, que plus les phénomènes de l'attraction sont simples, plus la combinaison dans laquelle ils ont lieu est fixe et durable.

Cela est vrai dans tous les degrés.

Les animaux les plus parfaits sont de tous les plus périssables, quand le développement de leur intelligence ne leur fournit pas de puissants moyens de conservation.

§ IV.

Dans les animaux les plus parfaits, les organes se groupent en systèmes distincts, dont les opérations se coordonnent dans un mouvement général.

Dans le fœtus, ces organes se forment successivement.

Dans l'animal, ces organes formés entrent en action à des époques successives.

A chaque addition, les affinités changent, ou s'étendent: les facultés et les appétits de la combinaison sentante sont toujours soumis à ces affinités.

Des animaux, et des parties d'animaux dépourvus de nerfs, vivent et sentent : mais dans les animaux vertébrés, l'organe nerveux est le siége de la sensibilité et de la vie. C'est lui qui reçoit les impressions et imprime les déterminations.

Une observation bien importante, c'est que l'action de la sensibilité a lieu souvent sans qu'il y ait conscience des impressions. Les nerfs qui reçoivent les impressions font agir beaucoup d'organes sans que l'individu en soit averti, sans l'intervention du centre cérébral; et cependant la réaction de ces organes influe ensuite beaucoup sur la formation des idées et des affections, par son pouvoir sur le centre cérébral lui-même.

§ V.

Ces faits, et plusieurs autres, prouvent que le système nerveux doit être considéré comme susceptible de se diviser en plusieurs systèmes partiels.

Le nombre de ces systèmes varie suivant les espèces, les individus et les circonstances.

Peut-être dans chaque centre il se forme une espèce de *moi*. Cela est vraisemblable.

Mais l'animal ne peut connaître que le *moi* qui réside dans le centre commun; et il ne peut le connaître que par les impressions qui lui sont transmises, et qu'il perçoit.

Car ce *moi* général reçoit beaucoup d'impressions qui ne sont jamais percevables pour lui, et qui pourtant influent sur lui.

De là tant de déterminations qui paraissent sans motif.

§ VI.

Quant à l'agent invisible qui, parcourant le système nerveux, produit les impressions et les impulsions, nous ignorons sa nature : mais il est vraisemblable que c'est l'électricité modifiée par l'action vitale; et, dans cet état, peut-être elle se rapproche beaucoup du magnétisme.

§ VII.

Tout semble prouver que le système nerveux et le système sanguin se forment d'abord dans l'homme. Le commencement des autres organes moins nécessaires ne s'aperçoit que postérieurement dans l'embryon.

§ VIII.

Dans d'autres animaux, les parties s'organisent et les fonctions s'établissent dans un ordre différent. Au reste, si nous jetons ici les yeux sur d'autres modes d'existence, c'est uniquement pour mieux éclaircir la nôtre.

Dans tous, les parties vivantes ne sont telles, que parce qu'elles reçoivent des impressions qui occasionent des impulsions.

Sentir, et par suite être déterminé à tel ou tel genre de

mouvement, est donc un état essentiel à tout organe empreint de vie.

C'est un besoin primitif, que l'habitude et la répétition des actes rend à chaque instant plus impérieux.

Les impressions et les déterminations propres au système nerveux et à celui de la circulation doivent donc engendrer bientôt, par leur répétition continuelle, la première, la plus constante et la plus forte des habitudes de l'*instinct*, celle de la *conservation*.

Les organes de la digestion naissent et se développent ensuite. De là les appétits qui se rapportent aux aliments, ou l'instinct de *nutrition*.

§ IX.

Il paraît de l'essence de toute matière vivante organisée, d'exécuter des mouvements toniques oscillatoires; de passer, successivement pendant toute la durée de la vie, de l'état de contraction à celui d'extension; elle est aussi active dans l'un de ces passages que dans l'autre.

De là naît un nouveau besoin, un nouvel instinct, celui de *mouvement*, qui se joint aux deux autres, et qui en dépend souvent.

§ X.

L'*idée de corps extérieur* vient de l'impression de *résistance*.

L'impression distincte, ou l'idée de résistance, naît du sentiment, du mouvement, et de celui de la volonté qui l'exécute, ou s'efforce de l'exécuter.

Le poids des membres, la roideur des muscles, suffit pour la donner.

La conscience du *moi* senti, reconnu distinct des autres existences, ne s'acquiert donc que par la conscience d'un effort voulu. Le *moi* réside exclusivement dans la volonté.

Le fœtus a donc cette conscience du *moi*; car il a le besoin, le désir d'exécuter des mouvements.

Ainsi, quand il arrive à la lumière, son cerveau, cet organe central, où réside la volonté générale, a déja reçu des modifications qui commencent à le faire sortir des simples appétits de l'instinct.

Il a des idées, des penchants, des habitudes.

De plus, l'action du système absorbant doit lui donner au moins le sentiment de bien-être, ou de malaise.

Ses intimes rapports avec la mère peuvent lui procurer quelques affections sympathiques.

Enfin, il est possible qu'il ne soit pas étranger à des sensations de lumière et de son : les premières nous arrivent souvent par des coups, ou par des causes internes.

Cet état varie suivant les espèces et les individus : mais enfin on conçoit que le cerveau de l'animal n'est pas *table rase* au moment de la naissance.

§ XI.

C'est à quoi il faut faire bien attention dans les analyses idéologiques.

Rien ne ressemble moins à la nature que ces statues que l'on fait sentir et agir.

Les opérations de l'organe pensant sont toutes modifiées par les déterminations et les habitudes de l'instinct.

Il est, d'ailleurs, positivement impossible que jamais l'organe particulier d'un sens entre isolément en action.

Ces hypothèses ont été très-utiles d'abord ; mais aujourd'hui, c'est dans les observations précédentes, c'est dans la physiologie qu'il faut chercher les bases d'un nouveau *traité des sensations.*

De l'Instinct.

§ I.

De tout ce qui précède, il résulte que les premières tendances et les premières habitudes instinctives sont une suite des lois de la formation et du développement des organes. Elles appartiennent plus particulièrement aux impressions internes.

Celles qui se forment aux époques subséquentes de la vie se ressentent beaucoup plus du mélange et de l'influence des impressions externes, qui sont spécialement causes des jugements et des volontés distinctes. Cependant c'est toujours à l'état des ramifications nerveuses, et quelquefois aux dispositions intimes du système cérébral lui-même, que doivent leur naissance ces secondes habitudes instinctives; et elles ont encore quelque chose de ce caractère vague de l'instinct.

§ II.

Nous rangerons dans la première classe toutes celles qui se manifestent dans certains animaux au moment même de la naissance, ou qui n'attendent, pour agir, que le développement général des organes.

Et nous rapporterons à la seconde classe, celles que font naître la maturité de certains organes particuliers, et les maladies.

Ces penchants et ces déterminations sont à peu près étrangers aux impressions qui viennent de l'univers extérieur (ou aux sensations proprement dites); et elles ont un caractère distinct des volontés résultantes de jugements plus ou moins nettement sentis, mais réellement portés par le *moi* (c'est-à-dire par le centre cérébral).

C'est de ces observations qu'il faut partir pour déterminer le degré respectif d'intelligence, ou de sensibilité, propre aux différentes races.

Si on les examine bien, il est vraisemblable qu'on trouvera l'instinct d'autant plus direct et plus fixe, que l'organisation est plus simple, et d'autant plus vif, que les organes internes exercent plus d'influence sur le centre cérébral. L'intelligence de l'animal sera reconnue d'autant plus étendue, qu'il est forcé de recevoir plus d'impressions de la part des objets extérieurs.

De la Sympathie.

§ I.

Par une loi générale, qui ne souffre aucune exception, les parties de la matière tendent les unes vers les autres.

A mesure que les parties viennent à se combiner, elles acquièrent de nouvelles tendances.

Ces dernières attractions ne s'exercent plus au hasard.

Plus les combinaisons s'éloignent de la simplicité de l'élément, plus aussi pour l'ordinaire elles offrent, dans leurs affinités, de ce caractère d'élection dont les lois paraissent constituer l'ordre fondamental de l'univers.

Les matières organisées, et notamment les matières vivantes, sont produites originairement par les mêmes moyens, et en vertu des mêmes lois; et elles y demeurent assujetties dans tous leurs développements postérieurs, jusqu'à leur dissolution finale.

De là résultent immédiatement tous les phénomènes directs par lesquels se manifeste la spontanéité de la vie, toutes les opérations internes qui développent les membres de l'animal, tous les mouvements primitifs qui dévoilent et caractérisent en lui des appétits et de vrais penchants.

Dans tout système organique, l'analogie des matières les fait tendre particulièrement les unes vers les autres.

C'est par ce moyen, que les parties animées prennent leur accroissement; que les pertes se réparent; que l'organisation se perfectionne; que les erreurs dans le choix des aliments, ou les désordres dans la digestion, se rectifient.

Plus les matières sont déja complètement animalisées, plus leurs affinités mutuelles sont fortes.

C'est par ces causes, que dans les inflammations on voit naître de nouvelles membranes, dans lesquelles les nerfs et les vaisseaux des organes affectés s'étendent et s'abouchent avec des nerfs et des vaisseaux antérieurement existants.

C'est ainsi que se forment les cicatrices dont le tissu présente tous les phénomènes de la vie véritable : mouvement tonique, circulation, sensibilité.

C'est ainsi encore, que des parties organisées, mises en contact à nu, s'unissent comme les arbres dans la greffe en approche, et vivent d'une vie commune.

Tout cela n'est vrai que pendant la vie, laquelle dépend de la persistance des circonstances primitives. Aussitôt après la mort, la même tendance à combinaison produit la séparation des éléments, et la dissolution complète.

§ II.

La *sympathie*, ou la tendance d'un être vivant vers d'autres êtres vivants de même, ou de différente espèce, rentre dans le domaine de l'instinct : elle est en quelque sorte l'instinct lui-même.

Les attractions et les répulsions animales résultent de l'organisation.

Accru, modifié, dénaturé par les besoins, cet instinct suit toutes les directions, prend tous les caractères, parcourt tous les degrés, depuis le penchant social de l'homme, jusqu'à l'isolement farouche du sanglier, ou la fureur insatiable du tigre.

A différentes époques de la vie, il se manifeste d'autres déterminations sympathiques de l'instinct, telles que l'amour, la tendresse, les appétits, et les dégoûts bizarres de certains malades.

C'est dans les races, et dans les individus doués d'une excessive sensibilité, que s'observent les plus grands écarts de la sympathie.

§ III.

La *sympathie* dérive de la supposition, au moins vague, de la faculté de sentir dans l'être qui en est l'objet.

Dès que nous supposons, dans un être, des sensations, des penchants, un *moi*, la sympathie nous attire vers lui, ou l'antipathie nous en écarte.

Sans doute, dans ces dispositions, aussitôt qu'elles commencent à s'élever au-dessus du pur instinct, aussitôt qu'elles cessent d'être de simples attractions animales, des déterminations directement relatives à la conservation de l'individu, à sa nutrition, au développement et à l'emploi de ses organes naissants; dans ces dispositions, dis-je, il entre un fonds de jugements inaperçus.

Ce puissant besoin d'agir sur les volontés d'autrui, de les associer à la sienne propre, d'où l'on peut faire dériver une grande partie des phénomènes de la sympathie morale, devient, dans le cours de la vie, un sentiment très-réfléchi : à peine se rapporte-t-il, pendant quelques instants, aux seules déterminations primitives de l'instinct; mais il ne leur est jamais complètement étranger.

La sympathie, comme toutes les tendances primordiales, s'exerce par les divers organes des sens, et chacun d'eux produit des effets particuliers sur elle.

Les impressions de la vue sont la source de beaucoup d'idées et de connaissances; mais elles produisent, ou du moins occasionent une foule de déterminations affectives qui ne peuvent être entièrement rapportées à la réflexion; et peut-être les rayons lumineux émanés des corps vivants, surtout ceux que lancent leurs regards, ont-ils certains caractères physiques différents de ceux qui viennent des corps privés de la vie et du sentiment.

§ IV.

Dans certains animaux, le principal organe de l'instinct, et, par conséquent de la sympathie, c'est l'odorat.

Il n'est pas douteux qu'il ne se forme autour de chaque individu une atmosphère de vapeurs animales.

L'odeur est plus marquée dans les espèces très-animalisées et dans les corps très-vigoureux.

Les émanations des sujets jeunes et sains sont salutaires.

§ V.

L'ouïe provoque beaucoup d'opérations intellectuelles; mais on ne peut nier qu'elle fait naître bien des impressions purement affectives et instinctives : celles-ci rentrent dans le domaine de la sympathie.

§ VI.

La précision des impressions du tact est cause qu'il fait naître plus de jugements distincts que de déterminations instinctives.

Son action sympathique paraît ne s'exercer que par le moyen de la chaleur vivante, dont les effets sont certainement très-différents de ceux de toute autre chaleur. Elle mériterait d'être l'objet de beaucoup d'observations et d'expériences dont on n'a pas encore eu l'idée.

On n'a jamais fait assez d'attention à tous ces faits dans la détermination de ce qu'on appelle la *sympathie morale*.

La *sympathie morale* (si elle est une faculté particulière) consiste dans la faculté de partager les idées et les affections des autres; dans le désir de leur faire partager ses propres idées et ses affections; dans le besoin d'agir sur leur volonté.

Il y a encore quelque chose de plus dans l'action de la *sympathie morale*; c'est que la faculté (ou le penchant) d'imitation qui caractérise toute nature sensible, et particulièrement la nature humaine, commence à s'y faire remarquer.

La faculté d'imiter *autrui* tient à l'aptitude de reproduire plus facilement tous les mouvements déjà exécutés par soi-même, aptitude toujours croissante avec la répétition des actes.

Cette aptitude est inséparable de toute existence animale.

Il semble que nous en retrouvions des traces dans les machines électriques et les aimants artificiels.

§ VII.

Cette faculté d'imitation est le principal moyen d'éducation, soit pour les individus, soit pour les sociétés.

Ainsi, les causes qui développent toutes les facultés intellectuelles et morales sont indissolublement liées à celles qui produisent, conservent et mettent en jeu l'organisation; et c'est dans l'organisation même de la race humaine qu'est placé le principe de son perfectionnement.

Du Sommeil et du Délire.

§ I.

Les impressions reçues par les sens proprement dits ne sont pas les seules qui mettent en jeu l'organe pensant.

Ainsi, les opérations du jugement et de la volonté éprouvent l'influence non-seulement des sensations proprement dites, mais encore des impressions qui sont reçues dans les extrémités sentantes internes, et de celles dont la cause agit dans le sein même du système nerveux; en un mot, des déterminations instinctives et des désirs, ou des appétits qui s'y rapportent immédiatement, lesquels viennent presque uniquement du second genre d'impressions.

Ainsi, l'on n'a plus besoin de recourir à deux principes d'action dans l'homme pour expliquer les balancements de ses désirs et ses combats intérieurs.

D'après ces données, examinons les songes et le délire. Il y a des rapports constants et déterminés entre eux.

Les divers organes ne s'assoupissent que successivement et d'une manière très-inégale.

L'excitation partielle des points du cerveau qui leur correspondent, en troublant l'harmonie de ses fonctions, doit alors produire des images irrégulières et confuses qui n'ont aucun fondement dans la réalité des objets.

Or, c'est bien là aussi le caractère du délire proprement dit.

§ II.

Les sensations proprement dites sont sujettes à être altérées, 1° par les maladies de l'organe qui les transmet, 2° par les sympathies qui les lient avec d'autres organes malades, 3° par certaines affections du système nerveux.

Ordinairement ces erreurs isolées sont corrigées par d'autres sensations plus justes; et il n'en résulte pas de délire positif.

§ III.

Mais les mêmes causes agissent avec bien plus de force et de persistance quand elles se portent sur le centre cérébral lui-même, organe direct de la pensée.

§ IV.

Les causes inhérentes au système nerveux, dont dépendent souvent le délire et la folie, se rapportent à deux chefs principaux : 1° aux maladies propres à ce système, 2° aux habitudes vicieuses qu'il est capable de contracter.

On a souvent observé chez les fous une mauvaise conformation du cerveau, ou une consistance très-inégale dans différents points de la pulpe cérébrale.

§ V.

Mais il faut convenir que souvent la folie ne saurait être rapportée à des lésions organiques visibles; et quoique vraisemblablement il y en ait de très-réelles qui nous échappent, ces cas doivent être rangés dans la même classe que ceux qui tiennent purement aux habitudes vicieuses du système cérébral.

Du Sommeil en particulier.

§ I.

Le sommeil, comme tous nos besoins et toutes nos fonctions, a un caractère de périodicité; cela dépend des lois les plus générales de la nature.

Mais, indépendamment de cette circonstance, l'assoupissement est provoqué directement par l'application de l'air frais, par un bruit monotone, par le silence, l'obscurité, les bains tièdes, les boissons rafraîchissantes, les liqueurs fermentées, les narcotiques, le froid excessif; en un mot, par toutes les circonstances capables d'émousser les impressions, ou d'affaiblir la réaction du centre nerveux commun sur les organes.

Un lassitude légère appelle le sommeil.

Un état de faiblesse médiocre le favorise; mais il faut que cette faiblesse ne soit pas trop grande, et qu'elle porte sur les organes moteurs, non sur les forces radicales du système nerveux.

Enfin, c'est le reflux des puissances nerveuses vers leur source qui constitue et caractérise le sommeil.

Mais les impressions ne s'émoussent pas toutes à la fois, ni au même degré.

Les sens ne s'assoupissent que successivement, et moins profondément les uns que les autres.

§ II.

Il en est de même des extrémités sentantes internes.

De plus, dans beaucoup de cas, en santé ou en maladie, on observe pendant le sommeil des mouvements produits par un reste de volonté.

§ III.

Les organes de la génération qui, dans l'état de veille, sont presque indépendants de la volonté, acquièrent, pendant le sommeil, plus d'excitabilité.

Beaucoup de causes concourent à cet effet; mais, indépendamment de leur action, il paraît que le sommeil, en lui-même, augmente directement l'activité de ces organes et leur puissance musculaire.

Il donne à d'autres organes internes de nouveaux rapports de sympathie. De là les nouvelles images qu'il occasione dans le cerveau, et qui ressemblent parfaitement, par la manière dont elles sont produites, aux fantômes propres au délire et à la folie.

§ IV.

On voit donc que des trois genres d'impressions dont se composent les idées et les penchants, il n'y a dans le sommeil que celles qui viennent de l'extérieur qui soient entièrement ou presque entièrement endormies.

Celles des extrémités internes conservent une activité relative aux fonctions des organes, à leurs sympathies, à leur état présent, à leurs habitudes.

Et les causes dont l'action s'exerce dans le sein même du système nerveux, n'étant plus distraites par les impressions des sens, deviennent prédominantes.

C'est aussi ce qui arrive dans la folie. De là cette prédominance invincible de certaines idées, et leur peu de rapport avec les objets externes réels.

Dans l'extrême manie, toute la sensibilité semble même concentrée dans les viscères ou dans le système nerveux.

§ V.

De là résulte aussi que, dans les rêves, il peut se faire de nouvelles combinaisons d'idées, et qu'il en peut naître que nous n'avions jamais eues.

§ VI.

CONCLUSION.

Il serait très-avantageux de pouvoir classer, d'après des faits certains et des caractères constants, les différents genres d'aliénation mentale, suivant leurs causes respectives, en distinguant exactement ceux qui sont susceptibles de guérison et ceux qui ne le sont pas.

La médecine et l'idéologie profiteraient également d'un si beau travail. En attendant qu'il puisse être exécuté complètement, les derniers éclaircissements que nous venons de donner sur la nature de la sensibilité, sur son action, et sur ses principales circonstances, jettent déjà beaucoup de lumière sur les rapports du physique et du moral, et, je crois, toute celle que l'on peut tirer de l'état actuel de nos connaissances.

Il ne nous reste plus qu'à parler sommairement, comme nous l'avons promis, de la réaction du moral sur le physique, et des tempéraments, acquis qui en sont l'effet. C'est ce que nous allons faire dans les deux Mémoires suivants, qui termineront notre travail.

ONZIÈME MÉMOIRE.

De l'influence du Moral sur le Physique.

§ I.

INTRODUCTION.

Dès qu'un mouvement imprimé se prolonge, il faut nécessairement qu'il s'y établisse un ordre quelconque, soit que ce mouvement existe seul, soit qu'il en domine d'autres qu'il modifie, et avec lesquels il se combine.

Si la matière n'avait que la seule propriété d'être mue, et si elle n'était pas susceptible d'en acquérir d'autres, il ne pourrait s'établir entre ses parties que des rapports de situation.

Mais dès qu'elle a un grand nombre de propriétés différentes, et qu'elle est capable d'en acquérir une multitude de nouvelles par l'effet de combinaisons postérieures, il doit naître une foule de séries de phénomènes très-divers, mais tous enchaînés entre eux, et tous dépendants du premier mouvement.

Il est donc bien inutile de supposer à chacune de ces séries un principe distinct, puisque les divers mouvements fussent-ils en effet étrangers les uns aux autres, il ne résulterait toujours de leur ensemble qu'une seule coordination quelconque: non pas la seule possible, mais la seule qui puisse naître de leur combinaison telle qu'elle est.

C'est ainsi que concourent tous les individus dans le grand tout, et tous les organes dans les individus.

On ne doit donc pas être surpris que la série d'opérations, qu'on appelle le *moral* de l'homme, et celle qu'on nomme le *physique*, agissent et réagissent l'une sur l'autre; car cela ne peut pas être autrement, quand même on leur supposerait deux principes différents.

§ II.

L'influence du moral sur le physique n'est donc pas étonnante; elle est, d'ailleurs, incontestable et prouvée par mille faits directs.

§ III.

Pour en bien saisir le mode, il faut se rappeler que, dans tous les êtres animés, et surtout dans les animaux les plus parfaits, l'organe de la pensée et de la volonté est le centre commun de tous les autres, le principe de leur vie, de leur sensibilité et de leur mouvement; mais non pas un principe indépendant d'eux, et qu'il a besoin, pour leur faire éprouver son action, d'éprouver la leur.

§ IV.

Toute détermination est une réaction; elle suppose une impression antérieure : mais l'action peut s'être arrêtée à un centre partiel de sensibilité, qui peut même en avoir mis d'autres en mouvement, sans que le centre commun en ait été averti, et que l'individu en ait la conscience. C'est ainsi que beaucoup de fonctions importantes s'exécutent en nous, et sont plus intimement liées aux unes qu'aux autres.

§ V.

Ces liaisons particulières des organes entre eux ont souvent pour cause des rapports de situation, ou des analogies de structure, ou des relations entre leurs fonctions diverses. Mais l'observation nous en fait apercevoir un grand nombre dont l'anatomie ne nous montre pas les raisons.

§ VI.

L'estomac nous offre de nombreux exemples de cette vérité dans ses effets prodigieux, et souvent subits, sur le système musculaire, sur le cerveau, sur les organes de la génération, sur l'organe cutané, et dans les impressions qu'il reçoit de toutes ces parties.

§ VII.

Cette grande influence de certains organes est due bien plus à l'importance de leurs fonctions qu'à la vivacité de leur sensibilité; et, ce qui n'est pas moins digne de remarque, l'augmentation de leur sensibilité, et même celle de leur action sympathique, sont aussi souvent la suite directe de leur débilitation ou de leurs maladies, que de l'accroissement de leurs forces.

§ VIII.

CONCLUSION.

Après ces réflexions, on ne doit pas être surpris que le système cérébral, organe spécial de la pensée et de la volonté, ait une très-grande influence sur tous les autres. Il réunit toutes les conditions pour que cette action soit la plus puissante et la plus étendue de toutes. Or, c'est là ce que nous devons entendre par *l'influence du moral sur le physique*.

DOUZIÈME MÉMOIRE.

Des Tempéraments acquis.

§ I.

INTRODUCTION.

Puisque toute fonction, toute action, tout mouvement quelconque, fréquemment répété, laisse une trace dans l'individu, lui fait contracter une disposition que nous nommons habitude, les causes qui agissent souvent sur lui doivent modifier ses dispositions primitives.

Or, ce sont ces dispositions subséquentes dont l'ensemble forme ce que nous nommons *tempérament acquis*.

Ces *tempéraments acquis* peuvent se transmettre par la génération; mais dans l'individu qui les reçoit par cette voie, ils doivent être regardés comme *naturels*.

Nous n'appellerons pas non plus *tempéraments acquis* les dispositions qu'amènent les différentes époques de la vie, et le développement des différents organes.

Les causes des vrais *tempéraments acquis* sont les maladies, le climat, le régime, et les travaux du corps ou de l'esprit.

§ II.

Les maladies altèrent et modifient le tempérament naturel en beaucoup de manières différentes.

Il n'est pas rare que les maladies aiguës l'améliorent; les effets des maladies chroniques sont presque toujours défavorables.

En général, les unes et les autres font prédominer le système nerveux et affaiblissent le système musculaire.

Elles conduisent fréquemment les tempéraments sanguins et bilieux à devenir mélancoliques avec diverses nuances. La marche opposée est très-rare.

Les phlegmatiques en sont affectés différemment.

Souvent les maladies accélèrent et perfectionnent les fonctions intellectuelles.

§ III.

Le climat a des effets moins prompts, mais une action plus constante et plus sûre que les maladies. Certains tempéraments sont si généraux et si dominants dans certains climats, qu'on ne peut se refuser à les en regarder comme le produit, et par conséquent comme des *tempéraments acquis*, au moins pour la plupart de leurs premiers habitants.

§ IV.

Enfin le régime, et même la nature des travaux sont, en grande partie, des conséquences du climat, et ont certainement une grande énergie pour modifier et changer les dispositions originelles qui constituent le tempérament. Ils en produisent donc de nouveaux.

Ajoutons, en finissant, que les effets moraux de tous ces tempéraments acquis sont aussi étendus, et peut-être plus variés, que ceux des tempéraments naturels. Mais tout ce que l'on pourrait dire à cet égard rentrerait presque entièrement dans les considérations antérieurement exposées. (*Mémoires* 6, 7, 8 et 9.)

FIN DE LA TABLE ANALYTIQUE.

TABLES ALPHABÉTIQUES
ET RAISONNÉES
DES AUTEURS ET DES MATIERES,

Par P. SUE,

PROFESSEUR A L'ÉCOLE DE MÉDECINE DE PARIS.

1° TABLE
DES AUTEURS ET AUTRES
CITÉS DANS CET OUVRAGE.

Les chiffres romains indiquent le tome, et les chiffres arabes la page.

A.

ALIBERT. Remerciment de l'auteur pour les soins qu'il a donnés à son ouvrage, III, *préface*, 32. — Sur son Traité des Fièvres intermittentes, 471, *note*.

ARÉTÉE. Distinction importante qu'il a établie sur les délires, IV, 370. — Particularités qu'il rapporte à ce sujet, *ibid*.

ARISTOTE. Un des génies extraordinaires de l'ancienne Grèce, III, 46. — Connaissances qu'on lui doit, 59-60. — Ce que devint sa doctrine et sa philosophie, 61.

B.

BACON. Cité tome III, *préface*, 10. — Il a le premier esquissé un tableau de tous les objets qu'embrasse l'intelligence humaine, 36. —

DES AUTEURS.

Encyclopédie anglaise exécutée d'après ses vues, mais d'abord très-incomplète, III, 36, *note*. — Ses travaux philosophiques et autres, 62. — A quoi il a comparé les causes finales, 144. — Il regardait l'art de rendre la mort douce, comme le complément de celui d'en retarder l'époque, 291. — Ce qu'il a dit de la passion de l'amour; et explication de sa proposition, qu'aucun des grands hommes de l'antiquité ne fut amoureux, 362.

BAGLIVI. Ce qu'il a écrit sur la variété des moyens de curation, suivant les climats, IV, 195.

BAILLOU. Il a le premier observé que les purgatifs, inconsidérément employés, énervent et accablent rapidement les plus forts sujets, III, 422.

BELLINI. Expérience qu'il a faite sur un grain de jaune d'œuf pourri et avalé, IV, 419.

BERLINGHIERI (Vacca). Expérience particulière sur le galvanisme, III, 385, *note*.

BERTHOLLET. La science lui doit de belles découvertes et de précieux travaux, III, 389, *note*.

BICHAT. Sur sa mort, III, *préface*, 18, *note*. — Sur son Anatomie, 104, *note*.

BOERRHAAVE. Sensations étranges qu'il observe sur lui-même dans une maladie où le système nerveux se trouvait singulièrement intéressé, III, 174. — Ce qu'il pensait de la mort sénile, 248. — Ce qu'il racontait à ses disciples sur la guérison du marasme, IV, 343.

BONNET (Charles). Il fut aussi grand naturaliste que grand métaphysicien, III, 65. — Sa prévention sur les causes finales, 144.

BONTEKOÉ. Grande vogue que sa Dissertation sur le Thé a donnée à son usage en Europe, IV, 93.

BORDEU. Chez les sujets disposés à l'apoplexie, les extrémités, a dit Bordeu, forment une espèce de conjuration contre la tête, etc., III, 281. — Ce qu'il a dit des grandes distributions du tissu cellulaire, et sa théorie sur certaines crises, IV, 414.

BOTAL. Vogue qu'il avait déjà donnée à la saignée, long-temps avant que la doctrine de la circulation du sang fût admise dans les écoles, IV, 93, *note*.

BOYER. Sur son Anatomie, III, 104, *note*.

BROWN. Auteur d'un nouveau Système de Médecine qui mérite peu sa grande célébrité : il a eu raison de rejeter les idées trop généralement reçues, relativement à l'action du froid et de la chaleur sur l'économie animale, IV, 21.

BROUZET. Faits qu'il rapporte dans son *Éducation physique des Enfants* sur les soins à donner à ceux qui naissent chétifs et presque sans vie, III, 134.

BUFFON. Délire vaporeux voisin de la manie, à la suite d'une chasteté rigoureuse, III, 346. — Faits qu'il a recueillis, relatifs à l'influence des climats humides, IV, 39. — Comment il explique les différences dans les genres, la structure et la direction des os du corps humain, 157. — Sa distinction de la matière morte et de la matière vivante, des corpuscules inorganiques et des corpuscules organisés, est absolument chimérique, IV, 287.

C.

CAPPIVACCIUS. Il conserva l'héritier d'une grande maison d'Italie, tombé dans le marasme, en le faisant coucher entre deux jeunes filles, IV, 343.

CARDAN. Il a dit que pour jouir de toutes ses facultés morales, il avait besoin d'être malade, III, 272, *note*.

CONDILLAC. Il a développé et perfectionné la doctrine de Locke, III, *préface*, 11. — Comment il explique la sensibilité, *ibid.* 12. — Ses assertions sur les déterminations instinctives, *ibid.* 13. — Appréciation de sa méthode parfaite, 66. — Explication de ce qu'il dit des langues, 94 ; et IV, 221. — Examen de sa proposition sur les idées et les déterminations morales, III, 121. — Actions des animaux inexplicables d'après la théorie qu'il a établie, 142. — Son hypothèse sur le développement de la statue qu'il suppose animée, IV, 311. — Il a travaillé à son Cours d'Étude quelquefois en dormant, 391, *note*.

CONDORCET. Son ouvrage sur l'application du calcul des probabilités aux questions et aux événements moraux, III, *préface*, 9, *note*.

CORAY (M.). Très-savant helléniste ; hommage rendu à son savoir, IV, 134, *note*.

CULLEN. Il a le premier reconnu des rapports constants entre les songes et le délire, IV, 355. — Il a remarqué que l'augmentation de sensibilité dans un organe est souvent une suite de sa débilitation, 424.

CUVIER. On lui doit la découverte de la diversité des races animales, produites aux diverses époques de l'existence du globe, IV, 249.

D.

DAVID. Il est dit dans le troisième livre des Rois que, dans sa vieillesse, il couchait avec de jolies filles pour se réchauffer, IV, 342.

DEGERANDO. Cité tome III, *préface*, 12, *note*.

DÉMOCRITE. Un des génies extraordinaires de la Grèce ancienne, III, 46. — Sa doctrine et ses travaux, 50. — Ses dissections, 51. — Son entrevue et son entretien avec Hippocrate, *ibid.*

DESCARTES. Services qu'il a rendus aux sciences et à la raison humaine, III, 63.

DEYEUX. La science lui doit de belles découvertes et de précieux travaux, III, 389, *note*.

DUBRUEIL. Ce qu'il a dit relativement aux différents degrés de force des organes dans les divers sujets, III, 83. — Son éloge, 85.

DUMAS. Ce qu'il a dit de l'application que la chimie moderne a faite de la théorie de la combustion à celle de la chaleur animale, III, 263, *note*. — Sa Physiologie citée, IV, 27.

E.

ÉPICURE. Un des génies extraordinaires de l'ancienne Grèce, III, 46. — Ce qu'il a fait pour la philosophie, 60.

F.

FLEURIEU. Sa nouvelle division et sa nouvelle nomenclature des mers, citées, IV, 245, *note*.

FORESTUS. Il rapporte qu'un jeune Bolonais fut retiré de l'état de marasme, en passant les jours et les nuits auprès d'une nourrice de vingt ans, IV, 343.

FORMEY. Exemple qu'il rapporte sur les effets de l'abus du sommeil, IV, 392.

FRANKLIN. Ce qu'il disait des fripons, III, *préface*, 24, *note*. — Ses expériences sur l'électricité, 381. — Observation qu'il a faite sur une espèce d'oiseau, dans les forêts de l'Amérique septentrionale, IV, 253, *note*. — Etait-il donc un impie, lorsqu'il prouvait l'identité du fluide électrique et de la matière fulminante? 302. — Il croyait avoir été plusieurs fois instruit en songe, de l'issue des affaires qui l'occupaient, 391.

FRAY. Ses observations et expériences sur les productions microscopiques, et leurs résultats, IV, 246, *note*.

G.

GALIEN. Sur sa classification des tempéraments, III, 70. — Fait qu'il rapporte, et qui prouve l'instinct inné chez les animaux pour trouver leur nourriture, 139. — Il dit que les médecins grecs avaient reconnu l'avantage, dans le traitement de la consomption, de faire téter une nourrice jeune et saine par les malades, IV, 343. — Son pronostic prouvé par l'événement, à l'égard d'un fébricitant qui croyait voir ramper sur son lit un serpent rouge, 359. — Fait qu'il rapporte sur le sommeil, 381.

GANIBASIUS, sculpteur. Ayant perdu la vue, la finesse de son tact y suppléa, III, 214.

GARAT. Sur sa doctrine idéologique, III, *préface*, 12, *note*.

GMELIN, célèbre voyageur et naturaliste. Ce qu'il rapporte des effets de l'air froid en Sibérie, sur les oiseaux, IV, 19.

GUIGNES, général des chartreux. Ce qu'il a ordonné pour la saignée de ses religieux, IV, 53, *note*.

H.

HAEN (DE). Ce qu'il pensait du développement de certains vaisseaux ou non existants, ou du moins affaissés jusqu'alors sur leurs parois, III, 250, *note*.

Haller. Son observation particulière sur les tempéraments, III, 79.
— Ses remarques sur l'instinct des petits des brebis et des chèvres, 139.

Helvétius. Il a résumé la doctrine de Locke, III, *préface*, 11. — Appréciation de sa *raison lumineuse*, 66.

Hercule. Il était plus grand par son courage que par son esprit, III, 421.

Hérodicus. Son sentiment sur l'usage de la gymnastique dans les maladies aiguës, IV, 13, *note*.

Hippocrate. Il transporta la philosophie dans la médecine, et la médecine dans la philosophie, III, 46. — Sur son entretien avec Démocrite, 51. — Détails sur sa méthode médicale et philosophique, 52. — Sur ses Épidémies, 54. — Sur ses livres aphoristiques, 56. — Sur son école, *ibid*. — Sur sa méthode analytique, 57-58. — Sur sa doctrine des éléments, 71. — Ses idées sur la succion de l'enfant nouveau-né, 136. — Ce qu'il a dit de la vie animale, 265. — Il a observé que le dernier degré de force athlétique touche de près à la maladie, et il en donne la raison, 421. — Suivant lui, tout concourt, tout conspire, tout consent aux impressions reçues par les différents organes, IV, 11. — Ce qu'il dit de l'emploi de l'exercice dans la médecine, 13, *note*. — Ses remarques relatives à l'influence des eaux sur les fonctions de l'économie animale, 74. — Sa remarque sur les crachats dans la phthisie pulmonaire, 89. — Ce qu'il dit des races des hommes, 134. — Comparaison qu'il fait du sol de l'Asie avec celui de l'Europe, 135. — Quel sens il attache au mot *climat*, 140. — Faits qu'il rapporte, et qui prouvent l'influence du climat sur les tempéraments, 163. — Ce qu'il dit des habitants des pays montueux, 167. — Ce qu'il dit de l'espèce d'impuissance qu'il avait observée chez les Scythes, 169. — Comment il détermine les caractères principaux du pays le plus propre à produire le tempérament bilieux, 173. — Ce qu'il dit des maladies particulières à certains pays, 182, *note*. — Ce qu'il dit des eaux, et de leurs effets sur l'économie animale, 205. — Sa vraie doctrine sur les habitudes morales des peuples, 228. — Preuves tirées de son Traité des Airs, des Eaux et des Lieux, 229.

Hobbes. Cité III, *préface*, 11. — On peut le regarder comme l'élève de Bacon : ses travaux philosophiques, 64.

Humbold. Ses expériences sur le galvanisme paraissent ébranler fortement la doctrine de l'identité du fluide galvanique et du fluide électrique, III, 387, *note*. — Sur ses expériences, 389, *note*.

I.

Ingenhouse. Ses expériences sur le gaz oxygène, III, 240, *note*.

J.

Jacquemont. Cité III, *préface*, 12, *note*.

L.

Lancelin. Cité III, *préface*, 12, *note*.
Laplace. Cité III, *préface*, 9, *note*.
La Romiguière. Cité III, *préface*, 12, *note*.
Lavoisier. Il a assigné au phosphore sa place parmi les corps non encore décomposés de la nature, III, 379.
Leroi (Georges). Ce qu'il a dit, dans ses Lettres sur les Animaux, sur les chiens d'arrêt, IV, 147, *note*.
Liceti (Fortunio). Comment, étant né à l'âge de cinq mois, il fut conservé, et vécut plus de quatre-vingts ans, III, 134.
Linné. Ce qu'il a dit des habitants de la Laponie, IV, 199.
Lister. Remarque particulière relative à la rage, III, 91.
Locke. État des sciences morales avant lui, III, *préface*, 10. — C'est lui qui a exposé et prouvé cet axiome fondamental, *que toutes les idées viennent par les sens, ou sont le produit des sensations*, *ibid.* 11. — Ce qu'il a dit, ainsi que ses disciples, sur la formation des jugements raisonnés et des idées, 145.
Lower. Observation sur une très-forte hémorragie qui a fini par fournir un fluide dont l'odeur et le goût ont prouvé que c'était le jus même de la viande, dont on avait nourri le malade, qui circulait dans ses vaisseaux, au lieu de sang, III, 244.

M.

Maine-Biran. Son Mémoire sur l'Habitude, III, *préface*, 12, *note*.
Marlborough (le duc de). Il fut sujet dans sa vieillesse à toutes les petites passions d'un enfant, III, 287, *note*.
Masson (dom). Ce qu'il dit, dans ses *Annales de l'ordre des Chartreux*, de la saignée des moines, IV, 53, *note*.
Mead. Sa remarque sur le véritable diabétès, IV, 89.
Mesmer. Comment il opérait, et d'où dépendaient les effets de ses opérations, III, 154.
Montaigne. Il a observé sur lui-même que l'exercice donne un surcroît d'activité au cerveau, IV, 97, *note*. — Observation qu'il rapporte sur l'utilité de la compagnie de la jeunesse, pour ranimer les vieillards languissants, 342.
Montesquieu. Ce qu'il a dit de certains peuples, *qu'il faut les écorcher pour les chatouiller*, IV, 32.
Moreau (de la Sarthe). Sur son plan d'hygiène, III, 49, *note*.
Morgagni. Ses observations sur l'état du cerveau chez les sujets morts à la suite de folie, d'imbécillité ou de délire, III, 90. — Observation remarquable sur l'état du cerveau chez les fous, IV, 367.

N.

Narsès. Le seul grand homme, parmi les eunuques, dont le nom vive encore dans l'histoire, III, 356.

Newton. Sur ses découvertes astronomiques, IV, 302.

P.

Pascal. Ce qu'il dit de la violence et de la vérité, III, *préface*, 22. — Effets de son imagination frappée, IV, 362.

Pinel. Ce qu'il a observé et écrit sur les imbécilles, IV, 365. — Ce qu'il a dit des folies qui dépendent plutôt de l'hygiène morale, que de la médecine proprement dite, 371.

Platon. Ses rêves en philosophie, III, 61.

Pline le jeune. Il a observé sur lui-même, que l'exercice donne un surcroît d'activité au cerveau, IV, 97, *note*. — Son observation sur l'état de maladie, 105, *note*.

Pussin. Il a le premier observé l'espèce de délire qui devient son propre remède, IV, 371, *note*.

Pythagore. Un des génies extraordinaires de la Grèce ancienne, III, 46. — Sur ses doctrines, et comment on doit le juger, *ibid*. — Il porta le premier le calcul dans l'étude de l'homme, 48.

R.

Rebière (MM.). Citation du Mémoire de l'aîné sur la rage ; et dévouement du cadet, chirurgien distingué de la commune de Brive, pour soigner les malades, sujets des observations rapportées dans ce Mémoire, III, 92, *note*.

Richerand. Remercîments sur les soins qu'il a pris de l'édition de l'ouvrage, III, *préface*, 32. — Sa Physiologie citée, 79, *note*. — Il a le premier donné la raison pour laquelle certaines contractions musculaires acquièrent plus de force, à mesure que le sommeil devient plus profond, IV, 110, *note*.

Rousseau (J. J.). Il a dit que la gourmandise appartient à l'époque qui précède l'adolescence, III, 215. — Jugement sur ses écrits, et particulièrement sur l'histoire qu'il a tracée de l'époque de la vie qui suit l'enfance, 261. — Il offre dans ses Mémoires un exemple singulier de l'espèce de seconde jeunesse qui succède à la virilité, 280, *note*. — Son observation sur les jeux des petites filles, 300. — Sur ses palpitations, dont il se guérit, 322. — Ce qu'il a dit sur ce que doivent faire l'homme et la femme pour la perpétuation paisible et sûre de l'espèce, 324. — Ce qu'il a dit des femmes, 339.

Roussel. Ce qu'il a dit des femmes, dans son Système physique et moral de la Femme, III, 339 et *note*.

Russel. Ce qu'il a dit des morsures des serpents du Bengale, IV, 199, *note*.

S.

SAINT BERNARD. Ses succès en prêchant la croisade en latin aux Allemands, qui n'entendaient pas cette langue, IV, 346, *note*.

SAINT-LAMBERT. Ce qu'il a écrit sur les principes de la morale, III, *préface*, 27, *note*.

SALOMON. Eunuque, un des lieutenants de Bélisaire, III, 356, *note*.

SANCHÈS (Ribeiro). Ce qu'il a dit touchant les effets moraux des maladies vénériennes, III, 259.

SCHILLITLING. Expérience sur les pulsations contractiles de la pulpe cérébrale, III, 177, *note*.

SENNEBIER. Ses expériences sur la végétation, III, 251, *note*.

SIEYES. Sa distinction des deux principes des besoins et des facultés, III, 110, *note*.

SMITH (Adam). Il a fait la remarque qu'un ouvrier agricole a beaucoup plus d'idées qu'un artisan de la ville, IV, 118, *note*.

STAEL (Madame de). Ligne de démarcation qu'elle a essayé de tracer entre la littérature du Nord et celle du Midi, IV, 226.

STAHL. Sa dissertation sur les affections pathologiques des âges, III, 259. — Sa remarque sur le tempérament bilieux, 406.

SUE (P.). Auteur de la Table alphabétique et raisonnée des matières de cet ouvrage, IV, 524.

SWAMMERDAM. C'est au milieu des accès de la plus terrible hypocondriasie, qu'il faisait ses plus brillantes recherches, III, 175.

SYDENHAM. Il y a, selon cet auteur, dans l'homme un autre homme intérieur; c'est l'organe cérébral, III, 184. — Comment il guérissait le délire paisible qui a lieu dans les fièvres intermittentes, IV, 368.

T.

TAGLIACOTI. Sa méthode de restaurer les parties mutilées, IV, 329.

THUROT. Soins qu'il a pris pour l'édition de cet ouvrage, III, *préface*, 31. — Ses ouvrages, *préface*, 32.

TRACY (M. de). Sur ses Éléments d'Idéologie, III, *préface*, 12, *note*. — Preuves qu'il donne que le *moi* réside exclusivement dans la volonté, IV, 294. — Son opinion sur l'hypothèse relative à la statue supposée de Condillac, 312, *note*. — Il est l'auteur de la Table analytique de cet ouvrage, 457.

V.

VANHELMONT. Ce qu'il entendait par *l'ordre de Dieu*, IV, 253, *note*.

VAN-SWIETEN. Il cite l'exemple d'une jeune fille cataleptique, qui, plongée dans le sommeil le plus profond, parlait et marchait très-vivement, IV, 381, *note*.

Volney. Ce qu'il a écrit sur les principes de la morale, III, *préface*, 27, *note*.

Volta. Ses expériences sur l'identité du fluide galvanique avec le fluide électrique, III, 387, *note*. — Ses expériences sur le même sujet, IV, 282.

W.

Whitt (Robert). Il a très-bien observé que les hypocondriaques sont tour à tour craintifs et courageux, III, 454.

Z.

Zimmermann (Georges). Ce qu'il a dit de la force ou faiblesse relative des organes, III, 83. — Ce qu'il a dit, dans son *Traité de la Solitude*, des moines d'Orient et d'Europe, IV, 54. — Ce qu'il a dit des avantages et des inconvénients de la solitude, 129, *note*.

2ᵉ TABLE DES MATIÈRES

CONTENUES DANS CET OUVRAGE.

A.

ABSTINENCE. Quelle était l'intention des fondateurs d'ordres monastiques, en ordonnant le jeûne et l'abstinence à leurs religieux, IV, 51.

Accouchement. Ses véritables causes, III, 133.

Acéphales (enfants), c'est-à-dire, sans cerveau. Ce qui leur arrive, III, 157.

Aconit. Les habitants de la Laponie en mangent dans la soupe les jeunes pousses, IV, 199.

Adolescence. Ce qui se passe alors chez l'enfant, III, 257. — Ce que produisent les circonstances physiques particulières à l'adolescence, et observations générales à ce sujet, 261. — Passage de l'adolescence à la jeunesse, 266. — Opérations du cerveau au début de l'adolescence, IV, 267.

Affections morales. Voyez *Moral* (le).

Age mûr. Passage de la jeunesse à l'âge mûr, III, 270. — Révolution presque subite qui se fait alors dans la distribution du sang, 271. — C'est alors que la pléthore veineuse succède à celle artérielle, *ibid.* — Sur le moral de l'homme pendant la durée de l'âge mûr, et comment on explique les habitudes morales propres à cet âge, 272. — Sa durée et sa terminaison ; elle n'est pas moins dangereuse pour les hommes, que celle de la cessation des règles pour les femmes, 276. — Vers la première septenaire de la troisième époque, c'est-à-dire, vers la quarante-deuxième année, surviennent des maladies nouvelles, telles que la goutte, la gravelle, la pierre et l'apoplexie, etc., 278. — Maladies qui appartiennent à l'âge mûr, 289. — Maladies aiguës de cet âge, *ibid.*

Ages. De leur influence sur les idées et sur les affections morales, III, 229. — Ce qui résulte pour le premier âge, de la multiplicité des vaisseaux, 249. — Dissertation de Stahl relative aux affections pathologiques des âges, 259. — Troisième révolution qui se fait dans le corps à l'âge de vingt-un ans, 266. — Passage de la jeunesse à l'âge mûr, 270. — Voyez *Age mûr.*

Agriculteurs (les peuples). Ce qu'ils sont, leurs mœurs et leurs habitudes, IV, 127.

Aimants artificiels. Ils offrent l'exemple de l'accroissement de force et d'aptitude occasioné par la prolongation ou par le retour assidu des mêmes opérations, IV, 353.

Air. Différentes propriétés par lesquelles l'air peut agir sur le corps humain, et y produire différents genres de modifications, et comment il agit par sa pesanteur et sa pression, IV, 15. — Effets de cette pression, 16. — Effets de l'augmentation de la pesanteur de l'air, 19. — Effets de l'air froid sur les oiseaux, *ibid.* — Comment cela s'explique, 20. — Les effets de l'air froid ou chaud sont bien plus étendus et plus importants que ceux de l'air pesant ou léger, 21. — Comment on peut se faire une idée juste et complète des effets de l'air froid, 26. — A quoi peuvent se rapporter les effets de l'air sec et de l'air humide ; ce que produit sa grande sécheresse, 34. — Opinions de quelques médecins instruits et bons observateurs, sur l'insalubrité de l'air, 35. — Effets des vents brûlants sur l'air sec, et sur les forces physiques et morales de l'homme, 36. — Effets de l'air humide, 37. — Ce que produit l'humidité de l'air unie à la chaleur ; exemple, *ibid.* — Faits recueillis par Buffon, relatifs à l'influence qu'exerce sur l'homme l'air des pays très-humides, 39. — Sur les fluides aériformes, 40. — La chimie moderne est venue à bout de résoudre l'air dans ses éléments constitutifs, *ibid.* — Sur ses deux gaz, *ibid.* — Changements que font subir aux organes les différentes espèces de fluides aériformes, 44. — Influence de l'atmosphère sur l'organisation animale, 46. — L'état de l'air varie beaucoup, suivant les divers terrains, 201. — L'air des étables est agréable, sain, et même utile dans certaines maladies, 342.

Aliments. Influence des aliments sur l'économie animale, IV, 47. — Comment ils réparent les corps des animaux, 48. — L'homme est susceptible de s'habituer à toute espèce d'aliments ; ce qu'ils produisent en lui, *ibid.* — Les aliments-viandes ont sur l'estomac une action plus stimulante que les végétaux ; différences à cet égard, 49. — Effets des aliments grossiers ; exemples, 58. — Comment on diminue ces effets, 59. — Grande analogie qui existe entre le principe sucré et la matière alibile, IV, 88. — La nature et le caractère des aliments d'un pays diffèrent suivant les climats, 200. — Caractère que leur imprime le climat, *ibid.* — L'effet des aliments sur les habitudes organiques semble ne pouvoir être complet, que lorsqu'il est fortifié par celui du climat, 449. — Effets de certains aliments, 450.

Allemands. Ce qu'ils entendent par le mot *Anthropologie*, III, 40, *note.*

Aloès. Ses effets, pris intérieurement, IV, 66.

Amour. Il est fort étranger au plan primitif de la nature ; deux circonstances ont principalement contribué, dans les sociétés modernes, à le dénaturer par une exaltation factice, III, 360. — Ce qu'il n'est pas, et ce qu'il est suivant les anciens, 361. — Ce qu'il peut être sous le régime bienfaisant de l'égalité, 362. — L'amour, chez le mélancolique, prend mille formes diverses qui le dénaturent, 414.

Anatomie. Indication de celle de Boyer et de celle de Bichat, III, 104, *note.* — Les progrès véritables de l'anatomie ont été fort lents, 373. — Sous le point de vue purement anatomique, le corps vivant peut se réduire à des éléments très-simples, 374. — L'inconstance des rapports entre les parties, quant à leur grandeur, ou la différence de leur volume relatif, est un de ces faits anatomiques qui n'ont été bien observés que par les anatomistes modernes, 393. — Le juste rapport entre le volume des organes et leur énergie respective constitue l'excellence de l'organisation, 394. — Application de cette règle aux parties de l'homme, *ibid.* — A quelles causes peuvent tenir les variétés relatives au volume, 395. — Comment quelques écrivains ont expliqué les différences que présentent les formes du corps humain, sa structure, et la direction de ses os, IV, 157. — Pourquoi l'explication de Buffon paraît la plus vraisemblable, *ibid.* — Fait contre la diversité des espèces, 158, *note.*

Anciens. Comment ils considéraient les arts et les sciences, III, 35. — Preuve que les anciens ont remarqué la correspondance entre le physique et le moral, 70-71. — Ce qu'ils ont vu et observé à ce sujet, 72 *et suiv.* — Humeurs primitives qu'ils ont cru voir dans le corps humain, et à chacune desquelles ils rapportaient les tempéraments, 78. — Ce qu'ils appelaient *tempérament tempéré,* 80. — Explication de la proposition de Bacon, qui dit qu'aucun grand homme de l'antiquité n'a été amoureux, 362. — Leurs recherches sur l'homme physique et sur l'homme moral, 366. — Leur doctrine sur les tempéraments en a été le fruit, 367. — Dans quel cas on peut et on doit les consulter, 369. — Ce qu'ils ont établi sur ce qui constitue chacun des quatre tempéraments, 415 *et* 416, *notes.* — Ce qu'ils appelaient la *fièvre continente,* 470. — Leurs systèmes sur les fièvres, 476. — En se trompant dans leurs hypothèses générales, ils avaient souvent raison dans les applications, 477. — Effets qu'ils attribuaient à la diététique, et surtout à la gymnastique, IV, 13. — Les anciens médecins se sont efforcés de rattacher leur système des humeurs à celui des éléments, et celui des tempéraments à l'un et à l'autre, 148. — Ils n'ont pas fait difficulté d'établir des analogies directes entre les tempéraments, les climats et les âges, mais surtout entre les saisons et les tempéraments, 150. — Leurs dires à ce sujet, *ibid.* — Leurs observations sur les causes du tempérament mélancolique, 174. — A quelle saison ils rapportaient ce tempérament, 176. — Remarques sur les vues des anciens à ce sujet, 177. — Ils ont dit que *si la vie est la mère de la mort, la mort, à son tour, enfante et éternise la vie,* 244. — Les anciens connaissaient très-bien les folies qu'on ne peut rapporter à des causes organiques sensibles, 369.

Animalcules microscopiques. Ce que c'est, et à quoi ils servent, IV, 252.

Animaux. Faits de leurs petits, relatifs à leur structure particulière, aux progrès qu'ils ont fait dans la vie, et au rôle qu'ils doivent y remplir, III, 138 *et suiv.* — Suite d'actions des animaux dans le temps qui précède la maternité, III, 139. — Pourquoi l'instinct, dans les animaux, est plus étendu, plus puissant, plus éclairé même que chez l'homme, et quelle en est la cause, 145, 146. — Deux genres bien distincts d'impressions dans les animaux en général, et dans l'homme en particulier, source de leurs idées et de leurs déterminations morales, 147. — Principe ou faculté vivifiante que la nature fixe dans les liqueurs séminales pour l'organisation des animaux, 236. — Les jeunes animaux semblent tenir encore à l'état végétal, dont ils viennent de sortir, 239. — Opérations successives qui les développent, 240. — Dans la suite d'opérations qui font vivre et développent le végétal et l'animal, l'existence et le bien-être de l'un sont liés à l'existence et au bien-être de l'autre, *ibid.* — Changements qui se font dans le système nerveux de différents animaux jusqu'à leur mort, 241. — Observations faites sur l'état organique des jeunes animaux, 249. — Sur la vivacité de la lumière que répandent les animaux phosphoriques, 380, *note.* — Quels sont les animaux électriques, 381. — Combien il serait utile et nécessaire d'établir la combinaison des corps animés, sous un point de vue plus relatif aux dispositions organiques de chaque espèce et de chaque individu, 388. — C'est le sujet des expériences chimiques qui peuvent jeter une grande lumière sur l'économie vivante, 389. — Ce qu'il s'agirait de faire à cet égard, *ibid.* — Empreinte particulière, dispositions et habitudes nouvelles que le climat, le travail de l'homme peuvent faire acquérir aux animaux, IV, 8. — Parmi les animaux, ceux qui sont naturellement peureux le deviennent beaucoup plus dans les temps qu'on appelle *lourds*, 18. — Un certain degré de chaleur est nécessaire au développement des animaux, 22. — Preuves que la nature animale est singulièrement disposée à l'imitation, 145. — Combien d'animaux différents, quelle diversité de structure, d'instinct entre eux, etc., dans les différentes divisions de notre globe, 151. — D'où dépend cette diversité, 152. — Exemples à ce sujet, 153. — C'est dans les substances animales qu'on voit se former des corps vivants, 243, *note.* — Observations et expériences de M. Fray sur les productions microscopiques dans les végétaux et dans les animaux, 246, *note.* — Sur la formation de la race animale, 247. — Beaucoup de faits attestent que nombre d'espèces dans les animaux, même des plus parfaites, sont actuellement autres qu'au moment de leur formation primitive, 248. — D'où viennent ces différences, 249. — Effets de l'attraction *élective* dans les affinités animales, 260. — Ce qui arrive dans la formation d'un animal, 261. — Centre de gravité qui s'y forme et s'y développe, *ibid.* — Quelles sont, parmi les animaux, les espèces les plus vivaces et les plus imparfaites par leur organisation, 268. — Sur les plus parfaites, 269. — Sur leurs organes, 270. — Sur les affinités qui déterminent la formation de l'animal et son développement primitif, 271. — L'état idéologique du fœtus, au moment qu'il arrive à la lumière, est commun, en plusieurs points, à des classes entières d'animaux, 300. — Chez certains animaux, le principal organe de l'instinct et de la sympathie

DES MATIÈRES.   537

est l'odorat, IV, 340. — Sur les émanations que répandent les animaux jeunes et vigoureux, 342. — Sur la sensibilité des parties des animaux, 407, *note*.

Anthropologie. Ce que les Allemands entendent par ce mot, III, 40, *note*.

Anthropophage. Remarque à ce sujet sur les peuples chasseurs, IV, 123, *note*.

Antipathie. La sympathie et l'antipathie ramenées à un seul et unique principe, III, *préface*, 14. — Les déterminations instinctives qui appartiennent à l'antipathie sont liées aux fonctions de l'organe et de l'odorat, III, 343. — Preuves tirées de plusieurs animaux, *ibid.*

Apoplexie. Dans les sujets disposés à l'apoplexie, a dit Bordeu, les extrémités forment une espèce de conjuration contre la tête, en y poussant avec violence les humeurs, ou peut-être en dirigeant vers elle l'action d'autres causes d'un mouvement excessif, III, 281.

Arbres. Végétations qui se forment sur les arbres malades, et qu'on n'y découvre point dans l'état de santé, IV, 240.

Arsenic. Son usage dans le Nord, et contre la morsure des serpents du Bengale, IV, 199.

Art. Ce qu'il peut sur la nature, III, 97. — L'art a su trouver les moyens de fixer les modifications accidentelles et factices des corps organisés, et comment, III, 8.

Artères. Elles sont véritablement le siège de l'inflammation, de la fièvre, III, 470.

Arts et Sciences. Manière de les considérer, III, 35. — Comment les anciens les considéraient, *ibid.* — Il en est qui sont plus ou moins utiles, suivant le point de vue sous lequel on les envisage, 38.

Asie. Comparaison du sol de l'Asie avec celui de l'Europe, par Hippocrate, IV, 136. — Ce qu'il a dit dans son Traité des Airs, des Eaux et des Lieux, des habitudes des Asiatiques, IV, 229.

Aspic. Effets de sa morsure, IV, 66.

Assoupissement. D'où il provient, III, 374.

Athlètes. Ils passaient pour des hommes qui ne regardaient pas de si près aux choses, IV, 421. — Hippocrate observe que le dernier degré de la force athlétique touche de près à la maladie, et il en donne une bonne raison, *ibid.*

Attraction. Ses effets, dans les substances qui jouissent d'une action chimique réciproque, IV, 260. — Ce que c'est que l'attraction élective, et son action dans les affinités végétales et animales, *ibid.* — Analogie entre la sensibilité et la simple attraction gravitante, 264. — Sur ses phénomènes, 266.

Automne. C'est la saison des maladies atrabilaires, IV, 176. — Pourquoi, 177.

Azote (gaz). Ce que produit sur le corps sa surabondance dans l'air, IV, 42.

B.

Bains. Effets de ceux froids, IV, 76. — Comment agissent ceux tièdes, 77.

Besoins. Les rapports mutuels et nécessaires des hommes en société découlent de leurs besoins divisés en deux classes, en physiques et en moraux. Preuve que ceux-ci dépendent autant que les premiers de l'organisation de l'homme, III, 93. — Il en est qui souffrent plus d'interruptions que les autres, 274. — Tous les besoins renaissent et s'exécutent à des époques fixes et isochrones, IV, 373.

Bien-être. Il n'est pas toujours dans un rapport direct avec l'énergie vitale, III, 272, *note.* — Ce que dit à ce sujet Cardan, *ibid. note.* — Ce qui constitue le bien-être physique, 274.

Bile. Sa formation et sa composition; ce qu'elle est aux yeux du chimiste et à ceux du physiologiste, III, 402. — Ses effets stimulants coïncident avec ceux de l'humeur séminale, 403. — Effets de la bile filtrée en trop petite quantité vers le temps de la puberté, de la jeunesse, et des premières années de l'âge mûr, 409.

Bœuf. Il est, ainsi que d'autres animaux, de différente espèce dans les différentes régions du globe, IV, 153, 154.

Boïquira (le), ou serpent à sonnette. Effets de sa morsure, IV, 66.

Boisson. Chefs sous lesquels on peut ranger les faits essentiels qui ont rapport aux boissons, IV, 74. — Pourquoi les boissons chaudes ont besoin d'être imprégnées de substances étrangères, pour ne pas produire l'énervation des forces, 77. — Effets des boissons qui se tirent des graines céréales fermentées, 80. — Quelles sont, des boissons fermentées, les plus saines et les plus agréables, *ibid.* — Usage des boissons spiritueuses; voyez *Esprits ardents.* — L'effet des boissons, sur les habitudes organiques, semble ne pouvoir être complet que lorsqu'il est fortifié par celui du climat, 449. — Effets de certaines boissons stimulantes, 450.

Bonheur. Le véritable est nécessairement le partage de la véritable vertu, III, *préface*, 23. — D'où il dépend, 38. — En quoi il consiste, 273. — C'est la raison seule qui peut le fixer et en multiplier pour nous les moyens, 363.

Bouchers. Leurs mœurs, dures et féroces en général, IV, 122.

C.

Café. Pourquoi on l'a appelé *boisson intellectuelle*; sur son usage et sur son abus, IV, 91. — Remarques particulières sur le café, 204.

Cantharides. Les effets de leur application, IV, 66. — Leurs effets, prises intérieurement, *ibid.*

Carnivores. Différences des peuples carnivores d'avec les frugivores, IV, 49.

Castration. Sa pratique, conseillée comme un remède extrême dans le traitement de la folie, III, 342. Voyez *Mutilation.*

Catalepsie. Ce qui arrive aux cataleptiques pendant leur sommeil, IV, 378. — Exemple particulier à ce sujet, 381, *note.*

Cauchemar. Phénomènes qu'il présente, III, 181. — Circonstance particulière où il a lieu, 182.

Causes finales. A quoi Bacon les a comparées, III, 144. — Prévention de Bonnet sur ces causes, *ibid.* — Causes premières, 165; celles de l'univers, 166. — Réflexions sur l'application des causes finales, 323, *note.*

Cerveau. Il est un des premiers organes du sentiment, III, 87. — Si dans les délires aigus ou chroniques il offre quelques vestiges d'altération, 88. — Son état chez les imbécilles, les fous, les demi-fous, 89. — Son état chez certains enfants, 157. — Comment il est l'organe particulier de la pensée, 159. — Maladies cérébrales, leur cause, 171. — L'action spontanée de l'organe sensitif, ou du cerveau, est quelquefois bornée à l'une de ses divisions; faits qui le prouvent, 173. — Il y a dans l'homme un autre homme intérieur, suivant l'expression de Sydenham, savoir, l'organe cérébral, 184. — Le cerveau n'est point un organe purement passif, 185. — États particuliers où doit se trouver le système cérébral pour entrer en action, et la communiquer aux différents organes, 187. — En quoi consiste son intégrité, celle de la moelle épinière et du système nerveux en général, 188. — La pensée exige l'intégrité du cerveau, 189. — Sur l'état et l'intégrité du cerveau, 190. — Considérations utiles qu'ont fournies, à ce sujet, l'observation des maladies et l'ouverture des cadavres, *ibid.* — Autres faits généraux fournis par l'observation de l'homme sain et malade, 191. — Comment la pulpe cérébrale agit pour la croissance de l'animal en général, 246. — Certaines maladies du cerveau ne sont pas toujours un obstacle au développement moral, qu'au contraire elles hâtent, 253. — La direction particulière des humeurs vers la tête, dans le premier âge, a une grande influence sur les opérations du cerveau, 260. — Résultats de cette direction, 263. — Opérations du cerveau au début de l'adolescence, 267. — Opérations du cerveau dans la vieillesse, 283. — Perte de la mémoire, 284. — Le cerveau quelquefois se retrouve alors, pour ainsi dire, au même point où il était lorsque la mollesse des organes ne lui opposait aucune résistance, 287. — État du cerveau chez la femme, 312. — Son influence prédominante peut s'exercer sur des fibres fortes ou sur des fibres faibles; ce qui en résulte, 419. — L'exercice donne un surcroît d'activité au cerveau, IV, 97, *note.* — Le sommeil est une fonction particulière du cerveau, 110. — Sur les inflammations lentes du centre cérébral, 184. — Dérangements qu'elles peuvent produire, 185. — Sur la formation du cerveau, 286. — Désordres occasionés par les impressions portées sur le centre cérébral, organe direct de la pensée, 363. — Dérangement dans le cerveau, que produisent les causes différentes du délire, 364. — Deux chefs généraux, auxquels se rapportent les causes du délire et de la folie, 365. — Vices d'organisation du crâne qui y contribuent, 366. — Autres dégénérations bien plus intimes de la substance même du cerveau, trouvées dans les cadavres des fous, 367. — Liaisons de la folie avec certaines lésions de la pulpe cérébrale, 368. — En quoi l'organe de la pensée diffère des autres organes, 406. — Fonctions du système cérébral dans tous les points du corps, 407. — Ce qui arrive dans le plus grand nombre de ses opérations, 410, note. — De tous les organes essentiels, il est celui qui partage le plus vivement toutes les dispositions de l'estomac, 418. — Il n'est point d'organe qui, d'après les lois de l'économie vivante, doive exercer une somme d'action plus constante sur les autres organes que le cerveau; quelles en sont les raisons, 425. — On ne peut plus dès lors être embarrassé pour déterminer le véritable sens de cette expression : *Influence du moral sur le physique;* ce qui le prouve, 426. — Circonstances qui donnent quelquefois à l'influence du système cérébral un surcroît d'étendue et d'intensité, 427.

Chaleur animale. Influence de la respiration sur sa production, III, 264. — Son action sur l'économie animale et sur les plantes, IV, 24. — Toute la chaleur du corps ne se forme pas dans le poumon, 27, note. — C'est par la chaleur vivante que s'opère l'action sympathique du tact, 347. — Elle sert, dans plusieurs cas, de guide à l'instinct; faits qui le prouvent, *ibid.* — Les deux extrêmes du chaud et du froid produisent deux états entièrement opposés du système animal, 442.

Champignons. Les paysans russes mangent les espèces vénéneuses les plus dangereuses des pays chauds, IV, 200.

Chant. Ce caractère rhythmique et mesuré influe beaucoup sur les qualités de l'ouïe, III, 221. — Le rhythme du chant rend les perceptions de l'ouïe plus distinctes et leur rappel plus facile, 222. — Maladies qui tantôt font chanter faux et tantôt produisent l'inverse, 464.

Chanvre. Effets que font sur les nègres de l'Inde de fortes doses d'extrait de chanvre et d'opium, mêlés ensemble, IV, 72. — L'extrait de chanvre est celui des narcotiques qui affaiblit le plus le système, 74.

Charlatans. Comment ils opèrent la plupart de leurs prétendus miracles, III, 154.

Chasseurs. Habitudes particulières des hordes de chasseurs, IV, 55. — Leurs habitudes et leurs penchants différents de ceux des bouchers; effet moral de leur genre de vie, 122. — Habitudes des peuples chasseurs; ils deviennent facilement anthropophages, 123, *note.* — Ce qui contribue à confirmer la dureté de leurs penchants, 124.

Chasteté. Exemple d'un délire vaporeux, voisin de la manie, à la suite d'une chasteté rigoureuse, III, 346. — L'abstinence des plaisirs vénériens a des effets très-différents, suivant le sexe, etc., 347. Voy. *Continence.*

Chats. Instinct des petits pour trouver leur nourriture, III, 139.

Cheval. Sur la race de chevaux choisis qu'on élève dans les haras, et qui ont des traits de ressemblance et de dissemblance, III, 435. — Il est, ainsi que d'autres animaux, une autre espèce dans les différentes régions du globe, IV, 152 *et suiv.* — Effets de l'exercice du cheval, 169.

Chiens. Instinct des petits pour trouver leur nourriture, III, 139. — Le chien est, ainsi que le cheval et le bœuf, presque une autre espèce dans les différentes régions du globe, IV, 152 et *et suiv.*

Chimie. Jusqu'à présent, l'application des idées chimiques à la physique animale n'a pas été fort heureuse, III, 379. — Les expériences chimiques, dont l'objet spécial est de déterminer les principes constitutifs des diverses parties animales, peuvent jeter une grande lumière sur l'économie vivante, 389. — Ce qu'il s'agirait de faire à cet égard, *ibid.* — La chimie moderne est venue à bout de résoudre l'air dans ses éléments constitutifs, IV, 40.

Chinois. Pourquoi ils restent toujours soumis aux préjugés qui les gouvernent, IV, 223. — Sur leur langue écrite, *ibid.*

Chlorose, ou pâles couleurs. En quel temps elles arrivent, et comment on les guérit, III, 311. — Erreurs à ce sujet, 320. — La chlorose se rencontre aussi chez les jeunes garçons et avec les mêmes symptômes, 321. — Effets des pâles couleurs chez les jeunes filles, IV, 360.

Cicatrice. Comment elle se forme, IV, 329.

Circulation du sang. Éclaircissements qu'elle a jetés sur les phénomènes de l'économie animale, et théories absurdes en médecine qu'elle a en même temps fait éclore, IV, 92.

Climats. Ce qu'on observe chez les enfants et les individus qui habitent les pays chauds, IV, 22. — Remarques particulières à ce sujet, 24. — État de l'homme physique et de l'homme moral dans les climats glacés, 25. — Différences qui les distinguent, 26. — Faits recueillis par Buffon, relatifs à l'influence des climats humides sur les animaux, et particulièrement sur l'homme, 39. — De l'influence des climats sur les habitudes morales, 132. — Dissemblances et analogies que présentent, d'après le récit des voyageurs et des naturalistes, les divers climats, 133. — Cette influence a été traitée de chimère par quelques philosophes, 137. — Réflexions à ce sujet, 138. — Quel sens Hippocrate attache au mot *climat*, 140. — Si le caractère des objets, et les objets eux-mêmes, sont véritablement identiques dans les différents climats, 142. — L'influence des saisons n'est pas la même dans tous les climats, 151. — Il suffit de jeter un coup d'œil sur le tableau de leurs différences, pour voir sous combien de formes variées la puissance de la vie semble prendre plaisir à s'y développer, *ibid.* — Empire du climat sur les êtres animés, et changements qu'il fait subir aux mêmes races, 152. — Exemples à ce sujet, *ibid.* — Faits qui prouvent l'empire du climat sur l'homme, 156. — Pourquoi l'explication de Buffon, à ce sujet, paraît la plus vraisemblable, 157. — Fait particulier contre la diversité des espèces, 158, *note.* — Influence des climats sur les tempéraments, *ibid.* — Faits qui le prouvent dans les œuvres d'Hippocrate, 162. — Faits qui prouvent que l'art et l'industrie de l'homme ne peuvent dénaturer un climat bien caractérisé, 165. — Effets des climats froids sur les tempéraments, 166. — Effets des climats brûlants sur les tempéraments, 168. — Le bon tempérament se développe mal dans les pays très-chauds ou très-froids, et bien dans ceux tempérés, 171. — A quels points on peut réduire l'action du climat sur la production du tempérament mélancolique, IV, 178. — L'influence du climat, sur la production des maladies, tient à son influence sur la formation des tempéraments; considérations pour fixer les idées sur ce point, 179. — Maladies endémiques, 180. — Remarques d'Hippocrate à ce sujet, 182, *note*. — Autres maladies particulières à certains climats. 186. — Changements notables qu'elles produisent sur le moral, 187. — L'action du climat paraît être la plus forte sur le tempérament caractérisé par la prédominance des fluides sur les solides, 191. — Circonstances qui rendent ce tempérament si commun dans certains pays, 192. — Maladies particulières à ces pays, 193. — Maladies des climats brûlants, 194. — Remarques sur le traitement des maladies dans les différents climats, 195. — Ce qu'a écrit à ce sujet Baglivi, *ibid*. — Affections de l'habitant des climats brûlants, 196. — Affections de celui des pays glacés, 197. — Ses maladies, 198. — Comment le climat influe sur le régime, 200. — Comment il peut influer sur les productions d'un pays : c'est par le commerce plus ou moins commun à tous les autres, 202. — Exemples sur le vin et sur l'opium, 203. — Sur le café, 204. — Si les habitudes et les travaux, qui dépendent à différents degrés les uns des autres, sont eux-mêmes soumis à l'influence du climat, 211. — Faits généraux et particuliers qui le prouvent, 212-213. — Habitudes particulières dans les pays chauds et dans les pays froids, 215. — Habitudes et travaux des mineurs, *ibid*. — Certains pays hâtent, et d'autres retardent la puberté, 217. — Différence des langues attribuée à celle des climats, 220. — Si cette proposition est vraie à plusieurs égards, 224. — La nature des impressions habituelles a dû modifier l'instrument qui sert à les combiner et à les reproduire, 225. — Traits d'analogie entre les langues et le climat des nations qui les parlent, 226. — L'effet du climat n'est pas le même pour le riche et pour le pauvre, et pour les différentes classes d'artisans, 227, *note*. — Vraie doctrine d'Hippocrate sur les habitudes morales des peuples, 228. — Preuve tirée de son Traité des Airs, des Eaux et des Lieux, 229. — Le climat considéré comme cause capable de changer ou de modifier le tempérament, 442. — Genre de climat capable de produire le tempérament flegmatique, 443. — Comment le climat change, altère et modifie le tempérament, 448. — C'est de la puissance du climat que dépend, à beaucoup d'égards, celle du régime ; preuves. L'effet des aliments et des boissons sur les habitudes organiques semble ne pouvoir être complet que lorsqu'il est fortifié par celui du climat, 449.

Cœur humain. Ce qu'il est dans la nature, et ce qu'il produirait si on interrogeait avec docilité cet oracle, III, 363. — Sur sa formation au physique, IV, 386.

Combinaison. D'où dépend sa nature, et exemples, IV, 318.

Combustion. Théorie de la combustion comparée à celle de la chaleur animale, III, 263, *note*.

Commerce. Grand bien qu'il a produit, après la découverte de la route des Grandes-Indes et de celle de l'Amérique, IV, 86. — Changements que les relations commerciales avec les deux Indes ont introduits dans le régime des peuples européens, 87. — Influence morale et heureux effets du commerce sur l'état de l'Europe, 92. — Ce qui détermine la nature du commerce dont chaque peuple s'empare, 214.

Concentrations. Celles, soit de la sensibilité, soit du mouvement; leurs phénomènes démontrés par les observations les plus simples et par les expériences les plus faciles, III, 178. — Ce qu'elles annoncent dans certaines fièvres malignes, 179.

Conception. Il paraît qu'elle se fait plus facilement et plus souvent dans un certain état de faiblesse de la femme, III, 326, *note.*

Consomption. Les médecins grecs avaient reconnu l'avantage, dans le traitement de la consomption, de faire téter une nourrice jeune et saine par les malades, IV, 343.

Continence. Elle a des effets très-différents, suivant le sexe, le tempérament, et les dispositions particulières de l'individu; exemple à ce sujet, III, 347.

Contractions. Quelle est la cause de celles qui ont lieu après la mort, dans un muscle qu'on morcèle par des sections, III, 116.

Convulsionnaires de Saint-Médard. Comment ils ont pu étonner les imaginations faibles, III, 154.

Coquetterie des femmes. Comment elle doit être regardée, III, 304. — Ses effets chez la jeune fille, 341.

Corpora lutea. Ce que c'est et où ils s'observent, III, 310, *note.*

Corps animés, Corps vivants. Voyez *Animaux.*

Corps en général. Sur la durée de l'existence des différents corps; d'où elle dépend, III, 230. — Comment tous les corps de l'univers agissent les uns sur les autres; caractère et degré différents de cette action, IV, 6. — Modifications que les corps organisés peuvent subir, 7. — Ils peuvent contracter des habitudes, 8. — L'art a su trouver les moyens de fixer ces modifications accidentelles et factices, et comment, *ibid.*

Corps humain. Les phénomènes de la vie jettent un grand jour sur ses propriétés, III, *préface,* 6. — Sous le point de vue purement anatomique, le corps vivant peut se réduire à des éléments très-simples, savoir, etc., 374. — Différentes propriétés par lesquelles l'air peut agir sur le corps humain, et y produire différents genres de modifications; comment il agit par sa pesanteur et par sa pression, IV, 15. — Effets de cette pression, 16. — Comment quelques écrivains ont expliqué la différence de ses formes, de sa structure, de la direction de ses os, 157. — Pourquoi l'explication de Buffon est la plus vraisemblable, *ibid.*

Corps jaunes. Corpora lutea des ovaires, III, 310, *note.*

Corpuscules inorganiques et *Corpuscules organisés.* Cette distinction, établie par Buffon, est chimérique, IV, 237.

Couvents. Quel était le but des fondateurs d'ordres, en prescrivant aux religieux et religieuses de s'abstenir des viandes, de se faire saigner, de jeûner, etc., IV, 50 *et suiv.* — Considérations philosophiques sur les institutions monastiques, 53, *note.*

Crâne. Dépression notable de la voûte du crâne, observée par Pinel chez les imbécilles ; déductions à déduire de ce fait, IV, 365.

Crises. Leur doctrine en médecine, III, 48. — Toute maladie peut être considérée comme une crise ; des mouvements ou accès critiques, qui ont trois temps bien déterminés, 497. — Ce que dit Bordeu dans sa Théorie des Crises, IV, 414.

D.

Découverte. Influence très-grande qu'ont eue, sur le sort de l'Europe, la découverte de la route des Grandes-Indes par le cap de Bonne-Espérance, et de celles des îles et du continent de l'Amérique, IV, 86.

Défloration. Pourquoi le gonflement subit des glandes du cou est donné comme signe de défloration chez les filles, III, 318.

Délire. Dans les délires aigus ou chroniques, état du système cérébral et des nerfs, III, 88. — Observations sur l'état du cerveau des personnes mortes à la suite de délires, *ibid.* — Sur les différents délires, 123. — Comment ils sont expliqués, 186. — Cullen est le premier qui ait reconnu les rapports constants entre les songes et le délire, IV, 355. — Développement de l'idée de Cullen, et moyens de la ramener à des vues plus générales, 356. — Pronostic de Galien, justifié par l'événement, au sujet d'un fébricitant qui croyait voir ramper sur son lit un serpent rouge, 359. — Quelles sont les causes du délire, 363. — Dérangements dans le cerveau que peuvent produire ces causes, 364. — Deux chefs généraux auxquels se rapportent les causes du délire et de la folie, 365. — Comment on guérit les délires dépendants de spasmes abdominaux, ou d'un état spasmodique en général, 368. — Distinction importante qu'a établie Arétée sur les délires, 370. — Particularités qu'il rapporte à ce sujet, *ibid.* — D'où ces délires dépendaient, et comment on les guérissait, *ibid.* — Observation sur le délire qui devient son propre remède, 371. — Il est souvent directement produit par l'extrême sensibilité des organes des sens, et par leur excitation trop long-temps prolongée, 393.

Démence. Voyez *Imbéciles.*

Démocratie (la). Ce qu'elle a produit lors de l'établissement des peuples libres dans la Grèce, III, 43, *note.*

Dentition. Changements qui se font dans les glandes et dans tout l'appareil lymphatique, depuis le moment où la première dentition est achevée, jusqu'à celui où commence le travail de la seconde dentition, III, 252. — Influence des deux dentitions sur l'état général des forces vivantes, 253.

Diabétès. Ce qu'on remarque dans le véritable, IV, 88.

Diaphragme. Grande influence de l'estomac, du foie et de la rate sur le diaphragme, IV, 414.

Diathèse, ou disposition inflammatoire. Voyez *Inflammation*.
Diététique. Effets que lui attribuaient les anciens, IV, 13.
Digestion. Son état chez les sujets flegmatiques et pituiteux, III, 410.
— Son état pendant le sommeil, IV, 379.
Douleur (la). C'est un des deux chefs sur lesquels les psychologues et les physiologistes ont rangé les impressions sur l'homme et sur les animaux, III, 149. — Circonstances particulières qui l'accompagnent, 150. — Quels en sont les résultats, *ibid*. — Sur les sensations de la douleur, 227.
Drogues. Effet de l'usage des drogues stimulantes, presque général dans les pays chauds, IV, 218.

E.

Eaux. Influence des eaux sur les fonctions de l'économie animale, remarquée par Hippocrate, IV, 74. — Effets sur l'estomac, des eaux saumâtres, 75. — Effets des eaux dures et crues, *ibid*. — Effet de l'eau froide, prise intérieurement, 76. — D'où dépendent ces effets, 77. — Eaux salines; leurs effets, 78. — La nature des eaux varie beaucoup suivant les divers terrains, 201. — Ce qu'a dit Hippocrate des eaux et de leurs effets sur l'économie animale, 205. — A quoi se réduisent, sur ce point, les considérations qui résultent des faits les plus directs, *ibid*. — Exemple tiré des eaux ferrugineuses, 206.
Eaux ferrugineuses. Leur nature, et effets qu'elles produisent, IV, 206.
École normale. Elle fut un véritable phénomène, lors de sa création, et elle fera époque dans l'histoire des sciences, III, *préface*, 9 *note*.
Écriture. C'est elle qui fait prendre une forme régulière aux langues, IV, 223.
Écrouelles. L'époque de la puberté est plus tardive chez les enfants écrouelleux, III, 492.
Éducation. Éducation individuelle; ses principes, III, *préface*, 23.
— Ce que c'est : sa division en deux; celle qui agit directement sur le corps, et celle qui s'occupe plus particulièrement des habitudes morales : développement des effets de la première, 98. — Le régime doit y être compris, *ibid*.
Effet. C'est du concours de toutes les causes ou de toutes les forces agissantes, que résulte tout effet connu, IV, 11.
Électricité. Ses phénomènes sur l'économie animale, III, 381. — Le cerveau est une espèce de condensateur, ou plutôt un véritable réservoir d'électricité et de phosphore, 382. — Il en est de même de tout le système nerveux, *ibid*. — Les condensations d'électricité qui s'y produisent, paraissent ne pas se détruire tout à coup au moment même de la mort, *ibid*. — Sur les rapports entre le phosphore et le fluide électrique, 383. — Les phénomènes galvaniques sont dus à la portion d'électricité retenue dans les nerfs, qui s'en dégage plus ou moins lentement, à raison des circonstances, *ibid*. — Ce qu'on doit penser des phénomènes dépendants de l'accumulation du fluide électrique universel, 384. — Sur l'identité de la cause du galva-

nisme avec le fluide électrique, *ibid. note.* — Expériences de Volta, 387, *note; ibid.* IV, 282. — Comparaison de l'influence du magnétisme animal sur le corps, à celle de l'électricité, 283. — Les appareils électriques offrent un exemple de l'accroissement de force et d'aptitude, occasioné par la prolongation ou par le retour assidu des mêmes opérations, 353.

Émanation. Voyez *Odeur.*

Embryons. Nature des matériaux dont ils se forment dans la vie végétale et dans celle animale, IV, 243.

Encyclopédie. Celle anglaise, III, 36, *note.* — Celle française; travaux des philosophes français à ce sujet, *ibid.*

Enfant. Ce qui arrive à celui qui vient de naître, et changements qu'il éprouve, III, 134. — Sur la succion du lait, 135. — Sur les passions qui se succèdent d'une manière si rapide, et se peignent avec tant de naïveté sur le visage mobile des enfants, 136. — D'où elles dépendent, 137. — Ce qui arrive à l'enfant acéphale, et à celui dont l'état du cerveau empêche entièrement la pensée, 157. — Exemple à ce sujet, *ibid.* — Considérations générales que présente l'état des organes chez les enfants, 249. — Développement des organes chez l'enfant, 252. — La vie s'exerce chez lui partout et sans cesse d'une manière égale; elle y prend chaque jour une nouvelle consistance, 256. — Il y a quelque chose de convulsif dans les passions, aussi-bien que dans les maladies de l'enfant, 257. — Les idées et les sentiments les plus généraux de la nature humaine se développent, pour ainsi dire, à l'insu de l'enfant, *ibid.* — Tableau de ce qui se passe chez l'enfant, depuis l'époque de sept ans jusqu'à celle de quatorze, 259. Maladies propres au premier âge, *ibid.* — Cette époque est la plus décisive pour la culture du jugement, 263. — État de l'enfant nouveau-né, et secours dont il a besoin, 326. — La femme seule est capable de lui donner ces secours, 327. — Sa longue enfance exige des soins continuels et délicats, que l'homme est incapable de lui donner, 331 — La femme seule est capable de les lui donner, 332. — Attrait particulier qu'ont pour les enfants les jeunes filles, même avant leur nubilité, 353. — Ce qui se passe chez l'enfant nouveau-né, à la première époque de son âge, 408. — Ce qui est particulier aux enfants dans les pays chauds, IV, 22. — D'où dépend chez eux l'apparition précoce de la puberté, *ibid. note.*

Enseignement. Qualités nécessaires pour instruire les autres, III, 56.

Entendement. Le tableau de ses procédés a été corrigé et amélioré par les disciples de Condillac, III, *préface,* 11. — Questions premières qui présentaient toujours des côtés obscurs, *préface,* 12.

Épiceries. Sur leur usage et leur abus, IV, 89.

Épilepsie. Phénomènes de celle idiopathique, III, 178. — Phénomènes de celles dites *sympathiques,* 179.

Équitation. Ses effets, IV, 169.

Érection. L'état d'érection dans lequel on trouve certains cadavres ne dépend pas de la vertu aphrodisiaque de l'opium, IV, 71. — Il est la suite de l'état convulsif produit par l'ivresse de l'opium, 384.

Esprits ardents, ou liqueurs spiritueuses. Effets de leur boisson, IV, 83. — Dans quel pays elles sont utiles, *ibid.* — A quel tempérament, dans quelles maladies elles peuvent convenir, 84. — Maux qu'occasione leur abus, 85.

Estomac. Comparaison entre les fonctions qu'exécute l'estomac et celles du cerveau, III, 160. — Par sa grande influence sur toutes les parties du système nerveux, l'estomac peut souvent faire partager ses divers états à tous les organes; preuves, 456. — Son action immédiate sur le cerveau, 457. — Sa grande influence sur le diaphragme, IV, 415. — Son action sur le système musculaire, 417. — Le cerveau est, de tous les organes essentiels, celui qui partage le plus vivement toutes les dispositions de l'estomac, 418.

Étables. L'air des étables est agréable et sain, et un remède dans certaines maladies; preuve, IV, 342.

Études. Considérations générales sur celle de l'homme, III, 35.

Eunuques. C'est la classe la plus vile de l'espèce humaine, III, 356. — Il y a cependant des exceptions à cet égard; exemples, *ibid.* et note.

Europe. Comparaison du sol de l'Europe avec celui de l'Asie, par Hippocrate, IV, 229. — Comparaison qu'il fait des Européens aux Asiatiques, 230.

Exercice. Ce qu'Hippocrate a dit de son emploi dans les maladies, IV, 13, note. — Ce que peut un exercice vigoureux sur la réaction vitale; ce qu'il faut pour cela, 29. — Différences entre les travaux du corps et ceux de l'esprit, 65. Voyez *Mouvements*. — Utilité de l'exercice, et ses modifications, 95. — Cas où il est nuisible, 96. — Son effet direct, *ibid.* — Comment il diminue, à la longue, la mobilité nerveuse, 100.

Existence. Voyez *Vie*.

Extase. Ce qui se passe alors dans la machine animale, III, 154. — Ce qui aide à concevoir les extases, 186.

F.

Facultés. Chaque faculté, par son développement, satisfait à quelque besoin de l'homme, III, 110. — L'homme, à la tête des animaux, participe de leurs facultés instinctives, 147. — Ce qu'on peut entendre par faculté, 236, *note*. — Facultés de l'homme, ce que c'est, 367. — Sur celles physiques et morales, et recherches des anciens à ce sujet, 368.

Faiblesse. Un certain état de faiblesse est favorable au sommeil; comment cela, IV, 375. — L'augmentation de sensibilité, dans un organe, est souvent la suite de sa débilitation, 424.

Faits. Ceux généraux ne s'expliquent point, et on ne saurait en assigner la cause, III, 164. — Ils *sont*, parce qu'ils *sont*, 165.

Femmes. Celles froides sont rarement des mères passionnées, III, 142. — Différences qui existent entre l'homme et la femme, autres que celles qui ont rapport aux organes, instruments directs de la génération, et ce qui résulte de ces différences, III, 297. — Temps où ces différences se font remarquer distinctement, 299. — Ce que doivent faire réciproquement l'homme et la femme pour la perpétuation paisible et sûre de l'espèce, 324. — Devoirs mutuels de l'un et de l'autre, 328. Il paraît que la conception a plus souvent lieu dans un certain état de faiblesse de la femme, 326, *note*. — Sa vie est presque toujours une suite d'alternatives de bien-être et de souffrances; trop souvent celles-ci dominent, *ibid*. — A raison de sa faiblesse, elle a dû toujours rester dans l'intérieur de la maison ou de la hutte, 327. — Elle doit agir sur l'homme par la séduction de ses manières, 328. — Elle seule est capable, à raison du genre de sensibilité qui lui est propre, de donner des soins à la première enfance, 332. — Différences qui s'observent dans la tournure des idées ou dans les passions de l'homme et de la femme, et qui correspondent aux différences qu'on remarque dans l'organisation des deux sexes et dans leur manière de sentir, 334. — Manière dont la femme juge les objets, *ibid*. — Elle doit se réserver cette partie de la philosophie morale qui porte directement sur l'observation du cœur humain et de la société, 335. — Des femmes savantes, ou qui ont des prétentions à la science, 336. — Des philosophes qui, ne tenant aucun compte de l'organisation primitive des femmes, ont regardé leur faiblesse physique elle-même comme le produit du genre de vie que la société leur imprime; et leur infériorité, dans les sciences ou dans la philosophie abstraite, comme dépendant uniquement de leur commune éducation, 337. — Ce que J. J. Rousseau a dit des femmes, 339. — Ce qu'a dit d'elles M. Roussel, auteur du *Système physique et moral de la femme*, *ibid*. — Orgasme nerveux qui accompagne la première éruption des règles, 344. — Celui qui accompagne l'état de grossesse, *ibid*. — Le temps de la cessation des règles est une époque importante dans la vie des femmes, 350. — Action alors de l'utérus et de ses dépendances sur tout le système, et notamment sur le cerveau, 351. — Effets des affections nerveuses générales, déterminées par celles des organes de la génération chez les femmes, 458. Exemples des effets les plus singuliers chez les femmes sur les organes des sens, dans les maladies extatiques et convulsives, 487. — Résultats d'une puberté précoce, plus remarquable chez les femmes que chez les hommes, IV, 219.

Fer. Il peut être regardé comme un véritable spécifique contre les pâles couleurs, III, 321. — Erreurs à ce sujet, *ibid*.

Fibre charnue. Si elle est le produit immédiat de la pulpe nerveuse, combinée avec le mucus fibreux du tissu cellulaire, III, 250. — La fibre charnue est le troisième élément simple du corps humain, 374.

Fibrine. Sa propriété, III, 235. — Elle est, avec la gélatine, la véritable matière des membranes, 237. — Ce que c'est que la fibrine, 239, *note*. — Comment la gélatine et la fibrine agissent réciproquement l'une sur l'autre, IV, 328.

Fièvre aiguë. Ce qui arrive dans les plus graves, III. 499.

Fièvre continente. Ce que les anciens entendaient par là, III, 470.

Fièvre en général. D'où dépend l'état fébrile, III, 469. — Comment on doit considérer cet état ; idées des anciens à ce sujet, 470, 476. — Sur les différents temps ou paroxysmes, et leurs signes : 1° ceux de ce qu'on appelle l'*horror febrilis*, 2° ceux de l'*ardor febrilis*, 471, 472. — Dispositions morales de l'individu pendant un paroxysme fébrile, 473. — Disposition qui forme le caractère de la maladie, 475. — En se trompant dans leurs hypothèses générales, les anciens avaient souvent raison dans les applications, 477. — D'où dépendent les différentes espèces de fièvres, *ibid.* — Ce n'est pas de la fièvre même que dépendent plusieurs des phénomènes qui l'accompagnent, 479. — Observations à ce sujet, 481. — Changements que la fièvre peut produire ou dans les organes des sens, ou dans le cerveau, 485. — Effets des fièvres sur les maladies chroniques, IV, 434.

Fièvre intermittente maligne. Marche irrégulière de ses accès, III. 471, note. — D'où elle dépend, 477. — Ses effets, 481. — Effets particuliers, *ibid.* — Comment Sydenham guérissait le délire paisible qui succède quelquefois aux fièvres intermittentes, IV, 368.

Fièvre lente. Celle phthisique est spécialement particulière à la jeunesse, III, 289. — D'où dépend la fièvre lente ; ses symptômes et ses effets, 482, 483.

Fièvre maligne. Ce qu'annoncent, dans certaines, les concentrations du système nerveux, III, 280.

Fièvre quarte. D'où elle dépend, III, 478. — Phénomènes qui l'accompagnent ; d'où ils dépendent ; observations à ce sujet, 480.

Fièvre quotidienne. D'où elle dépend, III, 478. — Ses effets, *ibid.*

Fièvre tierce. D'où elle dépend, III, 478. — Ses effets, 479.

Filles. Dispositions morales des petites filles comparées avec celles des petits garçons, III, 299. — Influence des parties sexuelles pour le moral chez la jeune fille, à l'époque de la puberté, 341. — Révolution complète qui a lieu alors dans les habitudes de l'intelligence, *ibid.* — Orgasme nerveux qui accompagne la première éruption des règles, 344. — Maladies nerveuses après l'époque de la puberté, 345. — Attrait particulier qu'ont les jeunes filles pour les enfants, même avant la nubilité, 353.

Fluides. Proportion entre la masse totale des solides et celle des fluides, III, 448. — Division des maladies en celles des fluides et en celles des solides. 450. — Comment on divise les premières, 451. — Maladies communes aux uns et aux autres, 452. — Effets de celles qui dégradent les solides et les fluides. 490.

Fluides aériformes. Voyez *Air, Gaz.*

Fluide électrique. Voyez *Électricité.*

Flux hémorroïdal. Il est regardé par plusieurs médecins comme une espèce de menstruation, III, 350.

Fœtus. D'où dépendent ses mouvements, et comment ils doivent être considérés, III, 40. — Nature des impressions et des sensations qu'il éprouve dans le ventre de sa mère, 131. — Pourquoi il trépigne et s'agite dans les derniers mois de la grossesse, 133. — Observations et expériences sur son existence intérieure, *ibid.* — Influence de la matrice sur le fœtus, 329. — Formation successive des parties du fœtus, IV, 270. — Sa nutrition, 288. — Développement de ses organes digestifs, 289. — Lorsqu'il naît, son cerveau a déja perçu et voulu, 296. — Autres affections qu'il a déja éprouvées, *ibid.* — Il n'est pas étranger, dans le ventre de sa mère, aux sensations de la lumière et du son, 298. — Ses affections relatives à l'organe de l'ouïe, 299. — Ce qui dérive des impressions et des déterminations qu'il éprouve alors, 306. — Réflexions pour prouver que les sensations, les déterminations et les jugements qui ont lieu en lui après sa naissance, ne sont pas étrangers à son état antérieur, 307.

Foie (le). Ce qu'il est dans le fœtus et pendant toute la durée de l'enfance, III, 401. — Dans l'âge adulte, il prépare un genre particulier de tempérament, 402. — Effets qui résultent d'un foie très-volumineux, 404. — Ces effets peignent trait pour trait le tempérament bilieux des anciens, 406. — Chez les sujets flegmatiques ou pituiteux, le foie et les organes de la génération ont moins d'activité, 410. — C'est le foie qui, pour l'ordinaire, est particulièrement affecté dans la fièvre tierce, 478. — Ce qui en résulte, *ibid.*

Folie, Fous. La cause de la folie, ou son siége, est souvent dans les viscères abdominaux, III, 89, 122. — Observations sur le cerveau des sujets morts dans l'état de folie ou d'imbécilité, 89. — Les organes de la génération sont très-souvent le siége véritable de la folie, 123. — Comment on la guérit, *ibid.* — La folie ne se montre presque jamais dans la première époque de la vie, 342. — La castration, conseillée comme un remède extrême dans le traitement de cette maladie, *ibid.* — Sur une folle furieuse, âgée de quatre-vingt-deux ans, 343, *note.* — Différentes dégénérations observées dans la substance même du cerveau chez les fous, IV, 366. — Observations remarquables à ce sujet, de Morgagni, 367. — Liaison de la folie avec différentes maladies des viscères du bas-ventre, et avec certaines lésions de la pulpe cérébrale, *ibid.* — Remèdes utiles dans la folie atrabilaire, *ibid.* — La folie souvent ne saurait être rapportée à des causes organiques sensibles, 369. — Traitement de ces folies, *ibid.* Délires, manie, folie, qui sont plutôt du domaine de l'hygiène morale que de la médecine proprement dite, 371. — Ce que dit à ce sujet Pinel, *ibid.* — En quoi consiste la folie, 387. — Elle est souvent directement produite par l'extrême sensibilité des organes des sens, et par leur excitabilité trop long-temps prolongée, 392.

Fonctions. Ce qui est nécessaire pour qu'il y ait intégrité dans toutes, III, 156. — Toutes les fonctions renaissent et s'exécutent à des époques fixes et isochrones, IV, 373. — Fonctions dont l'énergie dépend plus particulièrement de celle d'autres fonctions dont elles semblent n'être que la suite, 412. — L'importance des fonctions des organes concourt, pour une grande part, à leur influence les uns sur les autres, 422.

Forces vivantes. Modifications qu'elles subissent en produisant les fonctions, III, 416. — Distinguées en forces sensitives et en forces motrices, III, 417. — D'où dépend la prédominance des forces sensitives, 418. — Signes et effets qui manifestent cet état, *ibid.* — Comparaison de la force physique et de la force morale, 423. — Sur les altérations accidentelles dans les forces sensitives et dans celles motrices, 425.

Foyers de sensibilité dans le corps vivant, indépendamment du cerveau et de la moelle épinière, III, 446. — Trois principaux; savoir: la région phrénique, la région hypocondriaque et les organes de la génération, 447. — Influence que ces trois foyers exercent sur le cerveau, 449. — Les maladies extatiques et leurs analogues tiennent toujours à des concentrations de sensibilité dans l'un des foyers principaux, 461.

France (la). Elle est en droit de s'attribuer une grande part dans les progrès de la raison pendant le dix-huitième siècle, III, *préface*, 20.

Froid. Effets d'un froid soudain sur les oiseaux de Sibérie, IV, 19. — Ce qu'il faut pour se faire une idée juste et complète des effets du froid, 26. — Ses effets quand il est très-violent, 27. — Comment ils se terminent, 28. — Comment on remédie à la gangrène des organes frappés du froid, 29. — Ce qui arrive dans le corps à mesure que le froid devient plus vif et dure plus long-temps, 31. — Passage remarquable à ce sujet, de Montesquieu, 32. — Le corps peut passer brusquement d'une chaleur très-forte à un froid assez vif, sans éprouver les mêmes inconvénients que dans le passage contraire; et ce qui s'ensuit, 33. — Les deux extrêmes du chaud et du froid produisent deux états du système animal entièrement opposés; effets du froid, 442.

Frugivores. Différences entre les peuples carnivores et ceux frugivores, IV, 49.

G.

Galvanisme. Sur ses phénomènes; à quoi ils sont dus, III, 383. — Effets que produisent les piles galvaniques sur les substances minérales, et ce qui s'ensuit, 384, *note.* — Ce qui doit s'ensuivre si les phénomènes galvaniques ne sont dus qu'à la portion d'électricité contenue dans les nerfs, et qui s'en dégage plus ou moins lentement, suivant les circonstances, *ibid.* — Expérience particulière de Vacca Berlinghieri, 385, *note.* — Sur l'identité de la cause du galvanisme avec le fluide électrique, 387. — Les dernières expériences faites par les commissaires de l'Institut, et surtout celles de M. Humbold, paraissent ébranler fortement cette doctrine, *ibid. note.* — Expériences de Volta, *ibid.*, *note.* — Réflexions sur l'identité parfaite du fluide galvanique avec celui qui produit les phénomènes de l'électricité, IV, 282. — Comparaison de l'influence du magnétisme animal sur le corps, avec celle du galvanisme, 283.

Gangrène. Ce qui arrive lorsque la gangrène se termine, III, 499. — Comment on remédie au genre particulier de gangrène qui suit immédiatement la suffocation de la vie dans les organes, par le froid, IV, 33.

Garçons. Leurs dispositions morales comparées avec celles des petites filles, III, 299, 300. — Influence morale des parties sexuelles à l'époque de la puberté, 340. — Révolution complète alors dans les habitudes de l'intelligence, 341. — Maladies nerveuses qui arrivent à cette époque, 346. — Exemple tiré des OEuvres de Buffon, *ibid.* — Ce qui arrive à ceux à qui la nature a refusé, en tout ou en partie, les facultés viriles, 358.

Gaz. Leurs diverses combinaisons et la production de quelques-uns particuliers apportent des différences dans les produits végétaux et animaux, III, 234. — Ce qu'ont prouvé les expériences de Sennebier, sur la végétation, 241, *note*. — Sur les deux gaz élémentaires de l'air, IV, 40. — Ce qu'ils produisent sur le corps, 41. — Ce que produisent les gaz azote et acide carbonique, 42. — Proportions fortes nécessaires dans ces gaz, pour qu'ils produisent leurs effets dans l'économie animale, 43. — Effets des autres gaz, 44. — Ceux que produisent les matières animales, dans leur décomposition, sont repris par les végétaux, et servent à leur développement, 310.

Gaz oxygène. Sa production ou régénération n'est pas exclusivement attribuée aux végétaux, III, 240, *note*.

Gélatine. Ce que c'est, et ce qu'elle devient, III, 233. — Sa propriété, 235. — Elle est, avec la fibrine, la véritable matière des membranes, 237. — Sur la gélatine fibreuse; ce qu'elle est chez les jeunes animaux, 239. Comment la gélatine s'animalise de plus en plus, 242. — Son grand réservoir est l'organe cellulaire, 245. — Comment la fibrine et la gélatine agissent réciproquement l'une sur l'autre, IV, 328.

Génération. Ce que doivent faire réciproquement l'homme et la femme pour son accomplissement, III, 324. — Ce qui arrive à l'homme, lorsque la nature lui a refusé les facultés génératrices, ou lorsque leur destruction est l'effet des maladies ou de l'âge, 358. — Générations fortuites en grand nombre chez les quadrupèdes, et dans plusieurs parties du corps de l'homme, IV, 240.

Germe. Mot vague que les dernières expériences sur la végétation, et même sur la génération, rendent bien plus vague encore, IV, 224. — L'hypothèse des germes éternels, emboîtés les uns dans les autres, et contenant chacun un nombre infini d'embryons, n'est plus admissible, 262.

Glandes. Changements qui ont lieu dans les glandes et dans tout l'appareil lymphatique, depuis le moment où la première dentition est achevée, jusqu'à celui où commence le travail de la seconde, III, 252. — Effets qui en résultent, 253. — Le système glanduleux forme, en quelque sorte, un tout distinct, dont les différentes parties communiquent entre elles, et ressentent vivement les affections les unes des autres; exemples, 308. — Du moment que l'évolution des parties génitales commence, il se fait un mouvement général dans tout l'appareil lymphatique, dans les glandes surtout, 317. — Sur les vices de la lymphe, et les accidents qu'ils occasionent dans le système glandulaire, 491.

Gluten. Son existence prouvée par la chimie, dans les graines des végétaux, III, 234.

Golfe Persique. Vents pestiférés qui soufflent sur ses bords, IV, 37, note.

Goût (organe du goût). Sa description, et comment il a lieu, III, 209. — Comment il se fait que des personnes, qui ont perdu la langue tout entière, goûtent fort bien les aliments, *ibid.* — Pourquoi l'organe du goût n'acquiert pas plus promptement le degré de culture ou de finesse dont il est susceptible, et pourquoi il ne conserve pas mieux la trace de ce qu'il a senti, 215. — Quelques réflexions sur ce sujet, 216. — Des rapports intimes et multipliés unissent le goût et l'odorat, 217. — Preuves à ce sujet, IV, 310. — A quoi est subordonné le sentiment du goût, 314.

Goutte (la). Elle présente l'effet propre aux deux premiers temps critiques qu'on observe dans les maladies, III, 498.

Graines céréales. Utilité de leur usage, III, 243. — L'abondance de la matière glutineuse dans ces graines les rend très-nourrissantes, 244. — Effets des boissons qui se tirent de ces graines, IV, 80.

Gravitation. Est-ce par elle qu'on explique la sensibilité animale, et les tendances intermédiaires entre ces deux termes? IV 265.

Grèce. Quelque sujet qu'on traite, c'est toujours l'ancienne Grèce qu'il faut citer; faits et réflexions à ce sujet, III, 45. — Génies extraordinaires qui se sont plus particulièrement fait remarquer en Grèce, 46. — Ce qu'ils ont fait, *ibid.*

Grecs (les anciens). Pourquoi chez eux les tempéraments étaient plus marqués, plus distincts qu'ils ne le sont chez les peuples modernes, III, 432. — Ce qui a fait des Grecs un peuple si supérieur, IV, 222.

Grossesse. Dispositions particulières de la femme dans cet état, III, 344.

Gymnastique. Grands effets que lui attribuaient les anciens, IV, 13.

H.

Habitudes. Comment leur action lente et graduelle peut produire le tempérament, III, 430. — Les corps organisés, par les modifications qu'ils subissent, peuvent *contracter des habitudes*, IV, 8. — Ce qu'elles attestent, *ibid.* — L'expression générale *régime* embrasse l'ensemble des habitudes physiques; ce qu'elles peuvent opérer, 12. — L'organisation de l'homme se modifie singulièrement par l'habitude, 45. — Ce qui doit s'ensuivre, 46. — Ce qu'on doit entendre par habitudes morales, 141. — Sur leur empire, 146. — Travaux déterminés par les habitudes, 207. — Celles des nations, comme celles des individus, dépendent le plus souvent de la nature de leurs travaux, 209. — Preuves à cet égard, 210. — Question : Si les habitudes et les travaux qui dépendent, à différents degrés, les uns des autres, sont eux-mêmes soumis à l'influence du climat? 211. — Faits généraux et particuliers qui le prouvent, 212, 213. — Habitudes particulières aux pays chauds et froids, 215. — Effets des travaux sur les habitudes, 216. — Vraie doctrine d'Hippocrate sur les habitudes morales des peuples, 228. — Preuve tirée de son Traité des Airs, des Eaux, et des Lieux, 229. — Habitudes particulières pour le sommeil, IV, 381. — L'introduction de nouvelles habitudes dans les organes, par les maladies, est plus ou moins facile, 435.

Haras. Sur leurs productions, III, 435.

Hémorragie de jus de viande, au lieu de sang; observation de Lower, III, 244. — Hémorragies nasales particulières aux enfants, 259.

Histoire. Examen de ses premiers temps, c'est-à-dire de celui de l'établissement des peuples libres dans la Grèce, III, 43, 44. — Ce qui occupait les hommes d'alors, 45.

Homme. L'étude de l'homme physique, intéressante également pour le médecin et pour le moraliste, III, *préface*, 5. — La morale, partie essentielle de ses besoins, *ibid.* 24. — Combien il est important de lui faire prendre de bonnes habitudes, *ibid.* 25. — Il est né pour la vérité, *ibid.* 27 ; et pour la vertu, *ibid.* 28. — Considérations générales sur l'étude de l'homme, et sur les rapports de son organisation physique avec ses facultés intellectuelles et morales, 35. — Ce qu'on peut appeler, à juste titre, *la science de l'homme*, 40. — D'où dépendent ses besoins, et comment ils sont éveillés, *ibid.* — Comment il est déterminé à agir, et comment ensuite il agit, 41. — Trois objets principaux, dans les premiers temps de l'histoire, ont été le sujet des occupations des hommes qui cultivaient la sagesse, vers l'établissement des peuples libres de la Grèce, 43. — Ces objets étaient l'homme sain et malade, les arts et la philosophie rationnelle, et leurs rapports mutuels, *ibid.* — Autres objets qui les occupaient en même temps, 44, *note.* — Ce que furent pour eux les théogonies, *ibid.* — Les hommes ne se ressemblent pas par la manière de sentir, 70. — Remarques des anciens sur les rapports du physique et du moral chez l'homme, 71. — Division de ses besoins en physiques et en moraux, 93. — La sensibilité physique est la source de toutes les idées et de toutes les habitudes qui constituent l'existence morale de l'homme, 105. — Le mouvement est pour l'homme le véritable signe de la vitalité, 111. — Il est notoire et prouvé que, chez l'homme, les nerfs sont le siége particulier de la sensibilité, 114. — Vérités qui en résultent, 117. — D'où viennent chez l'homme les impressions et les sensations, 120. — Phénomènes de la puberté chez l'homme, 123. — Pourquoi chez lui l'instinct est moins étendu, moins puissant, moins éclairé même, que chez les animaux, 145. — Deux genres bien distincts d'impressions chez les animaux, et chez l'homme en particulier, 147. — L'homme, à la tête des animaux, participe de leurs facultés instinctives, *ibid.* — Il y a, selon Sydenham, dans l'homme un autre homme intérieur; c'est l'organe cérébral, 184. — Comment on peut juger de l'état du système cérébral, par l'observation de l'homme sain et malade, 191. — Pourquoi les hommes très-sensibles sont en général faibles, 194. — Pourquoi ceux moins sensibles ont des forces musculaires plus considérables, 201. — L'homme, ainsi que la plupart des animaux, se propage par le concours de deux êtres, 296. — Époques qu'il parcourt dans sa vie, *ibid.* — Différences qui existent entre l'homme et la femme, autres que celles des parties génitales, les plus marquées, et ce qui en résulte, III, 297. — Temps où ces différences se font remarquer distinctement, 299. — Preuves qu'il ne peut guère se conserver, et surtout se reproduire, que dans la vie sociale, 323. — Pour la perpétuation paisible et sûre de l'espèce, ce que doivent réciproquement faire l'homme et la femme, 324. — Sur leurs penchants et leurs habitudes à cet égard, 325. — L'homme père n'est pas capable de donner des soins à la première enfance, 331. — La femme seule est capable de les donner, 332. — Les différences dans la tournure des idées ou dans les passions des deux sexes correspondent à celles de leur organisation et de leur manière de sentir, 334. — Ce qui arrive aux jeunes gens à qui la nature a refusé, en tout ou en partie, les facultés viriles, 358. — Ce qui arrive quand la destruction des facultés génératrices est le produit des maladies ou de l'âge, *ibid*. — Facultés de l'homme; ce que c'est, 367. — Comparaison de l'homme avec les animaux et avec lui-même, 370. — Différences pour la taille et pour l'embonpoint, et autres, 371. — Correspondance des formes extérieures avec le caractère des mouvements, *ibid*. Voyez *Races humaines*. — Le monde moral est presque tout entier soumis à la direction de l'homme, 342. — La partie qu'on appelle plus particulièrement *physique de l'homme* est susceptible des plus grandes modifications, *ibid*. — De tous les animaux, l'homme est celui qui est le plus soumis à l'influence des causes extérieures, IV, 9. — Comment cela, 10. — L'homme est un, et tous les phénomènes qui font partie de son existence se rapportent les uns aux autres, 14. — État de l'homme vivant dans les pays chauds, 22. — État de l'homme physique et de l'homme moral des pays glacés, 25. — Différences qui les distinguent, *ibid*. — Différences importantes entre les hommes du Nord et ceux du Midi, 30. — Faits recueillis par Buffon, relatifs à l'influence qu'exerce sur l'homme l'air des climats humides, 39. — L'organisation de l'homme se modifie singulièrement par l'habitude, 45. — L'homme est susceptible de s'habituer à toute espèce d'aliments, à toute température et à tout caractère de climat, 48. — Différences entre les hommes qui mangent de la chair et ceux qui n'en mangent pas, 49. — Comment se distinguent les hommes laborieux, 111. — L'homme diffère très-sensiblement de lui-même dans les divers climats, 133. — Passages d'Hippocrate à ce sujet, 134. — Faits qui prouvent l'empire du climat sur l'homme, 156. — Comment quelques écrivains ont expliqué les différences que présentent les formes du corps humain, sa structure et la direction des os, 157. — Faits contre la théorie de la diversité des espèces, 158, *note*. — Résultats d'une puberté précoce, plus remarquables chez les femmes que chez les hommes, 219. — Sur la formation des individus de la race humaine, 227. — L'homme peut avoir subi, comme les animaux, de nombreuses modifications depuis sa formation primitive; difficultés sur cette hypothèse, 250. — État de l'homme réduit aux ressources de la vie sauvage, 269.

Humeurs. Sur les quatre que les anciens avaient cru voir dans le corps humain, III, 79. — Idées des modernes sur ces humeurs, 81. — Action progressive de la vie sur les humeurs des différentes espèces vivantes, 240. — Direction des humeurs vers la tête dans le premier âge, 259. — Résultats de cette direction, 260. — Elle s'affaiblit à mesure que l'enfant approche de l'adolescence, et la poitrine devient le terme principal des congestions, 263. — Sa durée n'est pas facile à déterminer, 269. — Caractère d'acrimonie que prennent les humeurs dans la vieillesse, 278. — Son action, et ce qui en résulte, 279. — Comment il faut considérer la circulation des humeurs animales, IV, 28, *note*. — Ce qu'ont dit les anciens médecins, des mouvements des humeurs, 148.

Hydropisie. Fait particulier qu'on observe dans certains cas d'hydropisie, IV, 446.

Hygiène. Elle doit aspirer à perfectionner la nature humaine générale, III, 433. — Quelles remarques peuvent servir de base au perfectionnement de l'hygiène générale et particulière, 436. — Folies particulières qui sont bien plutôt du domaine de l'hygiène morale, que de la médecine proprement dite, IV, 370.

Hypocondriaques. Illusions dont ils sont frappés, III, 175. — Exemple particulier, *ibid.* — Whitt a observé qu'ils étaient alternativement craintifs et courageux, 454. — Principaux résultats des affections nerveuses dont la cause réside dans les viscères hypocondriaques, 462.

Hypocondriasie. Remarques particulières sur les maladies hypocondriaques, III, 91. — Remèdes à employer dans la folie atrabilaire, IV, 368.

I.

Ichthyophagie. Voyez *Poissons*.

Idéologie. Travail de *Garat* sur ce sujet, III, *préface*, 11, *note*. — Éléments de cette science, par M. de Tracy, *ibid.* — Progrès que lui a fait faire la philosophie du dix-huitième siècle, IV, 303.

Idées. Locke a le premier exposé et prouvé cet axiome, *que toutes les idées viennent par les sens, ou sont le produit des sensations*, III, *préface*, 11. — Sur les idées relatives à la morale publique, *ibid.* 22. — Preuves qu'elles ne dépendent pas uniquement de ce qu'on appelle *les sensations*, 121. — Faits généraux qui résolvent la question dans certaines dispositions des organes internes, et notamment des viscères du bas-ventre, 122. — La classification et la décomposition des idées qui dépendent particulièrement des impressions internes, sont évidemment impossibles dans l'état actuel de nos lumières, 129. — S'il est possible d'obtenir un jour, sur cet objet, des lumières plus étendues, ce n'est que dans la physiologie et dans la médecine qu'on pourra les trouver, 130. — L'ordre établi par la nature sur ce point est extrêmement favorable à la conservation et au bien-être des animaux, *ibid.* — Les idées qui dépendent des déterminations doivent être rapportées aux impressions intérieures, suite nécessaire des diverses fonctions vitales, 145. — Ce qu'ont dit à ce sujet Locke et ses disciples, III, 145. — De l'influence des âges sur les idées et sur les affections morales, 228. — De l'influence des sexes sur le caractère des idées et des affections morales, 293. — De l'influence des tempéraments sur la formation des idées et sur les affections morales, 366. De l'influence des maladies sur la formation des idées et sur les affections morales, 438. — Comment elles se forment, 446. — Sur les fausses associations d'idées qui ne constituent pas toujours une véritable folie, IV, 389. — Pourquoi nous avons quelquefois en songe des idées que nous n'avons jamais eues, 391.

Illuminés. A quoi tiennent leurs visions, III, 155, *note.*

Imagination. Comment s'exécutent ses opérations, III, 172. — Pourquoi la puissance de l'imagination, et sa réaction sur certains organes, est plus complète pendant le sommeil que durant la veille, 187. — Imagination frappée; ce que fit alors Galien, 359. — Ses effets chez les hommes et chez les femmes, 361. — Il n'est pas d'organes qui soient plus soumis au pouvoir de l'imagination que ceux de la génération; effets qui en résultent, 404. — L'action de la sensibilité y est également soumise, *ibid.*

Imbécilles. Ce que Pinel dit avoir observé plusieurs fois chez les imbécilles, IV, 365. — Dépression notable chez eux de la voûte du crâne; inductions qu'on peut en tirer, *ibid.* — Ce qu'on a observé dans les cadavres des sujets morts en état de démence, 366. — A quoi tient l'imbécillité, 388.

Imitation (faculté d'). Ce que c'est, IV, 352. — A quoi tient celle d'imiter autrui, *ibid.* — La faculté d'imitation est le principal moyen d'éducation, 355.

Impiété. Mot dont abusent les imaginations faibles ou prévenues, quand les sciences viennent leur enlever quelque retranchement des causes finales, IV, 302. — Quels sont ceux à qui ce reproche s'appliquerait avec plus de fondement, *ibid.*

Impressions. Elles peuvent se communiquer d'un être sensible à d'autres, III, *préface*, 14. — Elles diffèrent chez les individus et suivant les objets qui les excitent, 68. — Tous les mouvements vitaux sont le produit des impressions reçues par les parties sensibles, 105. — Les impressions n'ont pas lieu d'une manière uniforme, 120. Voyez *Sensations*. — Les psychologues et les physiologistes ont rangé les impressions, par rapport à leurs effets généraux dans l'organe sensitif, sous deux chefs, le plaisir et la douleur, 149. — Ce que peuvent produire les impressions agréables et celles douloureuses, 150. — Ce qui est nécessaire pour que les impressions soient reçues et agissent convenablement, 192. — A quoi tient la différence des impressions, 207. — Elles doivent toutes se rapporter au tact, *ibid.* — Comment on peut expliquer les impressions différentes de la vieillesse, de l'âge mûr et du premier âge, 284. — Ce qui doit résulter des impressions vives, multipliées ou profondes, d'une part, et des impressions rares, engourdies et languissantes, de l'autre, 424. — Elles n'agissent pas toutes au même degré sur le cerveau, 446. — Ce qu'il faut pour qu'elles soient transmises d'une manière convenable, III, 448. — Parmi les impressions qui nous viennent de l'extérieur, il en est un grand nombre qui sont immédiatement soumises à l'influence du régime, etc., IV, 10. — Résultats des impressions qui sont la suite des mouvements organiques, 98. — Impressions que reçoit le système nerveux dans l'état de repos, 103. — Sur celles reçues par les sens externes, et sur celles internes, 320, *note 2*. — Différence des résultats, 321. — Toute fonction d'organe, tout mouvement, toute détermination, supposent des impressions antérieures, 400. — En quoi consiste la différence des propriétés des impressions reçues, 410.

Impuissance. Effets de la puberté chez les jeunes gens à qui la nature a refusé, en tout ou en partie, les facultés viriles, III, 358. — Ce qui arrive lorsque la destruction des facultés génératrices est le produit tardif des maladies ou de l'âge, *ibid.* — Ce qu'on observe dans le cas d'impuissance précoce, ainsi que dans certaines maladies qui ont dégradé les organes génitaux, 259. — Ce qu'Hippocrate dit de l'espèce d'impuissance qu'il avait observée chez les Scythes, et de sa cause, IV, 169. — Explication à ce sujet, *ibid.*

Inflammation. Affection qui appartient immédiatement aux vaisseaux sanguins ; son siége est véritablement dans les artères, III, 470. — Ce qu'il faut pour que les inflammations agissent d'une manière profonde sur le système nerveux, et effets qu'elles produisent, 484. — Changements que l'inflammation, qui accompagne les maladies aiguës, peut produire dans les organes des sens ou dans le cerveau, 485. — Sur les inflammations lentes du centre cérébral, IV, 184. — Dérangements qu'elles produisent, 185.

Inscriptions dans les temples anciens, leur explication, III, 166.

Insectes. Sur ceux qui sont le produit de diverses maladies dans les végétaux et chez l'homme, IV, 240, 241. — Sur ceux appelés *infusoires*, 267.

Insensibilité physique de certains sauvages, IV, 32.

Instinct (l'). Comment on l'a désigné, III, 105. — Différents faits qui prouvent celui des petits des animaux, pour chercher et trouver leur nourriture, 138, 139. — Les déterminations désignées sous ce nom doivent être rapportées aux impressions intérieures, suite nécessaire des diverses fonctions vitales, 145. — Pourquoi il est plus étendu, plus puissant, plus éclairé même dans les animaux que dans l'homme, *ibid.* — Dans quel sens doit être pris le mot *instinct*, 146. — Son étymologie, 147. — Quel est le caractère des déterminations instinctives, 204. — Ce qui constitue l'instinct primitif, IV, 306. — Sur l'instinct en général, 317. — D'où viennent les premières tendances et les premières habitudes instinctives, et à quoi elles appartiennent, 321. — Première classe des déterminations instinctives, et plusieurs exemples, 322, 323. — Deuxième classe, penchants produits par le développement de certains organes ; exemples, 323. — La sympathie est en quelque sorte l'instinct lui-même, 330. — Exemples de celui de conservation et de celui de nutrition, 331, 332. — Chez les oiseaux, c'est aux fonctions des yeux que sont particulièrement liées la plupart des déterminations de l'instinct, IV, 339. — L'odorat est le principal organe de l'instinct chez certains animaux, 340. — L'ouïe prend moins de part que les autres sens aux déterminations de l'instinct, 344. — La chaleur vivante sert dans plusieurs cas de guide à l'instinct; faits bien constants qui le prouvent, 347.

Institut national. Sur son établissement, III, 37. — Ce qu'il offre dans la distribution de ses différentes classes, 39. — Ces mots grecs, si célèbres dans l'antiquité, Γνῶθι σεαυτόν, sont très-dignes de servir d'inscription à la salle de l'Institut national, 166.

Intérêt général. Celui de chaque individu ne peut être séparé de celui des autres, III, *préface*, 24.

Intestins. Rapports qu'ont entre eux les intestins et l'odorat, IV, 314. Dans plusieurs affections du canal intestinal, chaque sens en particulier peut se garantir de leurs désordres, 360. — Effets de l'état de spasme des intestins, 361.

Irritabilité. Ce que c'est, et d'où elle dépend, III, 106. — En examinant attentivement la question de l'irritabilité et de la sensibilité, on voit bientôt que ce n'est guère qu'une question de mots, 109. — L'irritabilité des muscles est d'autant plus considérable, que le corps est moins éloigné du moment de sa formation, 250. — Sa différence avec la sensibilité, IV, 276, *note*.

Ivresse. En quoi diffère celle occasionée par les boissons fermentées, de celle qui suit l'usage des substances narcotiques et stupéfiantes, IV, 78.

J.

Jeûne (le). Quelle était l'intention des fondateurs d'ordres monastiques, en prescrivant le jeûne et l'abstinence à leurs religieux, IV, 51.

Jeunesse (la). Elle n'est que le complément de l'adolescence; des nuances seules les séparent, III, 266. — Quand elle commence, et phénomènes qui la caractérisent, 268. — Sur le passage de la jeunesse à l'âge mûr, 270. — A quelle époque l'homme semble commencer une nouvelle jeunesse, 280. — Exemples qui prouvent combien il peut être utile pour des vieillards languissants et pour des malades épuisés, de vivre dans une atmosphère remplie des émanations restaurantes qu'exhalent des corps jeunes et vigoureux, IV, 342.

Jugement. A quoi peuvent tenir ses désordres, IV, 358. — Comment les impressions, d'où se tire le jugement, sont transmises, et comment il se forme, 400.

L.

Lait. Effets très-divers que son usage en aliment peut produire, IV, 59. — Sur la diète lactée pure, 60. — Effets très-divers que produit l'usage du lait sur certains tempéraments et dans certaines maladies, 61. — Autres considérations sur son usage, 62. — L'expérience avait appris aux anciens Grecs que l'effet du lait n'est pas le même pour le malade, lorsqu'il le prend reçu dans un vase, IV, 343.

Langage parlé. L'ouïe contracte beaucoup d'exactitude par la propriété qu'elle a de recevoir et d'analyser les impressions du langage parlé, III, 220. — Ce fut lui qui donna des lois aux hommes, IV, 221.

Langue. Description de ses nerfs, III, 209.

Langues (les). On ne pense pas sans le secours des langues, qui sont des méthodes analytiques, selon Condillac; développement de cette idée, III, 93. — Différence des langues rapportée à celle des climats, IV, 220. — Leur influence sur les idées, et comment elles gouvernent les hommes, 221. — Différence entre le peuple dont la langue est bien faite et celui dont elle est mal faite, *ibid.* — Exemples tirés des Grecs, des Romains et des Chinois, 222. — C'est l'écriture qui fait prendre aux langues une forme régulière, 223. — Ce qui est nécessaire pour apprécier une langue, *ibid.* — Sur la langue chinoise, *ibid.* — Si la différence des langues dépend véritablement, à plusieurs égards, de l'influence des climats, 224. — La nature des impressions habituelles a dû modifier l'instrument qui sert à les combiner et à les reproduire, 225. — Traits d'analogie entre les langues et les climats des nations qui les parlent, 226.

Lèpre. Il y en a certaines qui sont l'effet de l'usage inconsidéré de quelques espèces de poisons, IV, 57.

Lion (le). Terreur de tous les animaux à son aspect, IV, 332.

Liqueurs spiritueuses. Voyez *Esprits ardents.*

Littérature. Ligne de démarcation qu'a essayé de tracer madame de Staël entre la littérature du Nord et celle du Midi, IV, 226.

Lymphe. Changements qui arrivent dans le système lymphatique chez les enfants, III, 253. — Sur les vices de cette humeur et les effets qu'ils occasionent dans le système glandulaire, 491. — Ce qui résulte des dégénérations de la lymphe et de la mixtion imparfaite du sang, 493.

M.

Magnétisme. Son influence sur l'économie vivante, comparée à celle de l'électricité et du galvanisme, IV, 283.

Maladies. Grands changements qu'elles produisent, dans l'état sain, chez l'homme, III, 86. — Sur la cause des maladies cérébrales, 171. — Maladies où l'on remarque certaines erreurs de la sensibilité, 173. — De l'influence des maladies sur la formation des idées et des affections morales, 438. — Jusqu'à quel point cette proposition est vraie, 443. — Preuve de sa vérité, *ibid.* — Division des maladies en celles des solides et en celles des fluides, 450. — Divisions de chacune de ces espèces de maladies, 451. — Maladies qui affectent également les uns ou les autres, 452. — Maladies générales des systèmes artériel et veineux, musculaire et lymphatique, qui produisent des effets analogues à ceux qui dépendent du système nerveux, 468. — L'état des organes peut être singulièrement modifié par les maladies,

III, 489. — Effets de quelques maladies qui dépendent en même temps des solides et des fluides, 490. — Ce qui résulte d'un état physique maladif, IV, 104. — Maladies que le sommeil guérit ; maladies qu'il aggrave : exemples 106. — Considérations pour fixer les idées sur l'influence des climats, relative à la production des maladies ; influence qui tient à celles sur la formation des tempéraments, 179, 180. — Maladies particulières à certains pays, 181. — Remarques sur le traitement des maladies, 194. — Ce qu'a écrit à ce sujet Baglivi, 195. — Maladies dans lesquelles il se forme différents insectes et autres animalcules, 240, 241. — Certaines maladies des organes produisent une notable augmentation de leur influence relative, 424. — Caractères particuliers que présente chaque maladie dans sa marche, 432. — Leur première division en aiguës et en chroniques, 433. — Les changements introduits dans le corps par les différentes maladies peuvent être portés au point d'imprimer de nouvelles habitudes aux organes, ou de développer de nouveaux tempéraments, 434. — Les maladies hâtent ou préparent le développement de la sensibilité, 436. — Exemples de plusieurs qui ont produit des effets salutaires, 437. — Il est très-rare que les changements occasionés par les maladies, dans les habitudes des organes, développent le tempérament particulier qui caractérise la prédominance du système moteur sur le système sentant, 438. — Les maladies produisent des effets très-divers, suivant le degré de leur violence, et suivant l'état dans lequel elles rencontrent le système, 439. — Il en est cependant qui produisent des effets constants sur les dispositions et les habitudes des organes, 440. — Ce qui est nécessaire pour qu'une maladie influe sur le tempérament, pour qu'elle l'altère et rende le changement durable, 441. — Maladies que certains travaux peuvent faire naître ou guérir, 451.

Maladies aiguës. Celles de langueur, III, 289. — Dans les maladies aiguës, passagères de leur nature, les effets doivent être également passagers, 481. — Changements que la fièvre et l'inflammation, propres à ces maladies, peuvent produire ou dans les organes des sens, ou dans le cerveau, 485. — Particularités de certaines maladies aiguës singulières, 486. — Caractères particuliers des maladies aiguës, IV, 433. — Leurs changements sont souvent utiles, 434.

Maladies atrabilaires. Quelles sont les personnes qui y sont les plus sujettes, IV, 174. — Ces maladies étaient autrefois plus communes, et pourquoi elles le sont moins aujourd'hui, 175. — Saisons où elles sont plus fréquentes, 177. — Pourquoi, *ibid.*

Maladies chroniques. Leur principal caractère, IV, 433. — Leurs changements sont presque toujours désavantageux. Exemple tiré des fièvres, 434. — Plusieurs maladies chroniques ne demandent pas d'autre traitement que l'exercice du corps, 453.

Maladies cutanées. Phénomènes de ces maladies, III, 496.

Maladies des yeux. D'où plusieurs dépendent, IV, 314.

Maladies endémiques. Leurs espèces, IV, 180. Remarques d'Hippocrate à ce sujet, IV, 182, *note*. — Autres maladies appartenantes à certains climats, 186. — Maladies des pays glacés, 198.

Maladies héréditaires. D'où elles dépendent, et comment elles se forment, III, 433.

Maladies nerveuses. Celles qui arrivent après les crises de la puberté dépendent des organes génitaux, III, 345 — Beaucoup d'exemples de ces maladies, cités dans les livres de médecine, 346. — Exemples chez les hommes, un cité par Buffon, *ibid.* — Maladies du système nerveux, 452. — A quoi on peut les réduire ; elles sont idiopathiques, ou sympathiques, 453. — Dans toutes les affections dites *nerveuses*, il y a des irrégularités, des variétés plus ou moins fortes, 454. — Particularités remarquables, quand à ces inégalités se joint la faiblesse des organes musculaires, ou celle de quelque viscère important : ce qui arrive alors, 455. — Maladies spasmodiques singulières chez les hommes et chez les femmes, dont la source est évidemment dans le système séminal, 459. — Ce sont elles qui nous montrent le plus clairement les relations immédiates du physique et du moral, 460. — Observations importantes à ce sujet, *ibid.* — Principaux résultats des affections nerveuses, dont la cause réside dans les viscères hypocondriaques, 462. — Les états nerveux caractérisés par l'excès de sensibilité, se confondent avec ceux qui dépendent de l'irrégularité des fonctions du système, 463. — Affections nerveuses qui se caractérisent par un affaiblissement considérable de la faculté de sentir, 466. — Altérations que produisent certaines maladies éminemment nerveuses, 486. — Exemples des effets les plus singuliers à cet égard chez les femmes, *ibid.*

Mamelles. A l'époque de la puberté, elles acquièrent, chez les filles, et même chez les jeunes garçons, un volume plus considérable, III, 317.

Marasme. Capivaccius conserva l'héritier d'une grande maison d'Italie, tombé dans le marasme, en le faisant coucher entre deux jeunes filles, IV, 343. — Pareil trait rapporté par Forestus et Boerhaave, *ibid.*

Matière. Les circonstances qui déterminent son organisation sont couvertes d'épaisses ténèbres : développement de cette vérité, IV, 235. — La distinction de Buffon, de la matière morte et de la matière vivante, est chimérique, 237. — Conditions au moyen desquelles la matière inanimée est capable de s'organiser, de vivre et de sentir, 239. — Comment on peut suivre les changements que subit la matière dans le passage de la vie à la mort, et dans celui de la mort à la vie, 244. — Exemples, 245. — Comment s'opère son passage, lorsqu'elle redescend vers l'état de mort le plus absolu, 253. — La simple observation des phénomènes journaliers, produits par le mouvement éternel de la matière, suffit pour la faire voir subissant toutes sortes de transformations, 256. — Preuves, 257. — Faits qui prouvent que les parties de la matière tendent sans cesse à se rapprocher les unes des autres, 259. — Effets de l'attraction dans les matières qui jouissent d'une action chimique réciproque, 260. — Un ordre quelconque est nécessaire dans toute hypothèse d'une masse de matière en mouvement, 396.

Matrice. Substances organiques et extraordinaires qui s'y forment, III, 158. — L'utérus est de tous les organes celui qui jouit constamment de la plus éminente sensibilité; il est, en outre, le but ou le centre de toutes les sympathies, 329. — Son influence continuelle sur le fœtus, 330. — Sa sensibilité changeante établit une distinction entre les deux sexes, 420.

Médecin. L'étude de l'homme physique est également intéressante pour lui et pour le moraliste, III, *préface*, 5. — Comment il acquiert la connaissance de l'homme physique, 8. — Doctrine des médecins grecs sur les tempéraments, 415, *note.*

Médecine. Sur celle philosophique d'Hippocrate, détails particuliers, III, 52. — Le régime se confond avec la médecine : effets de celle-ci, 100.

Mélancolie. Voyez *Hypocondriasie.*

Mémoire. Comment s'exécutent ses opérations, III, 172. — Sa perte dans la vieillesse, 284.

Menstruation. Orgasme nerveux qui accompagne la première éruption des règles, III, 344. — Le temps de la cessation des règles est une époque importante dans la vie des femmes, 350. — Action alors de l'utérus et de ses dépendances sur le cerveau, et état moral de la femme, 351.

Mercure. Il peut descendre très-bas dans le baromètre, quoiqu'il fasse beau, et quand cela arrive, IV, 18, *note.*

Mesmérisme. Comment il opérait, et d'où dépendaient ses effets, III, 154.

Midi (hommes du). Différences entre eux et ceux du Nord, IV, 30.

Mineurs. Habitudes et travaux des mineurs, IV, 215.

Minutio monachi. Ce que c'était chez les moines, IV, 51.

Missionnaires (les). Ce sont leurs cris menaçants ou pathétiques, plutôt que leurs discours et leurs raisonnements, qui subjuguent leur auditoire, IV, 346.

Modernes. En substituant aux causes occultes des anciens d'autres explications, ils ont donné naissance à des erreurs plus graves, et ont souvent personnifié de pures abstractions, III, 302.

Moelle allongée. Elle est un des principaux organes du sentiment, III, 87.

Moelle épinière. Elle est un des principaux organes du sentiment, III, 88. — Son influence suffit, après la destruction du cerveau, pour faire vivre les viscères de la poitrine et de l'abdomen, 156. — En quoi consiste son intégrité, 188.

Moi. Ce que c'est que le véritable *moi*, et où il réside, IV, 279. — Preuves données par M. de Tracy, que le *moi* réside exclusivement dans la volonté, 294. — C'est du *moi* que dérive la sympathie, 336.

Monde moral. Ordre qui y prédomine, III, 439. — Il est presque tout entier soumis à la direction de l'homme, 442.

Monde physique. Ordre qui y règne, III, 439. — D'où dépend son perfectionnement chaque jour, relativement à nous, 440. — Sur l'ordre qui règne entre les grandes masses de ce monde, 441. — L'influence de l'homme sur ce monde est faible et très-bornée, *ibid.*

Moral (le). Relations immédiates du physique et du moral chez l'homme,

III, 70 *et suiv.* — Influence des âges sur les affections morales, 229. — Influence des sexes sur les affections morales, 293. — Influence des tempéraments sur les affections morales, 336. — Influence des maladies sur les affections morales, 438. — Comment elles se forment, 446. — Ce sont les maladies spasmodiques qui nous montrent le plus clairement chez l'homme les relations immédiates du physique et du moral, 459. — Observations importantes à ce sujet, 460. Voy. la *Morale*. — Quelle est la circonstance qui paraît modifier le plus profondément l'effet moral direct des différents travaux : remarques à ce sujet, IV, 121. — De l'influence des climats sur les habitudes morales, 132. — Réflexions sur cette question, 139. — Ce qu'on doit entendre par habitudes morales, 141. — Changements notables que produisent dans le moral les phthisies, 187. — De l'influence du moral sur le physique, 395. — Les opérations, dont l'ensemble porte le nom de *moral* se rapportent à celles qu'on désigne par celui de *physique*, 398. — La différence des opérations ne prouve pas celle de leurs causes, *ibid*. — La grande influence de ce qu'on appelle *le moral* sur ce qu'on appelle *le physique*, est prouvée par des exemples sans nombre, 402. — Preuves que, suivant l'état de l'esprit, suivant les idées, les affections morales, l'action des organes peut tour à tour être excitée, suspendue, et même intervertie, 403. — Pourquoi et comment, d'après les fonctions du cerveau, on ne doit plus être embarrassé pour déterminer le véritable sens de cette expression, *influence du moral sur le physique*, 426.

Morale (la). État des sciences morales avant Locke, III, *préface*, 10. — Sur la sympathie morale, *ibid*. 14. — Sur la base des sciences morales, *ibid*. 16. — Points fixes d'où l'on doit partir dans toutes les recherches qu'elles peuvent avoir pour but, *ibid*. 17. — Sur les idées relatives à la morale publique, *ibid*. 22. — Les biens les plus précieux de la vie ne s'obtiennent que par sa pratique, *ibid*. 23. — Combien elle est une partie essentielle des besoins de l'homme, *ibid*. 24 — Morale privée ; ses principes, *ibid*. 25. — La physique de l'homme fournit les bases non-seulement de la philosophie rationnelle, mais encore de la morale, 93. — Preuves que les déterminations morales ne dépendent pas uniquement de ce qu'on nomme les sensations, 121 *et suiv.* — De l'influence des âges sur les affections morales, 229. — De l'influence des sexes sur le caractère des affections morales, 293. — De l'influence des tempéraments sur la formation des idées et sur les affections morales, 366. — De l'influence des maladies sur la formation des idées et des affections morales, 438. — Comment se forment les affections morales, 446. — De l'influence du régime sur les dispositions et les habitudes morales, IV, 3. — Les deux grandes modifications de l'existence humaine, celle physique et celle morale, se touchent et se confondent par une foule de points correspondants, *ibid*. — Utilité qui résulte de ces considérations, 4.

Moraliste (le). L'étude de l'homme physique est également intéressante pour lui et pour le médecin, III, *préface*, 5. — Comment il acquiert la connaissance de l'homme moral, *ibid*. 8. — Ce qui lui indique les bases les plus solides sur lesquelles il peut fonder ses leçons, IV, 4.

Morsure. Effets de la morsure de certains animaux, IV, 66.

Mort. Effets de celle sénile, III, 248, 290. — Pour un esprit sage, *la mort est le soir d'un beau jour*, 288. — Sensations qui l'accompagnent suivant l'âge où elle arrive, et le caractère de la maladie qui l'amène, *ibid.* — Les circonstances physiques qui caractérisent les maladies et le genre de mort par lequel elles se terminent ont plusieurs rapports avec l'état moral des moribonds, 290. — Idées de Bacon sur l'art de rendre la mort douce, art qu'il regardait comme le complément de celui d'en retarder l'époque, 291. — Les anciens ont dit que si la vie est la mère de la mort, la mort, à son tour, enfante et éternise la vie. Ce que c'est que la mort, IV, 244. — Opérations de la nature dans le passage de la mort à la vie, et dans celui de la vie à la mort : exemples, *ibid. et* 245.

Mouvements (les). Sur ceux volontaires et involontaires chez l'homme, III, 111. — Examen des trois questions suivantes : Le sentiment est-il totalement distinct du mouvement ? est-il possible de concevoir l'un sans l'autre ? n'ont-ils d'autre rapport que celui de la cause à l'effet ? 118. — En quoi consiste et d'où dépend la faculté de se mouvoir et de sentir, 168. — C'est aussi par les mouvements que l'action spontanée du système nerveux agit, 176. — Faits et expériences qui le prouvent, 177 *et suiv.* — Rapports directs entre la manière dont le sentiment se forme, et celle dont le mouvement se détermine, 193. — Ce qui résulte de ces rapports alternatifs des forces sensitives et des forces motrices, *ibid.* — Exemples à ce sujet, 194. — L'énergie et la persistance des mouvements se proportionnent à la force et à la durée des sensations, 197. — Les habitudes du système musculaire, ou moteur, sont dans une espèce d'équilibre singulier avec celles du système nerveux ou sensitif, 198. — Résultats à ce sujet, 199. — A mesure que les sensations diminuent ou deviennent plus obscures, on voit souvent les forces musculaires augmenter, et leur exercice acquérir un nouveau degré d'énergie : exemple, 201. — Ce qui se passe quand un membre se meut, 203. — Tout est sans cesse en mouvement dans la nature ; ce qui en résulte, 229. — Immense variété des combinaisons que le mouvement reproducteur affecte, 230. — Correspondance des forces extérieures du corps et du caractère des mouvements, avec la direction des penchants et la formation des habitudes, 371. — De combien de manières s'exerce l'influence des mouvements corporels sur les dispositions et sur les habitudes morales, IV, 94. — Bons effets qu'ils produisent, 95. — Impressions sur le cerveau, suite des mouvements organiques, 98. — Explication du mouvement par les fibres musculaires, surtout dans les opérations digestives, 292.

Mucilage. Ce qu'il devient dans les végétaux et dans les animaux, III, 231, 232. — Sa propriété, 235. — Ce qu'il devient par les effets de la végétation, 239.

Muscles. Les habitudes du système musculaire, ou moteur, sont dans une espèce d'équilibre singulier avec celles du système nerveux ou sensitif, III, 198. — Résultats à ce sujet, 199. — A mesure que les sensations diminuent ou deviennent plus obscures, on voit souvent les forces musculaires augmenter, et leur exercice acquérir un nouveau degré d'énergie : exemple, 201. — Manière de concevoir la formation des muscles, 251. — Pourquoi les fibres charnues sont plus faibles chez les femmes que chez les hommes, 303. — D'où peut dépendre la grande force musculaire, accompagnée de la faiblesse et de la lenteur des impressions, 420. — Sur le tempérament musculaire, 422. — Sur les altérations accidentelles dans les forces motrices des muscles, 425. — Première formation des muscles, IV, 285. — Tendance des fibres musculaires à la contraction et à l'extension, 291. — Explication du mouvement par les fibres musculaires, surtout dans les opérations digestives, 292. — Action de l'estomac sur le système musculaire, 417.

Musique. Exemples des effets de sa puissance sur la nature vivante, IV, 345.

Mutilation. Habitudes particulières des animaux mutilés, III, 355. — Changements dans leurs dispositions morales, *ibid.* — Effets de la mutilation chez l'homme, qu'elle dégrade, tandis qu'elle perfectionne l'animal, 356. — Les différences relatives au mode et à l'époque de cette opération en mettent beaucoup dans ses effets, 357. Méthode de Tagliacoti pour la restauration des parties mutilées, IV, 329.

N.

Naïa (le), ou *lunetier*. Effets de sa morsure, IV, 66.

Narcotiques. Leur action sur les animaux et sur l'homme, IV, 64. — Leur analogie avec les purs stimulants; explications à ce sujet et sur leur usage, *ibid.* — Leur application produit deux effets distincts, 67. — Quel genre de sensations et de perceptions doit occasioner leur emploi, 68. — Ils sont regardés, et surtout l'opium, comme des aphrodisiaques directs, 70. — L'abus des narcotiques contribue à hâter cette vieillesse précoce, si commune dans les pays chauds, 71. — Leur action différente suivant leur nature, 73.

Nature (la). Ce que l'art peut sur elle, III, 97. — Un des objets qu'elle semble avoir eu le plus à cœur, ce sont les méthodes qu'elle met en usage pour la perpétuation des races, 293. — Il n'y a pas dans la nature de termes précis auxquels elle reste invariablement fixée, 394.

Nazaréens. Secte de chrétiens-juifs; leur chef, III, 61, *note*.

Nègres de l'Inde. Effets que font sur eux de fortes doses d'extrait de chanvre et d'opium, mêlés ensemble, IV, 73.

Nerfs (les). Ils sont les principaux organes du sentiment, III, 113. — Les rameaux des nerfs, séparés du système par la ligature ou l'amputation, conservent la faculté de recevoir des impressions isolées; explications à ce sujet, 114. — Ils sont l'ame véritable des mouvements des muscles, en y portant la vie; ils sentent et ne se meuvent pas, III, 115. — Explication à ce sujet, 118. — Les extrémités sentantes des nerfs, ou plutôt les gaînes qui les recouvrent, peuvent être dans deux états très-différents, 150. — Perceptions diverses, suite de ces deux états, *ibid*. — Le système nerveux peut recevoir des imprsssions directes par l'effet de certains changements qui se passent dans son intérieur, et qui ne dépendent d'aucune action exercée, soit sur les extrémités sentantes extérieures, soit sur celles des autres organes internes, 169. — Leur non-contractilité; expérience de Schilliting à ce sujet, 177, *note*. — Fait général qui prouve que les transitions des affections d'un organe à l'autre dépendent des déterminations conçues dans le sein même du système nerveux, 182. — Les nerfs ne sont point des organes purement passifs, 185. — En quoi consiste l'intégrité du système nerveux, 188. — Les habitudes du système musculaire ou moteur sont dans une espèce d'équilibre avec celles du système nerveux ou sensitif, 198. — Dernière considération, sous laquelle les opérations du système nerveux demeurent enveloppées de beaucoup d'incertitudes, 201. — Déterminations que forme directement le système nerveux, 202. — Sur la ressemblance parfaite des nerfs entre eux, 206. — Changements qui se font dans le système nerveux des animaux, depuis leur croissance jusqu'à leur mort, 245. — Rôle étendu qu'il joue dans les parties génitales, 311. — Le système nerveux, où réside le principe de la sensibilité, est le second des éléments simples du corps humain, 374. — Pour se faire une idée complète de l'action du système nerveux, il faut le considérer sous deux points de vue différents, 375. — Quoique le système nerveux ait une organisation particulière, il partage, à beaucoup d'égards, les conditions générales des autres parties vivantes, 377. — Les circonstances anatomiques qui peuvent modifier la faculté qu'a l'organe nerveux de recevoir des impressions par ses extrémités sentantes, sont parfaitement analogues à celles qu'on observe dans la structure de l'organe lui-même, 391. — D'où dépend la prédominance du système nerveux; ses signes et ses effets, 418. — Sujets chez lesquels on remarque particulièrement cet état, 419. — Les dispositions générales du système nerveux ne sont pas indépendantes de celles des autres parties, 448. — Maladies du système nerveux. Voyez *Maladies nerveuses*. — Des affections nerveuses générales déterminées par celles des organes de la génération, 458. — Sur les propriétés du système nerveux, IV, 280. — Il est susceptible de se diviser en plusieurs systèmes partiels inférieurs, 278. — Sa dernière propriété, 280. — Son activité continuelle, *ibid*. — Il est impossible d'expliquer la manière dont ses diverses parties communiquent entre elles et agissent sur nos organes, 281. — Conjectures à ce sujet, 282. — Le système nerveux et le système sanguin se forment d'abord et au même moment dans l'animal, 284.

Nid des oiseaux. Leur structure, III, 143.

Nord (hommes du). Différences importantes entre eux et ceux du Midi, IV, 30.

Nourrice. L'enfant qui tette sa nourrice lui fait éprouver une impression de plaisir que partagent les organes génitaux, III, 349, *note.*
— Les médecins grecs reconnaissaient l'avantage, dans la consomption, de faire téter les malades par une nourrice jeune et saine, IV, 342. — Un jeune Bolonais fut retiré de l'état de marasme, en passant les jours et les nuits auprès d'une nourrice de vingt ans, 343.

Nourriture. Sur celle de l'homme, et sur celle des animaux, III, 233.

Nutrition. Ce qu'il faut pour qu'elle s'opère, IV, 411.

Nymphomanie. Effets qu'elle produit sur les affections morales de la fille, III, 445.

O.

Objets. Sous quelque point de vue qu'on considère les objets, on est sûr d'avance d'y trouver des rapports; quels ils sont, III, 366. — Quels sont les plus importants à observer, 367. — Sur les objets qui sont habituellement sous nos yeux, il faut interroger la nature et non les livres, 369.

Observation. C'est elle uniquement qui peut faire reconnaître et déterminer le degré de sensibilité relative des organes, IV, 416.

Odeurs. Effets des odeurs, et comment elles agissent, III, 218. — Sur certaines personnes qui sont insensibles aux odeurs, 465. — Odeur particulière que chaque espèce, et même chaque individu répand, IV, 341. — Sur celles que répandent les animaux jeunes et vigoureux, 342. — Exemples qui prouvent combien il peut être utile, pour des vieillards languissants et des malades épuisés par les plaisirs de l'amour, de vivre dans une atmosphère remplie des émanations restaurantes qu'exhalent des corps jeunes et pleins de vigueur, 343.

Odorat. Des rapports intimes et multipliés unissent le goût et l'odorat, III, 217. — L'odorat paraît avoir des rapports encore plus étendus avec les organes de la génération, *ibid.* — Pourquoi l'odorat a si peu de mémoire, 219. — Preuves de l'union des organes du goût et de l'odorat, IV, 310. — Rapports qu'ont entre eux l'odorat et les intestins, 314. — L'odorat est le principal organe de l'instinct chez les animaux dont les yeux et les oreilles ne s'appliquent pas à beaucoup d'objets divers; il est aussi celui de la sympathie, 340. — Il est aussi celui des déterminations instinctives qui tiennent à l'antipathie, ou qui en dépendent, 343. — Preuves tirées de plusieurs animaux, 344. — Comment les fonctions de l'odorat peuvent être dénaturées, 359.

OEil. Deux circonstances principales dans les opérations de l'œil influent beaucoup sur leur caractère, III, 223. Voyez *Vue.*

OEuf. Expérience curieuse sur un grain de jaune d'œuf pourri et avalé, IV, 419.

Oiseaux. Ceux de la grande famille des gallinacés marchent en sortant de la coque, III, 138. — Sur les nids des oiseaux, 143. — Espèce particulière d'oiseaux observée par Franklin, laquelle a deux tubercules aux coudes des ailes, qui deviennent, à la mort de cet oiseau, deux tiges végétales, IV, 253, *note*. — Chez les oiseaux, c'est aux fonctions des yeux que sont particulièrement liées la plupart des déterminations de l'instinct, 339.

Ophthalmie. Sur celle d'Égypte, et sur sa cause, IV, 36, *note*.

Opium. Il est regardé comme un aphrodisiaque direct; son action sur un sultan, IV, 70, 71. — L'érection de la verge chez certains cadavres ne dépend pas de sa vertu aphrodisiaque, *ibid.* — Employé à dose faible, il conserve long-temps une action stimulante pure, 72, *note*. — Effets que font sur les nègres de l'Inde, de fortes doses d'extrait de chanvre et d'opium mêlés ensemble, 72. — L'opium est, de tous les narcotiques, celui qui affaiblit et hébète le moins, pris modérément, 73. — Remarques particulières sur l'opium, 203. — Érection opiniâtre de la verge, suite de l'ivresse de l'opium, après la mort, 384. — Effet d'un seul grain d'opium, 419.

Ordre. Il règne dans le monde physique; il prédomine encore dans le monde moral, III, 439. — Il peut être troublé, mais il se renouvelle, *ibid.* — Ordre et rapports réguliers qui doivent s'établir entre les masses de matière qui ont un mouvement imprimé, 440, *note*. — L'ordre actuel dans l'univers n'est pas le seul possible; un ordre quelconque est nécessaire dans toute hypothèse d'une masse de matière en mouvement, IV, 396.

Ordres religieux. Voyez *Couvents*.

Organes. Ils n'ont pas tous le même degré de force ou d'influence chez tous les sujets, III, 82. — Ce qu'a dit à ce sujet Zimmermann, 83. — Ce qu'a dit Dubrueil, *ibid.* — Quels sont les principaux organes du sentiment, 87. — Réaction de l'organe sensitif sur lui-même pour produire le sentiment, et sur les autres parties pour produire le mouvement, 154. — Cette réaction ne s'exécute pas dans une étendue toujours la même de l'organe sensitif ou du cerveau, 155. — Communication sympathique des affections d'un organe à l'autre; exemples à ce sujet, 180. — Fait général qui prouve que les transitions de ces affections dépendent évidemment de déterminations conçues dans le sein même du système nerveux, 181. — Nos organes doivent avoir certaines proportions déterminées, être doués d'une certaine force, et exercer une certaine somme d'action, 394. — Les inégalités d'énergie ou d'aptitude aux diverses fonctions peuvent se rencontrer dans le même système d'organes, comme dans des systèmes ou des organes différents; exemple, 425, *note*. — L'état des organes peut être considérablement modifié par les maladies, 489. — Modifications que les corps organisés peuvent subir, IV, 7. — Ils peuvent *contracter des habitudes*, 8. — L'art a su trouver les moyens de fixer ces modifications accidentelles et factices, et comment, *ibid.* — Ce que les organes acquièrent par l'effet avantageux ou nuisible du régime, 12. — Tous ceux dont le sommeil fait cesser l'action, ne s'endorment pas à la fois, 109. — La plupart de nos penchants tiennent au développement de certains organes, 217. — La ressemblance ou l'analogie des matières fait tendre particulièrement les organes les uns vers les autres, et quels en sont les résultats, IV, 327. — Application de ces résultats aux matières vivantes, 328. — Les organes ne sont susceptibles d'entrer en action, qu'autant qu'ils sont doués de vie ou sensibles, 399. — Ils partagent les affections les uns des autres, 400. — Preuves que suivant l'état de l'esprit, suivant la différente nature des idées et des affections morales, l'action des organes peut tour à tour être excitée, suspendue, ou intervertie, 403. — En quoi diffèrent de tous les autres les organes de la pensée et de la volonté, 406. — Action et réaction, les uns sur les autres, de tous les organes, 411. — D'où dépend le genre d'influence qu'exerce sur toutes les parties un organe majeur et prédominant, 415. — Le degré de sensibilité relative des organes ne peut pas toujours être déterminé par l'anatomie; c'est uniquement par l'observation, 416. — La grande influence de certains organes sur d'autres, n'est pas uniquement due au degré de leur sensibilité; l'importance de leurs fonctions y contribue pour une grande part, comme le prouve l'observation, 422. — Il peut, en outre, survenir de grands changements dans la sensibilité des organes ; leurs causes et leurs effets, 424. — L'augmentation de sensibilité dans un organe est souvent la suite de sa débilitation, *ibid*. — Certaines maladies des organes produisent une augmentation notable de leur influence relative, *ibid*. Voyez *Viscères abdominaux*. — L'introduction de nouvelles habitudes dans les organes, par les maladies, est plus ou moins facile, 435.

Organes de la génération. Voyez *Parties génitales.*

Organes des sens en général. Impressions qu'ils reçoivent, III, 205. — Considérations sur l'action de ces organes, 207. — Différences entre ces organes, *ibid*. Quelles sont les circonstances les plus évidentes qu'on peut regarder comme propres aux fonctions de chacun des organes des sens, 212. — Les sens, pris chacun à part, ont leur mémoire propre, 224. — Réponse à la question, si la division actuelle des sens est complète, 225. — Sur les altérations locales qui surviennent quelquefois dans la sensibilité des organes des sens eux-mêmes, 463. — Exemple tiré de l'ouïe, du chant et de la vue, 464. — Impressions étrangères à la nature de l'homme que reçoivent les organes des sens dans quelques maladies extatiques et convulsives, 486. — Exemples des effets les plus singuliers à cet égard chez les femmes, *ibid*. — Formation dans l'animal des organes des sens, IV, 289. — Preuves de l'impossibilité positive que jamais l'organe d'un sens entre isolément en action, etc., 309. — Les organes des sens se trouvent souvent unis par des relations intimes, 310. — Des sympathies particulières les lient avec d'autres organes; exemples, 313. — Chaque sens se ressent toujours des habitudes d'autres organes, et partage plus ou moins leurs affections, 315. — Tous les organes des sens n'exercent leurs fonctions spéciales que par leurs relations directes avec le cerveau, *ibid*. — Sur le sommeil des organes des sens, 378. — La folie est souvent directement produite par l'extrême sensibilité des organes des sens, et par leur excitation trop long-temps prolongée, 392.

Organe sensitif. Voyez *Cerveau.*

Organisation. Ce qui constitue son excellence, III, 389.

Os. Les charpentes osseuses de tous les quadrupèdes, de tous les oiseaux et des poissons, forment dans la terre des bancs de matière calcaire, très-propres à hâter et perfectionner la végétation, IV, 254.

Ouïe. Sa description, III, 210. — C'est par l'ouïe et par la vue que nous viennent les connaissances les plus étendues, et la mémoire de ces deux sens est la plus durable, comme la plus précise; mais une circonstance particulière donne à l'ouïe beaucoup d'exactitude : c'est la propriété de recevoir et d'analyser les impressions du langage parlé, 219. — Autre circonstance qui paraît encore beaucoup influer sur les qualités de l'ouïe, le chant, 221. — Le rhythme du chant et celui de la poésie rendent l'un et l'autre les perceptions de l'ouïe plus distinctes, et leur rappel plus facile, 222. — Comment se fait l'audition, *ibid.* — Preuve directe pour l'ouïe, que ce sens a sa mémoire propre, 224. — Les souvenirs de l'oreille peuvent se renouveler plusieurs fois, 225, *note.* — Ce qui dénature ses fonctions, IV, 314. — L'organe de l'ouïe prend moins de part que les autres sens aux déterminations de l'instinct, 344.

Ovaires. Substances organiques et extraordinaires qui s'y forment, III, 158. — Humeur particulière qui s'y forme, 310. — Sur leurs corps jaunes, ou *corpora lutea, ibid.* — Ils n'ont point de canaux sécrétoires, *ibid. note.*

Oxygène. Ce que produit sur le corps l'addition dans l'air d'une certaine quantité d'oxygène, IV, 41. — Quantité proportionnelle d'oxygène qui entre dans la combinaison de l'eau, 75, *note.*

P.

Pâles couleurs. Voyez *Chlorose.*

Parties. Inconstance des rapports entre les parties, quant à leur grandeur, ou différence de leur volume relatif, III, 395.

Parties génitales. Elles sont très-souvent le véritable siége de la folie, III, 123. — Rapport très-étendu que l'odorat paraît avoir avec ces parties, 218. — Leur relation avec les organes de la poitrine, dans l'adolescence, est prouvée par tous les faits de pratique, 263. — Différences entre les parties sexuelles de l'homme et celles de la femme, 297. — Temps où ces différences se font remarquer, 299. — Dans l'enfance, l'état des parties génitales est à peu près le même pour les deux sexes, et la même confusion semble régner dans leurs dispositions morales, *ibid.* — Dispositions particulières des petits garçons et des petites filles, 300. — Ce n'est qu'à l'époque de la puberté, chez les deux sexes, que la différence physique et morale des parties sexuelles se prononce sensiblement, ainsi que leur influence sur les autres organes, 301. — D'où vient la différence entre les fibres charnues et le tissu cellulaire, 303. — Comment on explique les dispositions, les goûts et les habitudes générales des femmes, 304. — Les nerfs des parties génitales y contribuent efficacement, 306.

— Considérations sur leur nature glandulaire, III, 317. — Ce qui arrive à l'époque de la formation de la semence chez l'homme et chez la femme, 309, 310. — Preuve que les changements qui arrivent alors viennent de l'influence directe des ovaires, et vraisemblablement aussi de la liqueur séminale, 311. — Action des parties génitales sur l'organe sensitif général, et sur d'autres parties avec lesquelles elles sympathisent directement, 314. — Le premier essai des plaisirs de l'amour est souvent nécessaire pour compléter le développement des organes sexuels, 318. — Effets que produit, sur les deux sexes, le développement de ces organes, 319. — Nouvelles preuves de leur influence sur le physique et le moral des jeunes sujets des deux sexes, 341. — Maladies nerveuses qui dépendent des organes génitaux, après l'époque de la puberté, 345. — Action des organes de la génération après la cessation des règles, 351. — Ce qui arrive lorsque leurs fonctions cessent entièrement, 353. — Ce qui arrive chez les garçons à qui la nature a refusé les facultés viriles, ou lorsque leur destruction est le produit des maladies ou de l'âge, 358. — Ce que dit Sanchès des suites de la dégradation des organes génitaux, 359. — Chez les sujets flegmatiques ou pituiteux le foie et les organes de la génération ont moins d'activité, 410. — Influences particulières de ces organes sur les tempéraments bilieux, 414. — Des affections nerveuses générales, déterminées par celles des organes de la génération, 458. — Changements que leurs vives affections nerveuses peuvent occasioner lors du développement de la puberté, 459. — Dans plusieurs affections des parties de la génération, chaque sens en particulier peut se ressentir de leurs désordres, IV, 360. — Manière dont les organes de la génération sont excités pendant le sommeil, 382. — Leur état dans la veille, *ibid.* — A quoi on peut attribuer les effets qui s'ensuivent, 383. — C'est surtout au sommeil lui-même, *ibid.* — Il n'est point d'organes plus soumis au pouvoir de l'imagination, que ceux de la génération, 404. — Effets qui en résultent, *ibid.* — Quelques-unes des maladies de la peau peuvent provoquer d'une manière directe l'action des organes de la génération, 421. — Preuves de l'étroite sympathie de ces organes avec l'organe extérieur, 422.

Pasteurs (les peuples). Ce qu'ils sont, leurs mœurs et leurs habitudes, IV, 125.

Pays. Voyez *Climats.*

Peau. Sa description, et comment elle est le siége du toucher, III, 208. — Phénomènes des maladies de la peau, 496. — L'organe cutané est le point d'appui extérieur des mouvements toniques oscillatoires qui vont du centre à la circonférence et reviennent de la circonférence au centre, et le terme où ils aboutissent, 420. — Quelques-unes des maladies de la peau peuvent provoquer d'une manière directe l'action des organes de la génération, 421. — Preuves de la liaison par d'étroites sympathies de ces organes avec la peau, 422.

Pêcheurs (les peuples). Leurs habitudes et leurs penchants analogues à ceux des peuples chasseurs; comment cela, IV, 124.

Penchants. La plupart de nos penchants tiennent aux développements de certains organes; exemple, IV, 324.
Pensée. Alternatives d'activité et de langueur dans son exercice. Comment on pourrait en ramener les périodes à des lois fixes, III, 49. L'histoire de la pensée par Hippocrate, 58. — Comment on peut se faire une idée juste des opérations d'où résulte la pensée, 159. — Elle exige l'intégrité du cerveau, 189.
Peuples. Différence entre celui dont la langue est bien faite, et celui dont la langue est mal faite, IV, 222.
Phase (le). Ce qu'Hippocrate a dit de ses rives et du naturel de ses habitants, IV, 163.
Philosophes. Association paisible de ceux de France, pour exécuter ce que Bacon avait conçu, c'est-à-dire, une Encyclopédie française, III, 36, 37.
Philosophie du 18e siècle: progrès qu'elle a fait faire à l'esprit humain et à l'idéologie, IV, 303.
Phosphore. Sa découverte date du commencement du siècle dernier; détails sur cette matière, III, 379. — Parties qui semblent être son réservoir spécial, 380. — Sur la vivacité de la lumière que répandent les animaux phosphoriques, *ibid. note.* — Sur les rapports entre le phosphore et le fluide électrique, 383.
Phthisie pulmonaire. Heureux effets que produit, dans certaines phthisies, le gaz acide carbonique, IV, 42, *note.* — Observations sur les crachats qui ont lieu, 89. — L'exercice est nuisible dans les diathèses inflammatoires des poumons, 96. — Considérations particulières sur les phthisies pulmonaires, 187. — Changements notables qu'elles produisent sur le moral, *ibid.*
Physique. Progrès rapides des sciences physiques et naturelles depuis trente ans, III, *préface*, 19. — Preuve des relations immédiates du physique et du moral chez l'homme, 460. — Observations à ce sujet, *ibid.* — Les deux grandes modifications de l'existence humaine, celle physique et celle morale, se touchent et se confondent par une foule de points correspondants, IV, 3. — Influence du moral sur le physique, 394. — Les opérations dont l'ensemble porte le nom de *moral* se rapportent aux autres opérations qu'on désigne par celui de *physique*, 398. — La différence des opérations ne prouve pas celle des causes qui les déterminent, *ibid.* — La grande influence de ce qu'on appelle le *moral* sur ce qu'on appelle le *physique* est prouvée par nombre d'exemples, 402. — Pourquoi et comment, d'après les fonctions du cerveau, on ne doit pas être embarrassé pour déterminer le véritable sens de cette expression : *influence du moral sur le physique*, 426.
Physique animale. Ses rapports avec le caractère des idées, les affections et les penchants, III, 72 *et suiv.* — Jusqu'ici l'application des idées chimiques à la physique animale n'a pas été fort heureuse, 379.
Piles galvaniques. Effets qu'elles produisent sur les substances minérales, et ce qui s'ensuit, III, 384, *note.*

Pituitaire (la membrane). Sa description, III, 209.

Pituiteux ou *Flegmatiques*. Comment se font, chez eux, toutes les résorptions, IV, 445, *note.*

Plaisir. C'est un des deux chefs sous lesquels les psychologues et les physiologistes ont rangé les impressions sur les animaux et sur l'homme, III, 149. — Circonstances particulières qui l'accompagnent, 150. — Quels en sont les résultats, *ibid.* — Sur les sensations du plaisir, 227.

Plantes. Sur certains développements dans leurs parties tronquées, III, 159, *note.* — Ce qu'est le mucilage dans l'enfance des plantes, 239. — Les plantes crucifères ou tétradynames sont plutôt des assaisonnements ou des remèdes que des aliments, 244. — Qualités absolument nouvelles que les plantes acquièrent, maniées par un habile cultivateur, IV, 8. — Un certain degré de chaleur est nécessaire à leur développement, 22.

Pléthore. Celle sanguine est dans le système artériel, tant que dure la jeunesse, III, 271. — Celle veineuse, qui a lieu dans la veine-porte et dans ses principales dépendances, est particulière à l'âge mûr, 272.

Poésie. Son rhythme rend les perceptions de l'ouïe plus distinctes, et leur rappel plus facile, III, 222.

Poils. Ceux de la poitrine concourent à produire une plus grande chaleur, III, 398. — A quoi tient leur abondance, 399, *note* 1.

Poison. Substances vénéneuses qui portent de préférence leur action sur tel ou tel organe des sens; exemple à ce sujet, IV, 361.

Poissons. D'où dépendent les habitudes particulières des peuples ichthyophages, IV, 55. — Effets que peut avoir sur les tempéraments et sur les opérations de l'intelligence et de la volonté l'usage exclusif du poisson en aliment, 56. — Lèpres causées par l'usage de certains poissons, 57. — Action de l'usage des poissons gras et gélatineux. Observations à ce sujet, *ibid.*

Poitrine. Les humeurs, à l'approche de l'adolescence, se portent vers la poitrine, qui devient le terme des principales congestions, et alors tous les faits de pratique attestent les relations des organes de la génération avec ceux de la poitrine, III, 263. — Variétés dans ses dimensions, 397.

Polypes. Ce qui arrive lorsqu'on les coupe par morceaux, IV, 263. — Sur leur vie, 267.

Portefaix (les) et les hommes de peine sont souvent abattus par la plus légère indisposition. Les saignées et les purgatifs les énervent, III, 242.

Poule. Pratique singulière qu'on emploie dans quelques départements lorsqu'on manque de poules couveuses, III, 142, *note.*

Poumon. Son volume et sa fonction propre, III, 397. — Ce que produit un poumon plus volumineux, 398. — État du poumon dans le tempérament pituiteux ou flegmatique, 407, *note.* — Toute la chaleur du corps ne se forme pas dans le poumon; ce qu'elle produit, IV, 27, *note.* — L'exercice est nuisible dans les diathèses inflammatoires du poumon, IV, 96. — Ce qui se passe à l'égard du poumon pendant le sommeil, 379. — Ses affections sont vivement ressenties par les autres organes principaux du corps vivant, 423.

Principe. Ce qu'on peut entendre par principe, III, 236, *note*.

Prurit. Le cuisant prurit qu'éprouve la peau produit des effets très-sensibles, IV, 421.

Puberté. Phénomènes que présente son époque chez les animaux et chez les garçons, III, 123. — Chez les filles, 125. — Cause des grands changements qui arrivent alors, 126. — Ce n'est qu'à cette époque que se prononce distinctement la différence physique et morale des sexes. 301. — Autres considérations sur l'époque de la puberté dans les deux sexes, et sur les changements qu'elle y détermine, 340. — Ce que produit, dans le jeune homme et dans la jeune fille, le besoin de s'unir, *ibid*. — Révolution complète que produit l'époque de la puberté dans les habitudes de l'intelligence, 341. — La crise de la puberté est le moment où se terminent plusieurs maladies propres à l'enfance, 345. — Maladies nerveuses à cette époque, qui dépendent de l'état des organes génitaux, 346. — Chez les jeunes gens à qui la nature a refusé, en tout ou en partie, les facultés viriles, la puberté ne produit pas ses effets accoutumés, 358. — Certains pays hâtent, et d'autres retardent la puberté, IV, 217. — Résultats d'une puberté précoce, plus remarquables chez les femmes que chez les hommes, 219. — Effets du retard de la puberté, 220.

Pudeur. Son effet chez les jeunes filles, III, 341.

Purgatifs. Administrés inconsidérément, ils énervent et accablent rapidement les portefaix et les hommes de peine, III, 422.

Q.

Quadrupèdes. Plusieurs naissent avec les yeux fermés ; leur adresse pour chercher et trouver leur nourriture, III, 138, 139. — Chez les quadrupèdes qui naissent et ont encore les yeux fermés quelque temps après leur naissance, l'odorat et le tact sont les seuls guides de l'instinct primitif, IV, 340.

Question. Principes sur sa solution en général, IV, 138.

R.

Races humaines. Ce qui arrive chez celles qui ne se mêlent pas continuellement, et quelles sont celles où se rencontrent les tempéraments dont l'empreinte est la plus ferme et la plus nette, III, 432, 432. — On a eu tort, après avoir si curieusement cherché les moyens de rendre plus belles et meilleures les races des animaux, d'avoir négligé totalement celle de l'homme, 434. — Sur ce point il existe une grande différence entre l'homme et les animaux, 436. — Ce qu'a dit Hippocrate des races humaines, IV, 134.

Rage. Remarque particulière de Lister sur cette maladie, III, 91. — Ses effets, 486.

Raison. La France est en droit de s'attribuer une grande part dans les progrès de la raison pendant le 18e siècle, III, *préface,* 20.

Raisonnement. A quelle cause il appartient, III, 145.

Réflexion. Ce qui l'empêche de naître, et comment elle se produit, IV, 31, *note.*

Régime. Il faut le comprendre dans l'éducation physique, III, 98. — Ses effets sur le corps, *ibid.* — De son influence sur les dispositions et les habitudes morales, c'est-à-dire, sur le système moral de l'homme, IV, 3. — Ce qu'on a entendu jusqu'ici, et ce qu'on doit entendre par le mot *régime,* 5. — Parmi les impressions qui nous viennent de l'extérieur, il en est un grand nombre qui sont immédiatement soumises à l'influence du régime, etc., 10. — L'expression générale *régime* embrasse l'ensemble des habitudes physiques, 12. — Le régime, qui influe sur la manière d'agir des organes, doit encore influer sur leur manière de sentir, 13. — Comment il influe sur le caractère des idées et des penchants, *ibid.* — Effets du régime maigre, 51. — Comment le climat influe sur le régime, 200. — Comment il peut influer sur les productions d'un pays, devenues, par le commerce, plus ou moins communes à tous les autres, 202. — Exemples sur le vin et sur l'opium, 203. — Sur le café, 204. — D'où dépend le régime, 442. — Sa puissance dépend, à beaucoup d'égards, de celle du climat; preuves, 449.

Relâchants. Effets qu'ils produisent, IV, 77, *note.*

Religieux, Moines. Quelle a été l'intention des fondateurs d'ordres, en leur interdisant l'usage de la chair, en leur prescrivant des saignées plus ou moins fréquentes, IV, 50; le régime maigre, les jeûnes et abstinences, 51. — Ce que dit Zimmermann des moines d'Orient et d'Europe, 54.

Repos. Il a des résultats tout contraires à ceux de l'exercice; comment cela, IV, 101. — Action du système nerveux dans l'état de repos, 103. — Effets du repos chez les hommes étrangers aux grands mouvements musculaires, 104. — Application des effets du repos au sommeil, 105.

Respiration. Ce que ce n'est pas, et ce que c'est, III, 397. — Ce que sont ses organes dans les premiers moments de la vie, IV, 285.

Rétine. Sa description, III, 211.

Rêves. D'où ils dépendent, et ce qu'ils produisent, III, 127. — Il y en a qui prennent le caractère du cauchemar, 182. — Par quel genre d'impressions et dans quel état de l'économie animale les rêves sont produits, 389. — Comment ils arrivent, *ibid.* — Pourquoi nous avons quelquefois en songe des idées que nous n'avons jamais eues; exemples, 391.

Révolution. Qu'est-ce qui occasione les chocs révolutionnaires, III, *préface,* 22.

Rhythme. Celui du chant et celui des vers rendent l'un et l'autre les perceptions de l'ouïe plus distinctes et leur rappel plus facile, III, 222.

Romains. En détruisant la liberté chez les Grecs, ils ont arrêté les progrès que promettait à ces derniers le génie de leur langue, si supérieure à toutes celles d'Europe, IV, 222.

S.

Sage (le). Ce qu'il fait pour étendre son étroite et passagère existence, *préface*, III, 28.

Saignée. Celles abondantes énervent et accablent rapidement les portefaix et les hommes de peine; des purgatifs inconsidérément employés produisent chez eux le même effet, III, 422. — Quelle a été l'intention des fondateurs d'ordres, en prescrivant des saignées plus ou moins fréquentes à leurs religieux, IV, 51. — Vogue qu'a donnée Botal à la saignée, long-temps avant l'admission, dans les écoles, de la circulation du sang, 93, *note*. — Effets des saignées abondantes, 170.

Saignement de nez. Chez les enfants, III, 259. — Son époque est renfermée entre l'âge de sept ans et celui de quatorze, 260.

Saisons. Elles ont une grande influence sur l'état de l'économie animale, IV, 148. — Leur influence n'est pas la même dans tous les climats, 150.

Scélérats. Leurs caractères particuliers, tant au physique qu'au moral, IV, 86, *note*.

Sciences et Arts. Manière de les considérer, III, 35. — Comment les anciens les considéraient, *ibid.* — Il en est qui sont plus ou moins utiles, suivant le point de vue sous lequel on les envisage, 38. — La connaissance physique de l'homme en est la base commune, 39. — Sur la science chez les femmes, 336. — Ce qui constitue la science, 366.

Sciences morales. Leur état au moment que Locke parut, III, *préface*, 10. — Elles rentrent dans le domaine de la physique, *ibid.* 15. — Leur base, *ibid.* 16. — Points fixes d'où l'on doit partir dans toutes leurs recherches, *ibid.* 17.

Sciences physiques et naturelles. Leurs progrès rapides depuis trente ans, III, *préface*, 19.

Scorbut. Ses effets, III, 494. — D'où dépend la diminution des maladies scorbutiques, IV, 87.

Scythes. Ce qu'Hippocrate a dit de l'espèce d'impuissance qu'il avait observée chez eux, et de sa cause, IV, 169. — Ce qu'il dit de leurs désirs amoureux, 170.

Semence. Sur les pertes nocturnes de cette liqueur, III, 182. — Ce qui arrive à l'époque de sa formation ou de sa maturité, 309. — Sur celle des femmes, 310. — Les effets stimulants de la bile coïncident avec ceux de l'humeur séminale, 404. — Si la semence est filtrée en petite quantité, ou ne se trouve pas douée de toute l'énergie convenable, effets qui en résultent, 409. — Maladies spasmodiques singulières, dont la source, chez les deux sexes, est évidemment dans le système séminal, 459.

Sens externes. Voyez *Organes des sens.*

Sens interne. Quelle est la seule signification raisonnable qui puisse être attachée à ce mot, III, 226.

Sensations. Leurs différences entre elles et dans nos organes, III, 68. Comment on les distingue et on les compare, 93. — Différentes espèces de signes pour cela, *ibid.* — Histoire physiologique des sensations, 103. — Preuve que les idées ne dépendent pas uniquement de ce qu'on appelle *les sensations*, 121. — Faits généraux qui résolvent la question, 122. — La classification et la décomposition des affections morales et des idées qui dépendent particulièrement des impressions internes, sont évidemment impossibles dans l'état actuel de nos lumières, 129. — S'il est possible d'obtenir un jour, sur cet objet, des lumières plus étendues, ce ne sera que dans la physiologie ou dans la médecine qu'on pourra les trouver, 130. — L'ordre établi sur ce point par la nature est extrêmement favorable à la conservation et au bien-être des animaux, *ibid.* — Nature des sensations qu'éprouve le fœtus dans le ventre de sa mère, 131. — Suite de l'histoire physiologique des sensations, 168. — L'énergie et la persistance des mouvements se proportionnent à la force et à la durée des sensations, 197. — A mesure qu'elles diminuent ou deviennent plus obscures, on voit souvent les forces musculaires augmenter en énergie, 201. — Remarque qui peut mener à des notions plus exactes sur les sensations, et sur les traces qu'elles laissent dans l'organe sensitif, 223. — Les sensations nécessaires pour *être*, le sont à différents degrés, 227. — Les sensations ont peu de vivacité chez les sujets flegmatiques; ce qui en résulte, 411. — La vie individuelle est dans les sensations, 424. — L'absence d'un certain ordre de sensations produit celle des idées relatives aux choses que ces sensations retracent, 466. — S'il y a sensibilité sans sensation, IV, 276, *note.* — Comment les sensations proprement dites peuvent être altérées, 359.

Sensibilité. Celle physique; ce que c'est, III, 66. — C'est elle qui nous avertit de la présence des objets extérieurs, 67. — Différence dans la manière de sentir chez les hommes, 70. — Quels sont les principaux organes du sentiment, 87. — La sensibilité physique est la source de toutes les idées et de toutes les habitudes morales de l'homme, 105. — Preuve que la sensibilité subsiste et n'est pas anéantie à l'instant même de la mort, 106, 107. — Les nerfs, chez le plus grand nombre des animaux, et surtout chez l'homme, sont les organes propres de la sensibilité, 113. — Expérience à ce sujet, 114. — Vérités qui en résultent, 117. — Examen de la question, si le sentiment est totalement distinct du mouvement, 118. — Les phénomènes du plaisir et de la douleur sont essentiels à la sensibilité, 149. — Ses opérations se font en deux temps, 152. — Elle se comporte à la manière d'un fluide, 153. — Sur la réaction de l'organe sensitif, 155. — Quelle est la cause de la faculté de sentir; quelle est sa nature ou son essence, 164, *note.* — Maladies où l'on remarque certaines erreurs de la sensibilité, 173. — Trois sortes d'opérations de la sensibilité, III, 184. — Rapports directs entre la manière dont le sentiment se forme, et celle dont le mouvement se détermine, 193. — Ce qui résulte des rapports alternatifs des forces sensitives et des forces motrices, 195. — Exemples à ce sujet, 196. — L'état de l'organe cellulaire et celui de la fibre charnue influent directement sur la sensibilité, 199, *note*. — Il est possible que des circonstances particulières déterminent irrévocablement le degré d'énergie et le caractère de sensibilité dans un individu; exemple, 376. — La sensibilité des parties est en raison directe de la tension des membranes, 391. *Voyez* la note de la page suivante. — Sur les différents foyers de sensibilité dans le corps vivant, indépendamment du cerveau et de la moelle épinière, 446. — Trois principaux foyers, savoir : la région phrénique, la région hypocondriaque, et les organes de la génération, 447. — Les opérations diverses dont l'ensemble constitue l'exercice de la sensibilité ne se rapportent pas uniquement au système nerveux, 448. — Sur les états nerveux caractérisés par l'excès de sensibilité, 463. — Affections nerveuses qui se caractérisent par un affaiblissement considérable de la faculté de sentir, 646. — Effets de la diminution de la sensibilité générale, 467. — Si l'influence des objets extérieurs et des substances qui s'appliquent journellement au corps de l'homme peuvent ou ne peuvent pas en modifier la sensibilité, IV, 143. — Ses premières déterminations, 258. — Propriétés qu'elle développe dans les corps, *ibid*. — Analogie entre la sensibilité animale, l'instinct des plantes, les affinités électives, et la simple attraction gravitante, 264. — Opérations de la sensibilité chez les animaux vertébrés, 272. — Son caractère exclusif suivant quelques physiologistes, 273. — S'il y a sensibilité sans sensation, 276, *note*. — C'est la sensibilité qui anime les organes, 399. — L'action de la sensibilité est soumise à l'empire des idées et des affections de l'ame, 404. — La sensibilité plus analogue de certaines parties établit entre elles des rapports particuliers; exemples, 413. — Il peut survenir de grands changements dans la sensibilité des organes; leurs causes et leurs effets, 424. — L'augmentation de sensibilité d'un organe est souvent la suite de sa débilitation, *ibid*. — Il est des maladies qui hâtent ou préparent le développement de la sensibilité; exemples, 436. — D'autres, au contraire, la débilitent et l'émoussent; preuves, 438.

Sentiment. Voyez *Sensibilité*.

Serpents. Terreurs qu'ils inspirent, et animaux qui les dévorent, IV, 331.

Sexes. De l'influence des sexes sur le caractère des idées et des affections morales, III, 293. — Sur les dispositions morales des enfants de l'un et de l'autre sexe, 300. — La différence physique et morale des sexes ne se prononce bien distinctement qu'à l'époque de la puberté, 301.

Signes. Ils servent à distinguer et à comparer les sensations et les pensées, III, 93 *et suiv*. — Différentes espèces de signes pour cet objet, 95.

Solides. Sur la proportion entre la masse totale des solides et celle des fluides, III, 448. — Division des maladies en celles des fluides et en celles des solides, 450. — Comment on divise celles-ci, 451. — Des maladies communes aux fluides et aux solides, 452. — Effets de celles qui dégradent les solides, 490. — Effets de la tension des parties solides, IV, 85, *note.*

Sommeil. Observations sur sa théorie, III, 91. — Le sommeil n'est point une fonction passive, 185. — Ce qui le rend plus nécessaire à l'un qu'à l'autre, 196. — Ce qui peut en tenir lieu chez certaines personnes, 197. — Application des effets du repos à ceux du sommeil, IV, 105. — Observations contenant de bonnes règles d'hygiène relativement à l'emploi du sommeil, 107. — C'est une fonction particulière du cerveau; ce qui le favorise, et comment il opère, *ibid.* — Ce qui résulte d'un sommeil habituellement trop prolongé, 109. — Tous les organes dont il fait cesser l'action ne s'endorment pas à la fois, *ibid.* — Certaines contractions musculaires deviennent plus fortes, à mesure que le sommeil devient plus profond, 110. — Effets différents du sommeil, suivant les individus, 111. — Ce qui se passe au début et pendant toute la durée du sommeil, 356. — Périodicité de son retour, et d'où elle dépend, 373. — Ce qui produit un sommeil profond, plus ou moins subit, 374. — Ses autres causes, *ibid.* — Ce qui le constitue et le caractérise, et comment il s'opère; ses phénomènes, 375. — Ce n'est point une fonction purement passive, 376, *note.* — Le sommeil des sens, 377. — Ce qui se passe à l'égard du poumon pendant le sommeil, 379. — Ce qui se passe à l'égard des viscères abdominaux, *ibid.;* à l'égard des fonctions des organes extérieurs, 380. — Habitudes particulières de certains individus pour le sommeil; exemples, 381. — Effets de la volonté pendant le sommeil, *ibid.* — Manière dont les organes de la génération sont excités pendant le sommeil, 382. — A quoi on peut attribuer les effets qui s'ensuivent, 383. — C'est surtout au sommeil lui-même, 384. — Nouveaux rapports de sympathie qui s'établissent, pendant le sommeil, entre les organes tant internes qu'externes, surtout entre ces derniers, 385. — Preuves, *ibid.* — Il est des affections nerveuses qui impriment, dans le temps du sommeil, à l'estomac et aux intestins, une activité que ces organes n'ont pas dans tout autre temps, 386. — Ce qui résulte de l'abus du sommeil; exemple, 392. — Son excès ou son défaut peut, avec le temps, beaucoup changer l'état général et particulier des organes, 451.

Somnambules. Ce qu'ils font en dormant, IV, 380.

Songes (observations sur les), III, 127. — Ce qui aide à en rendre raison, 186. — Cullen est le premier qui ait reconnu les rapports constants entre les songes et le délire, IV, 355. — Développement de l'idée de Cullen, et moyen de la ramener à des vues plus générales, 356. — Pourquoi nous avons quelquefois en songe des idées que nous n'avons jamais eues; exemples, 391.

Spasme. Mot dont on abuse, et qui a été adopté par les solidistes, III, 453.

Statue. Sur celle de Condillac, et sur la rose qu'il lui fait sentir, IV, 311.
Stramonium. Son effet lorsqu'il n'est pas mortel, IV, 74.
Succion. Sur celle de l'enfant après qu'il est né, III, 135.
Sucre. Les médecins anglais attribuent à son usage la diminution des maladies scorbutiques et éléphantiasiques; mais ce n'est pas la seule cause, IV, 87. — Usage et effets du sucre, 88. — Analogie qui existe entre le principe sucré et la matière alibile, *ibid.*
Sympathie. Sur celle morale, III, *préface*, 14. — La sympathie et l'antipathie ramenées à un seul et unique principe, *ibid. note.* — Son origine, sa nature et ses effets, 96. — Réflexions sur la sympathie, IV, 326. — Elle rentre dans le domaine de l'instinct, et elle est, en quelque sorte, l'instinct lui-même, 331. — Les exemples de sympathie s'offrent en foule dans toutes les espèces sociales, 333. — Sur les déterminations sympathiques qui se développent dans le cours de la vie, 334. — D'où elles dérivent en général, 336. — Ce qui en résulte, 337. — Il en est de la sympathie comme des autres tendances instinctives primordiales, et comment elle s'exerce, 338. — Chez certains animaux, le principal organe de la sympathie est l'odorat, 340. — Les tendances sympathiques morales s'éloignent des attractions animales primitives qui leur servent de base, 349. — Sympathie morale, 350. — Effets de cette sympathie, 351. — Par quels moyens elle exerce son action, 354. — Causes particulières de quelques sympathies, 413.
Système absorbant. Suivant quelques physiologistes, le tempérament flegmatique consiste dans la prédominance habituelle de ce système; raisons pour n'être pas de cet avis, IV, 444. — Quels sont les sujets chez lesquels le système absorbant et lymphatique prédomine réellement, 445, *note.* — Fait qui paraît favorable à l'opinion des physiologistes énoncée ci-dessus, et raisons contre, 446.
Système cérébral. Voyez *Cerveau.*
Système lymphatique. Voyez *Lymphe.*
Système nerveux. Voyez *Nerfs.*

T.

Tabac. Les Lapons se purgent avec l'huile de tabac, IV, 199.
Tact. C'est à lui que peuvent et doivent même se rapporter toutes les impressions, III, 207. — Le tact a lieu sur toute la peau, 208. — Comment il a lieu, *ibid.* — C'est le sens qui reçoit d'ordinaire le plus d'impressions capables de le rendre obtus et calleux, 213. — C'est le premier sens qui se développe : c'est le dernier qui s'éteint, 214. — Le tact prend toujours quelque part aux opérations des autres sens, IV, 309. — Comment s'exerce l'action sympathique du tact, 347.
Tempérament. Les anciens rapportaient chacun des tempéraments à l'une des humeurs qu'ils admettaient dans le corps humain, III, 78. — Ce qu'ils appelaient tempérament tempéré, 80. — Ce qu'ont ajouté

les modernes à la doctrine des anciens, III, 80. — D'où dépend la différence des tempéraments, 85. — Leur influence sur la formation des idées et des affections morales, 366. — Doctrine des anciens sur les tempéraments, 369. — Avec la physionomie et les formes organiques d'un tempérament particulier, on peut en avoir un tout contraire. 396, *note.* — Ce qui est nécessaire pour avoir un tempérament caractérisé par la vivacité et la facilité des fonctions, 400. — Dans l'âge adulte, le foie prépare un genre particulier de tempérament, 402. — Effets qui peignent, trait pour trait, le tempérament bilieux des anciens, 406. — Remarques de Stahl sur ce tempérament, *ibid.* — Sur le tempérament inerte, désigné sous le nom de *pituiteux* ou *flegmatique*, 407. — Chez ces sujets, le foie et les organes de la génération ont moins d'activité, 410. — Les sensations ont peu d'activité, 411. — Caractères distinctifs du tempérament bilieux, 412. — Sa peinture trait pour trait, 413. — Influence particulière alors des organes de la génération, 414. — Ce qu'ont établi les anciens sur ce qui constitue chacun des quatre tempéraments, 415, *note.* — Ce que c'est que le tempérament musculaire, 422. — Admission de six tempéraments au lieu de quatre, et leur désignation, 427. — Résultat de leur mélange et de leur complication, 428. — Quel peut être le meilleur tempérament, 429. — Comment il peut dépendre des habitudes seules, 430. — Chez quelles races d'hommes se rencontrent les tempéraments dont l'empreinte est la plus ferme et la plus nette, 431. — Chez les anciens Grecs les tempéraments étaient bien plus marqués et bien plus distincts, 432. — Influence des climats sur les tempéraments, IV, 159. — Faits qui le prouvent, tirés d'Hippocrate, 162. — Il a déterminé le genre de climat qui produit le tempérament appelé *pituiteux*, 165. — Effets des climats froids sur les tempéraments, 166. — Effets des climats brûlants sur le tempérament, 168. — Il se développe mal dans les pays très-froids et dans ceux très-chauds, et bien dans ceux tempérés, 171. — Ce qui caractérise le tempérament bilieux, et pays qui y est le plus propre, 173. — Observations des anciens sur les hommes du tempérament mélancolique, 74. — A quelle saison ils rapportent ce tempérament, 176. — A quels points on peut réduire l'action du climat sur sa production, 178. — Considérations pour fixer les idées sur ce que l'influence du climat et la production des maladies tiennent beaucoup à l'influence du premier sur la formation des tempéraments, 179. — Le tempérament caractérisé par la prédominance des fluides sur les solides paraît être celui sur lequel l'action du climat est plus remarquable, 191. — Circonstances qui rendent ce tempérament si commun dans certains pays, 192. — Maladies particulières à ces pays, 193. — Des tempéraments acquis, 429. — Leur source : on peut les considérer sous deux points de vue différents, 430. — La seconde classe rentre dans celle des tempéraments primitifs ou naturels ; ce que c'est que le tempérament *naturel* et celui *acquis*, *ibid.* — Quelles sont les causes capables de changer ou de modifier le tempérament, 431. — Les changements, introduits dans le corps par les maladies, peuvent être portés au point d'imprimer de nouvelles habitudes aux organes, ou de développer de nouveaux tempéraments, IV, 434. — Rapprochement et éloignement des tempéraments les uns des autres, 435. — Il est très-rare que les changements occasionés par les maladies, dans les habitudes des organes, développent le tempérament particulier qui caractérise la prédominance du système moteur sur le système sentant, 438. — Effets divers des maladies sur les tempéraments, suivant le degré de leur violence et l'état où elles trouvent le système, 439. — Ce qui est nécessaire pour qu'une maladie influe sur le tempérament, pour qu'elle l'altère et rende le changement durable, 441. — Nature de celui qui appartient aux régions boréales, et de celui des régions de l'équateur et des tropiques, 443. — Genre de climat capable de produire le tempérament flegmatique, *ibid.* — Autres causes et autres circonstances organiques qui, suivant quelques physiologistes, caractérisent ce tempérament, lequel consisterait alors dans la prédominance habituelle du système absorbant; raisons pour ne pas adopter cet avis, 444. — Fait qui paraît le favoriser, et raisons contre, *ibid.* — Causes variées des tempéraments *sanguins*, *bilieux* et *mélancoliques*, 447. — Traits et caractères particuliers de chacun de ces tempéraments, *ibid.* — Le bilieux-mélancolique est le plus malheureux et le plus funeste de tous; c'est celui de tous les tyrans: prouvé par des exemples, 448. — Comment le climat change, altère et modifie le tempérament, *ibid.* — Influence très-remarquable qu'exercent sur le tempérament les travaux habituels, 451. — Leur action sur les tempéraments bilieux et mélancoliques, 452. — C'est lorsque toutes les causes réunies agissent de concert, que le tempérament peut être véritablement changé, 453. — Qu'est-ce qui constitue les *tempéraments acquis:* leurs effets moraux, 454.

Tétradynames (les plantes) ou *crucifères*. D'où dépend leur utilité dans les maladies scorbutiques, IV, 67.

Thé. Depuis quand il est devenu, chez plusieurs peuples, une boisson de première nécessité, IV, 93. — Ses bons et ses mauvais effets, *ibid.*

Théogonies. Ce qu'elles furent pour les premiers sages qui s'occupèrent de l'étude de l'homme, III, 44.

Tissu cellulaire. Pourquoi il est plus abondant chez les femmes que chez les hommes, III, 312. — Le tissu cellulaire est le premier des éléments simples du corps humain, 374. — Théorie de Bordeu sur les grandes distributions du tissu cellulaire, IV, 414.

Toucher. Voyez *Tact.*

Travail. Comment l'ont considéré les observateurs de tous les siècles, IV, 111. — Comment se distinguent les hommes laborieux, 112. — Le travail a une influence utile sur les habitudes de l'intelligence et sur celles de la volonté, 113. — Restriction et désignation du mot *travail*, 114. — Les différents travaux particuliers ont, suivant leur nature, des effets moraux très-remarquables, *ibid.* — Comment on peut distinguer les différents travaux, 115. — Effets de ceux qui ont lieu dans les ateliers clos, IV, 116. — Ces effets sont physiques et moraux, *ibid*. — Quels sont aussi leurs avantages, 117. — Effets utiles des travaux exécutés en plein air, *ibid*. — Smith remarque qu'un ouvrier agricole a plus d'idées qu'un artisan de ville; pourquoi cela, 118, *note*. — Une différence bien importante entre les divers travaux, est celle qui se tire du degré de force nécessaire pour chacun, 119. — Résultats, dans l'état moral, de ceux qui ne demandent que de faibles mouvements, 120. — *Idem*, pour les travaux corporels violents, *ibid*. — Quelle est la circonstance qui paraît modifier le plus profondément l'effet moral des différents travaux : remarques à ce sujet, 121. — Considérations sur quelques autres espèces de travaux, 128. — Influence morale des différens travaux, résultante du caractère des objets qu'ils offrent le plus habituellement aux sens, 129. — Travaux déterminés par les habitudes, 207. — Travaux chez les Spartiates, les Romains et autres peuples anciens, 208. — Travaux exécutés par l'union fraternelle, suite de l'esprit de secte, 209. — Les travaux occasionent le plus souvent les habitudes des nations, comme celles des individus, *ibid*. — Preuves à cet égard, 210. — Si les habitudes et les travaux qui dépendent à différents degrés les uns des autres sont eux-mêmes soumis à l'influence du climat, 211. — Faits généraux et particuliers qui le prouvent, 212, 213. — Habitudes et travaux des mineurs, 215. — Effets des travaux sur les habitudes, 216. — Les travaux habituels exercent sur les tempéraments une influence bien remaaquable, 451. — Effets sur nos corps des travaux violents, de ceux sédentaires, 452. — Quelle est leur action sur les tempéraments bilieux et mélancoliques, *ibid*. — Maladies que les différents travaux peuvent faire naître ou guérir, 453.

Travaux littéraires. Leurs différences avec ceux du corps, IV, 65.

U.

Univers. Le système de l'univers a frappé de bonne heure les esprits assez éclairés pour en saisir l'ensemble, IV, 395. — En pénétrant plus avant, on peut voir que l'ordre actuel n'est pas le seul possible, 396. — Comment et pourquoi tous les phénomènes de l'univers ont été d'abord soumis à autant de causes différentes, 427.

V.

Vaisseaux. Leur nombre est d'autant plus grand chez les jeunes animaux, que le corps est moins éloigné du moment de sa formation, III, 249. — Ce qui en résulte pour le premier âge, *ibid*. — Sur le développement de certains vaisseaux non existants, ou du moins affaissés jusqu'alors sur leurs parois, 250, *note*. — Sur les altérations qui, de la part du système artériel et veineux, changent le caractère des impressions reçues par les extrémités sentantes, et celui des opérations profondes du cerveau, 468. — Les inflammations appartiennent immédiatement aux vaisseaux sanguins, 470.

Végétal. Ses premiers matériaux, III, 231. — Existence du gluten dans les graines des végétaux, prouvée par la chimie, 234. — Principe ou faculté vivifiante que la nature fixe dans les germes pour l'organisation des végétaux, 236. — Dans la suite d'opérations qui font vivre et développent le végétal et l'animal, l'existence et le bien-être de l'un sont liés à l'existence et au bien-être de l'autre, 240. — Les végétaux qui, par leurs produits chimiques, ont de l'analogie avec les matières animales, sont une nourriture très-convenable pour un grand nombre d'êtres vivants, 243. — Examen particulier des principes constitutifs des végétaux, IV, 237. — Toute substance végétale connue, placée dans des circonstances nouvelles, donne naissance à des animalcules particuliers, 238. — Ce que peut l'art sur les végétaux, 239. — Ce que la nature, par ses écarts, produit sur eux, 240. — Ce que produisent les matières végétales, 243, *note.* — Observations et expériences de M. Fray sur les productions microscopiques des végétaux et des animaux, 246, *note.* — Sur la formation des végétaux, 247. — Les gaz que laissent échapper les matières animales, dans leur décomposition, servent au développement et à la fructification des végétaux, 253. — Les os de tous les animaux forment, dans le sein de la terre, des bancs de matière calcaire très-propre à hâter et perfectionner la végétation, 254. — Ce qui arrive si l'on réduit en poudre grossière des matières végétales riches en mucilage, et si on les abandonne à leur décomposition spontanée, 255. — Effets de l'attraction élective dans les affinités végétales, 260. — Ce qui arrive dans la formation d'un végétal, 261. — Centre de gravité qui s'y forme et s'y développe, 262.

Végétation. Observations particulières de physique végétale, III, 159, *note.* — Sur l'organisation des végétaux, principe ou faculté vivifiante, 235. — Opérations sur la végétation, 240. — Les charpentes osseuses de tous les animaux forment dans la terre des bancs de matière calcaire, qui est très-propre à hâter et à perfectionner la végétation, IV, 254.

Vents. Effets de ceux pestiférés qui soufflent sur les bords du golfe Persique, IV, 38 *note.*

Viande (jus de) rendu au lieu de sang, par une hémorragie, III, 244. — Les substances animales ont sur l'estomac une action plus stimulante que les végétaux, IV, 49.

Vie, Vitalité. Le mouvement est pour l'homme le véritable signe de la vitalité, III, 111. — Ce qu'Hippocrate a dit de la vie, 265. — Le bien-être n'est pas toujours dans un rapport direct avec l'énergie vitale, 272, *note.* — Ce qu'a dit à ce sujet Cardan, *ibid, note.* — Comment la vie est entière, 274. — Chez les animaux les plus parfaits, la vie est imprimée par les nerfs, quoiqu'elle s'exerce dans des parties qui sont sans nerfs, 375. — La vie individuelle est dans les sensations, 424. — Observations des phénomènes de la vie, IV, 11. — Ce que c'est que vivre, 113. — De la vie animale, 235. — Les anciens ont dit que, si la vie est la mère de la mort, la mort à son tour éternise la vie, 244. — Comment on peut suivre les changements que subit la matière dans le passage de la mort à la vie, et dans celui de la vie à la mort, IV, 244. — Exemples, 245.

Vieillard. Tableau touchant de sa décadence, de sa chute et de son anéantissement, jusqu'au repos éternel que la nature a ménagé à tous les êtres, comme une nuit calme après un jour d'agitation, III, 282, 283. — Pourquoi, chez les vieillards, les impressions les plus récentes s'effacent aisément; pourquoi celles de l'âge mûr s'affaiblissent, tandis que celles du premier âge redeviennent, au contraire, plus vives et plus nettes, 284. — Il n'est pas rare de voir les vieillards tomber dans une véritable enfance; exemple, 287, *note*.

Vieillesse. Quand l'homme échappe aux dangers de la terminaison de l'âge mûr, qui est pour lui climatérique, il entre dans la vieillesse, III, 277. — Caractères des maladies particulières à cet âge, 278. — Comment elles se lient et correspondent intimement avec le système des affections morales propres à cette époque de la vie, et ce qui en résulte, 279. — C'est surtout en entrant dans la vieillesse que l'homme s'aperçoit trop évidemment de son déclin; c'est alors que chaque pas de sa chute devient plus sensible, *ibid.* — Les opérations de l'esprit et du corps prennent, de jour en jour, plus de lenteur et d'hésitation, 282. — Une nécessité fatale replie sans cesse le vieillard sur lui-même, et son égoïsme est l'ouvrage immédiat de la nature, 283. — Tableau touchant de sa chute et de son anéantissement, *ibid.* — La vieillesse pourrait se diviser en époques septenaires, *ibid.* note 3.

Vin. Celui de raisin; ses effets sur le corps, IV, 80. — Effets de son abus, 81. — Comment on connaît la cause des nuances et des modifications avec lesquelles les différentes espèces de vins agissent sur l'estomac et sur le système nerveux, *ibid.* — S'il est vrai que tous les peuples des pays de vignobles ont un caractère analogue à celui de leurs vins, 82.

Viscères abdominaux. Leurs maladies correspondent fréquemment avec les altérations des facultés morales, et le siége ou la cause de la folie est souvent dans ces viscères, III, 89. — Leur état peut intervertir entièrement l'ordre des sentiments et des idées, occasioner la folie, des délires, 122. — S'il est possible d'assigner à chaque viscère les opérations qui lui sont propres, ou la part qu'il a dans celles qu'il concourt seulement à produire, 129. — L'ordre établi sur ce point par la nature est très-favorable à la conservation et au bien-être des animaux, 130. — Principaux résultats des affections nerveuses dont la cause réside dans les viscères hyponcondriaques, 462. — Action sympathique de certains viscères malades sur le goût, la vue, l'ouïe, l'odorat, et sur le tact lui-même, IV, 360. — Liaison de la folie avec différentes maladies des viscères du bas-ventre, 367. — Ce qui se passe pendant le sommeil à l'égard des viscères abdominaux, 379. — Impressions des affections nerveuses, pendant le sommeil, sur l'estomac et les intestins, 386. — Les lois qui régissent tous les viscères abdominaux leur sont évidemment communes avec les organes de la pensée; exemples produits, 401. V. *Organes.*

Voix. Elle est fausse pour le chant, lorsque l'ouïe est fausse; maladies qui tantôt rendent le chant faux, et tantôt produisent l'inverse, III, 464. — Effets des intonations de la voix parlée, IV, 346.

Volonté. A quoi peuvent tenir ses désordres, IV, 358. — Ses effets pendant le sommeil, 381. — D'où elle naît, 400.

Vue. Sa description, III, 211. — C'est par la vue et par l'ouïe que nous viennent les connaissances les plus étendues; et la mémoire de ces deux sens est la plus durable, comme la plus précise, 219. — Comment la vue est produite, 222. — Deux circonstances principales dans les opérations de l'œil influent beaucoup sur leur caractère, 223. — Preuve que ce sens a sa mémoire propre, 225, *note*. — Maladies de l'organe de la vue qui dépendent d'altérations locales dans la sensibilité de l'organe même, 464. — Les viscères abdominaux influent sur ses opérations, IV, 314. — Comment la vue est un instrument extérieur de la sympathie, 338. — Effets de la vue blessée par imagination, 359.

Y.

Yeux. Voyez *OEil* et *Vue.*

FIN LE LA TABLE DES MATIÈRES.

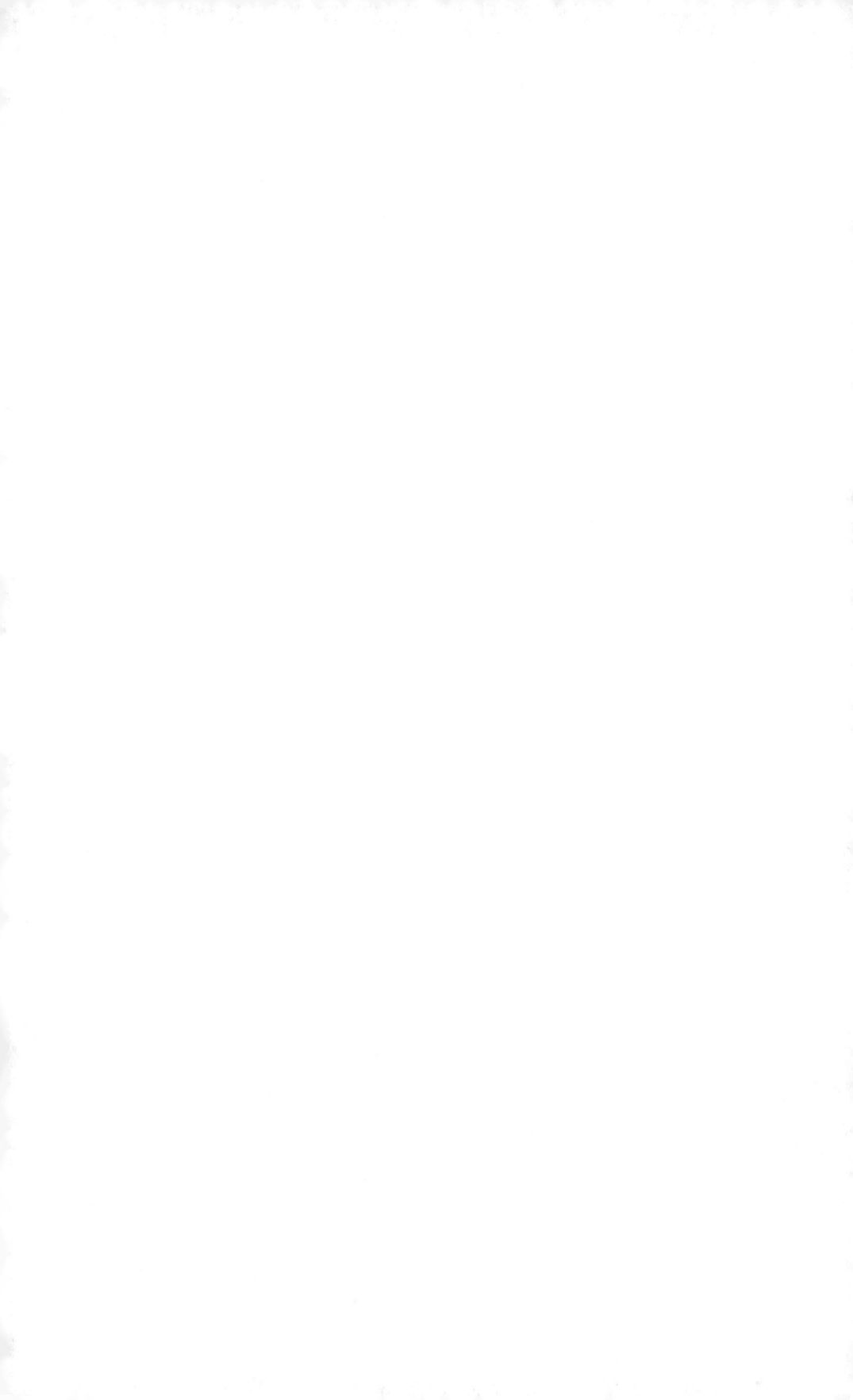

www.ingramcontent.com/pod-product-compliance
Lightning Source LLC
Chambersburg PA
CBHW060306230426

43663CB00009B/1604